曲黎敏精讲《黄帝内经》

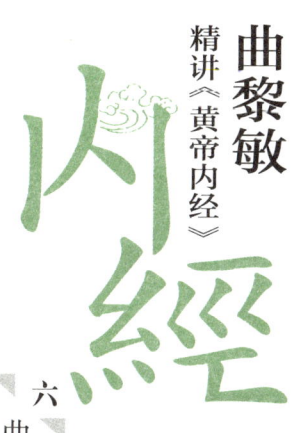

內經

六

曲黎敏 著

六节藏象论
五藏生成
五藏别论
异法方宜论

天津出版传媒集团
天津科学技术出版社

图书在版编目（CIP）数据

曲黎敏精讲《黄帝内经》.六 / 曲黎敏著. -- 天津：天津科学技术出版社，2023.4
ISBN 978-7-5742-0762-2

Ⅰ.①曲… Ⅱ.①曲… Ⅲ.①《内经》—注释②《内经》—译文 Ⅳ.①R221

中国版本图书馆CIP数据核字(2023)第033154号

曲黎敏精讲《黄帝内经》六
QULIMIN JINGJIANG HUANGDINEIJING LIU

责任编辑：	孟祥刚
责任印制：	兰　毅
出　　版：	天津出版传媒集团 天津科学技术出版社
地　　址：	天津市西康路35号
邮　　编：	300051
电　　话：	（022）23332490
网　　址：	www.tjkjcbs.com.cn
发　　行：	新华书店经销
印　　刷：	三河市金元印装有限公司

开本 700×1000　1/16　印张 23.5　字数 277 000
2023年4月第1版第1次印刷
定价：88.00元

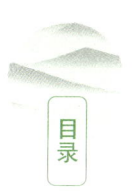

目录

六节藏象论 第九

题解 ———— 003

讲天道，是为了讲地道和人道。这个理论系统最了不起的地方就是：找到了天运地象的规律，上知天文，下知地理，便可中悉人事。如此，就是天人合一。

● 一 《内经》中的历法 ———— 009

《内经》因为经过了不同人的编纂，所以其记载的历法也呈多样性。《内经》中记载的历法主要有太阳历和阴阳合历。

二 闰月的由来 —— 014

关于时间的概念,西方人是直线,有过去,有未来,有当下。中国人把时间看成一个圆,或一个透明的球,过去、未来和当下就成了多维的,人生观也许就全然不同了。如果再有宇宙观,从寰宇看人间,一切就都微不足道了。

三 天度 —— 020

其实,我看做人也应该守这句话,就是有个端正的开始,再以中正守其一生,就可以有始有终。所以,天度虽然内涵丰富,但亦是人度。

四 天干与地支 —— 025

天干为十,十,一横一竖,就代表圆,天圆。十二地支代表地,为方,如此便是天圆地方。当我们把天干地支纳入阴阳系统中后,可以让我们对阴阳五行的认识变得灵动有趣起来。

五　生之本，本于阴阳　　——029

天地自然必须是活的、充满生机的状态，必须自己能创造自己，这种源源不断地供给自己生发的能量，就源于"三"、源于阴阳和合，阴阳和合就是自强不息，就不需要向外面借力。

六　地理　　——033

《禹贡》以地理为径，以自然地理实体（山脉、河流等）为标志，分当时天下为九州——冀、兖、青、徐、扬、荆、豫、梁、雍，这是撰著者理想中的政治区划。

七　气与物候　　——039

每个节气都表示气候、物候、时候这"三候"的不同变化。如此精巧的安排，不由得让我们迷惑：到底这世界是被设计好的呢，还是古人智慧太高？嗟之叹之，膜拜啊。

八　节气病　　　——051

"气"的问题是中医医道中的大秘密,弄明白了,很多问题便迎刃而解。一年二十四节气,从大寒到立春,从雨水到惊蛰,天地之气就在其中变化,基本上是十五天一个变化,人要做的就是跟上这个变化,跟不上,或走得太快,就会得病。

九　论师徒关系　　　——058

古代将黄帝、神农和伊尹并称为生命之道的"三圣人","万世之下,深于此道者,是亦圣人之徒也",这句是说,万世之后,有精于医道的人,也算是圣人的徒弟啊。所以,咱们先当学生,先学会自救,等能够利他时,争取当圣人的徒弟。

十　气合而有形,因变以正名　　　——066

《内经》专注于肉身,就是因为我们很难专注于肉身,不到病时、不到老时,我们对肉身只有耗散,并无爱惜、怜惜。天天感恩这、感恩那,有几人知道该感恩自己的小心肝?正是它们的辛勤劳作,让我们又活了一天!心所挂碍的,都是虚相;身,是实相。人之忘本,就是忘了"身"这个本。

十一　气和而生，神乃自生　——074

我们靠什么开悟？精满气足，神明就壮，自然开悟。精不满，气不足，神无力，开什么悟？！开悟就是全身细胞个个饱满、晶莹剔透，精满气足神旺，与天地气机同频，那一瞬间的体妙心玄，就是"天人合一"，就是开悟！

十二　藏象　——079

所谓藏，指内脏之五脏；象，指五脏之外显。心之外显在面部，有没有精神，脸部有没有光泽，有没有喜悦，都是心气的表现。五脏虽为阴，但单独而论，心，又为阳中的太阳。心阳不振，人就了无生趣。君主不明，则十二官危。

十三　人迎寸口　——087

三部九候脉，哪部脉尖锐突出，就说明在哪里正在邪正相争，而作战之地就是有病的地方。也就是哪部脉有劲哪有病，没劲的那个脉没病。正常的脉，一定占一个词：柔和，最好是宽大柔和。虚，不怕，虚，就好好养着，不是病。

五藏生成 第十

题解 —— 109

事物光生出来没有用,关键看它能不能和土发生关联,有了土,才能成就,才能生长。所以我们人生要想成就,也得找到自己的那个"五"或土,要想成就自己,就得有土德,就是德行要厚,要纯朴。

一 五藏·五体·五味 —— 111

梁漱溟先生说:"吃饭好好吃,睡觉好好睡,走路好好走,说话好好说,如此之谓敬。敬则不偷不肆,敬则心在腔子里,敬则不逐物亦不遗物。由敬而慎,以入于独,而后心才发光明。"

二 五色 —— 133

大家一定要记住,好脸色就一条标准,叫作"如以缟裹朱"。缟是什么?白绢。就好比素绢如纱一样蒙着脸,有光泽。里边什么颜色无所谓,只要带柔和的光就可以。

三 诸脉者，皆属于目 —— 145

人类最持久的回忆大多是二七—十四岁之前的事，因为那时人处于无漏境，精满气足。一有漏，人的回忆就也有漏了，再兼青春期后的人生有点千篇一律，而且辛苦，所以，人到老时，最爱回忆的就是少年期。

四 诊病之始，五决为纪 —— 151

所谓虚实，只要虚，就是正气虚，只要实，就是邪气实，关键点在于主语。人生，什么情况下正气都不可以虚，所以保持生命的正能量特别重要。我们要坚持用正气来支撑我们的生命，如何在正气虚、邪气实的情形下安顿我们的生命就是一个严肃的话题。

五藏别论 第十一

题解 —— 161

这篇目叫《五藏别论》,就是关于五脏六腑的另外的论述。五脏为阴、六腑为阳,本已是定论,但这篇又提出"奇恒之府"的概念,让人对五脏六腑又有新的认识,极开思路。

一 关于医学起源 —— 162

生命之学对古代知识分子来说是一门必修课,"气一元论"是道德教化中的要点,修养体内之气以达到浩然和谐的表象,是每一个知识分子超越世俗的最高手段。医道也由此不再仅仅是治病之道,它关涉每个人的精神内涵和人格确立,关涉我们对宇宙万物整体的认识。

二 奇恒之府 —— 186

脑、髓、骨、脉、胆、女子胞这六个事物虽然定名为腑,却应象于阴,应象于地,都具有"藏而不泻"的特性。藏而不泻,是说它们是一类相对密闭的人体组织,不与水谷直接接触,即似腑非腑;同时具有类似于五脏贮藏精气的作用,即似脏非脏,所以,奇;而且永远保持着自己的特异状态,故,恒。

三　气口独为五藏主　———— 195

五官窍清爽、均衡，实际上也是五脏的反应。五官窍不通利，就是五脏的瘀阻，比如眼干，是肝病。嘴巴干，是脾不好。耳鸣耳聋，是心出问题，等等。

四　六不治与十不治　———— 200

作为医生，人不穷理，不可以学医；医不穷理，不可以用药。明理，人才能知阴阳、识经络、洞脏腑、悟寒热虚实之不同、攻补滑涩之各异，否则，就白读了《内经》，空览了《伤寒论》，动手即错，开口皆非，如此就损了医德。

异法方宜论 第十二

题解 ———— 213

居住在东、南、西、北、中不同地方的人，由于受自然环境及生活条件的影响，形成了生理上、病理上的不同，因而发生的疾病也不同，因此在治疗时也要采取不同的方法，如此，才能做到因地、因人制宜。

东方之域宜砭石 ———— 237

古代刮痧用的都是砭石，在你皮肤上刮一刮、摁一摁、杵一杵，那些病位表浅的病就能治好。现在刮痧法用得挺多，但是一定要记住，刮痧是用来治疗表证的，如果病不在表，过度刮痧反而会损伤元气，这个道理现在搞刮痧的几乎没人讲过。

中药之渊源 ———— 252

药，可不是种出来的，药是生出来的，哪个地方长什么药都是它的命，得天气，得地味，我们用的就是药的这个命，这个天气和地味。所以人工种植的药，就有可能缺这个天气与地味，药效就会有问题。

三 北方重灸法 ———— 260

艾草有纯阳之性和通窜力，其最重要的三个功效，一是可以通经脉，二是回阳、暖宫，三是可以驱邪。为什么艾草能避邪驱鬼呢？因为据说鬼最怕阳性和热性的物质，而艾草既属于阳性，又是大热之物，故可以驱鬼。而鬼在身体里就是病魔。

四 针法，来自南方 ———— 291

微妙的道理不易说明，即使用精确的语言也不能完全表达出来；具体事物却容易描写，可以用有力的文辞描摹它的真相。医理用"守形""守神"的不同，来区分低劣的医生和高明的医生。

五 中原之按跷 ———— 321

跷法呢，就是让你在你的身体上重新找不同的支点，并通过这些支点建立身体气血的新的平衡，就像搭了一座桥一样。明白了这一点后，你便知道，你练功的时候有人帮你摆姿势也是跷法，姿势站得不对，气血就错乱。

六节藏象论

第九

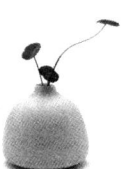

题解

咱们讲《六节藏象论》，这一篇难度较大，讲完这一篇，我们就可以"春风得意马蹄疾"了。毕竟前面已经铺垫很多，后边就会越讲越快了。这一篇又涉及天文、术数，虽然说难，但也说明一个问题，就是大家一想起《黄帝内经》，基本上会认为是医书，可是《黄帝内经》真正的意义并不在于医学，它可以说是把中国的天文、地理全都囊括进去了。尤其这一篇，这一篇主要是讲天文地理的，离开了天文地理，光谈人文，就免不了有局限性。

这一篇的题目里有三个问题：一、什么是六节？二、什么是藏象？三、二者如何关联？简言之：六节是天道，藏象讲人道，天道与人道合一，就是在讲天人合一。

此篇开篇即言——黄帝问曰：余闻天以六六之节，以成一岁。所谓六节，节者，次也，度也，这里有周期的意思。古人以"甲子"纪天度，甲子一周为六十日，是为一节。六六即每年三百六十日，分为六节。即天气始于甲，地气始于子，子甲相合，六十日而甲子周，六六三百六十日，以成一岁。

这是说十天干与十二地支两两相配。十天干，分别是甲、乙、丙、丁、戊、己、庚、辛、壬、癸；十二地支，则分别是子、丑、寅、卯、辰、巳、午、未、申、酉、戌、亥。天干地支相配，从甲子始，到癸亥终，成六十一甲子。一个六十甲子成六十日，六个六十甲子日即三百六十日，是为一年。比如2020年是庚子年，第二年就是辛丑年。今人是以公元纪年，古人则以干支纪年，一年当中又分天之六气，这就是《黄帝内经》五运六气学说的基础，《内经》把六十年大运都写尽了，所以，我们要想知道2020年的司天在泉、六气如何，查庚子年即可。要想知道2021年如何，查辛丑年即可。

因此，张志聪在《素问集注》中说："此篇乃论岁运之总纲，天之十干，成六六之节以应一岁。而天之十干，化生地之五行；地之五行，上呈天之六气。"因为地球上的气候变化，是根据太阳周期来的。天为乾道，地为坤道，这也是《易经》说坤道要顺遂乾道的原因，就是地道"生长化收藏"是因循天道"春夏秋冬"变化而来的。同样的意思，在中医里是"阳主阴从"，在歌谣里就是"从来只见藤缠树，未见树把藤来缠"。

阳性主动，阴性主静。静不是不动，而是顺承天性而动。比如，天之动在"冬至"，地之动则在"大寒"，地动要比天动缓一步，静如处子，慢慢酝酿激情；动如脱兔，一动就不可遏制，就生发万物。

为什么中国古代文化爱讲天道呢？也许《周易·系辞》开篇的一段是最好的解释。

《周易·系辞》开篇说："天尊地卑，乾坤定矣。卑高以陈，贵贱位矣。动静有常，刚柔断矣。方以类聚，物以群分，吉凶生矣。在天成象，在地成形，变化见矣。"

翻译过来就是：天高高在上，地平平在下，天地的性质就确定了。位置高矮明摆在这里，贵与贱也就排定了。动与静有常规了，阳刚与阴柔也就明确了。万事按类别而聚集，万物按群体而分别，如此，吉祥与凶险就看得清楚了。在天，星辰以成象；在地，山川以成形，如此，各种变化就彰显了。

所以，讲天道，是为了讲地道和人道。这个理论系统最了不起的地方就是：找到了天运地象的规律，上知天文，下知地理，便可中悉人事。如此，就是天人合一。重要的是天与人合，人呢，都有灯下黑，看看天、看看地，人就能明白自己。

那么，天地的规律是怎样的呢？就是天地有六十年一轮回的特性，佛教讲前生后世的轮回，中国文化讲六十年一轮回。中国的轮回，首先是天气地运的一轮回，然后讲天地气运对人生命的影响。所以，人的生命气血也暗含着六十年一轮回的因素。即你六十岁的时候又回到你出生那年的年干，又得了你出生那年的地气，比如你出生在甲辰年，天干为甲，地支为辰，辰对应龙，所以到下一个甲辰龙年，你就是六十岁了，又回到你出生那年的气运了。如果你能沉下心来，好好体会那初始的气机，你就有可能得到补益。如果你出生时很羸弱，那你在六十岁那年，就要谨慎从之。也就是说，出生的时候你无法掌控自己的命运，但六十岁时，你必须自己为自己负责了，虽然天运地气还是那一年的天运地气，但你可以躲、可以藏，也可以借势而养。

其实，伟大的时间之神并无节点，但中国人还是以天干地支及阴阳的方式把我们带入了新的时代和语境。《内经》所谓年运，无非是告诉我们，有个比政治和经济等更大、更重要的因素在影响着我们每一个人，在这个天地大环境里，我们虽然渺小如草芥、浮萍，但毕竟能看到、能感知这天地的大变化，并在惊涛骇浪里顽强地活着，也是一桩了不起的荣光。

所谓六十甲子年，不过是天干与地支的相配，所以其基础知识是天干与地支。如果大家了解汉字，会发现一个有趣的秘密，十天干的十个字，描述的无非是人从头到脚之本象，比如甲，是头；乙，是脖子；丙，是平直的肩膀……到了"庚"，则是两个大转子，两胯，盆骨，代表人体上下之转换、之变化，所以庚子年首先是转换之年、变化之年，是本能之年，而不是理智之年。

而十二地支的十二个字，指人之后天，指从母腹中出来的次序，从会阴开始。子，是十二地支的第一个字，指人从母腹出来的大头象；丑，是小婴儿的握固象；寅，应该是羊水破了的象。《说文解字》说："寅，髕也。正月，阳气动，去黄泉，欲上出，阴尚彊，象宀不达，髕寅于下也。"寅，对应正月，正月是阳气生发的季节，但阴寒之气尚盛，当旺不旺。再看这个字的古文写法就明白了，髕，当作濥，濥，水脉行地中濥濥也（段注），螾，动生貌，其实就是生产前羊水破了的象。卯，是剪脐带象，比喻婴儿与母体的分离……总之，人类把人出生时带给人们的所有惊奇都放在十二地支的每个字当中。

也就是说，在中国人眼里，天不只是天，也是人的生命；地不只是地，还是人的生命。于是，天干与地支组成的年，也不只是时光的记载，也是生命的刻痕，生命的记载。

以庚子年为例，庚为天干，在五行为金，子为地支，在五行为水。天干为气，气长变；地支为根，根不动。这一年天气为金，根为水，本来有金水相生之象，但庚金是肃杀之气，子水是寒水，由此庚子年是金寒水冷，金越寒水越冷，万事低迷冷淡之势已成，肃杀则易见灾伤，所以是多事之秋。

> 在中国人眼里，天不只是天，也是人的生命；地不只是地，还是人的生命。

这一篇的另一个主题词是"藏象",藏象,也是人生命某种规律的体现。藏,脏也,指内在脏器;象,为外在可见之形象。脏居于内,形见于外,故称藏象。

所以,本篇首论天度,继论藏象,以明人与天地相应之理,故名《六节藏象论》。篇末介绍了人迎与寸口脉象异常所发生的病变。

一

《内经》中的历法

黄帝问曰：余闻天以六六之节，以成一岁，人以九九制会，计人亦有三百六十五节，以为天地久矣，不知其所谓也？岐伯对曰：昭乎哉问也！请遂言之。

黄帝问道：我听说天体的运行是以六个甲子构成一年，人则以九九极数的变化来配合天道的准度，而人又有三百六十五节，与天地之数相应，这些说法，已听到很久了，但不知为什么这么说呢？

岐伯回答：您提的问题太通透啦！请让我就此问题逐一谈谈看法。

首先，《素问》之所以重要，是因为黄帝是个伟大的提问者，他问天问地，不像我们，成天问拘于自我的琐碎问题。所以，每当黄帝发问，他的老师们都会赞叹：昭乎哉问也！昭，是通透、明亮之意。就是说这问题问得通透啊！请遂言之，是说让我一条一条地回答您。

夫六六之节、九九制会者，所以正天之度、气之数也。天度者，所以制日月之行也；气数者，所以纪化生之用也。

岐伯的回答是：六六之节和九九制会，是用来确定天度和气数的。天度，是用来计算日月行程的。气数，是用来标志万物化生的时间节律的。

"所以正天之度、气之数也"这句，"所以"翻译成"用来"，"正"在此是动词，有校正的意思，带两个宾语，一是天之度，一是气之数，所以这两个宾语之间是顿号，而不是逗号。

天度是什么？是用来计算日月行程的。天上，最重要的标志物就是日、月、星,所以研究天,就要从这三者入手。最后,就总结出了六气、四象等。

气数是什么?是用来标志万物化生的时间节律的。无气,则万物不生。

这里要说一下《内经》中记载的历法。《内经》因为经过了不同人的编纂,所以其记载的历法也呈多样性。《内经》中记载的历法主要有太阳历和阴阳合历。

1. 太阳历

太阳历,是把太阳周年视运动均匀地划分为若干等份,以标志时令。《内经》中的太阳历有两种形式:二十四气历和九宫八风历。

1)二十四气历

二十四气历,是把太阳周年视运动轨道均分为十二段,以之为太阳历的十二个月。而后古人又把十二一分为二,形成了二十四节气。二十四节气可分为节气和中气两部分,太阳在每一次的初度为节气,到每一次的中间为中气。二十四节气始于立春。按二十四节气划分时令,气候与物候的变化密切相符,用以表示生物一年之中的生化节律,该历有明显的优点,所以《内经》许多篇章常以节气来划分有关疾病的死生预后,时至今日仍具有临床指导意义。

2)九宫八风历

九宫八风历是一种鲜为人知的古历,虽然在古代天文历法著作中少被提及,但在《内经》中却占有显著地位,具体见《灵枢·九宫八风》篇。它以太一游宫的方式,记录一年之内的天象,主要是根据观察北极星附近的北斗星所处的不同位置来标定季节,用天上之九宫对应地下之九野,按冬至、立春、春分、立夏、夏至、立秋、秋分、立冬八个节气把全年分为八个时段，每个时段太一居一个方向。太一游八宫而不入中宫，好比北极星端坐北极中宫不动,北斗七星围绕北极而转,斗柄在一年中分指不同方位。这就好比在年周期内，北斗星围绕北极星旋转一周。所以，北斗星便成了人们标方位、定季节的天然指示器，于是就有了那句"斗柄指东，天下皆春；斗柄指南，天下皆夏；斗柄指西，天下皆秋；斗柄指北，天下皆冬"的谚语。

九宫八风历是比二十四气历更古老的一种太阳历，在预测气候变化和疾病流行方面有一定意义。比如《灵枢·九宫八风》篇的最后一段，专门论述气候变化对人体的影响。"此八风皆从其虚之乡来，乃能病人。三虚相搏，则为暴病卒死。两实一虚，病则为淋露寒热。犯其雨湿之地，则为痿。故圣人避风如避矢石焉。其有三虚而偏中于邪风，则为击仆偏枯矣。"翻译过来就是：人与自然息息相通，如果人体虚弱，正好赶上这一年的气运衰微，又恰逢月廓亏空，又失却时宜之和，这样年、月、时三虚相结合，内外相因，正不胜邪，就会得暴病，或猝然死亡。如果三虚之中只犯一虚，也能发生疲劳困倦、寒热相兼的病证。如果冒雨或涉水，或久居潮湿之地，感受湿邪，伤于肌肉，便会发生痿病。所以，深知养生之道的人，预防贼风邪气，如同躲避弓箭和石头的射击一样。不然的话，如果恰逢三虚相遇，就有可能偏中于邪风，而导致突然昏厥仆倒，或引起半身不遂一类的病证。

再说《内经》中的阴阳合历。

2. 阴阳合历

阴阳合历是兼顾太阳和月亮两种运动的历法，《内经》中存在两种：

1）太阳回归年与太阴年相结合的阴阳合历

即中国古代的太阳回归年与朔望月即太阴年相结合的阴阳合历，又称为四分历，其兼有阴历月和回归年的双重性质，属于阴阳合历。

2）五运六气历

五运六气历也属于阴阳合历，为医家所独创。古四分历是《内经》运气理论制定运气历的基础，《内经》着意加以介绍，这部历法完整地记载于"七篇大论"中，全部历谱可用干支·五运阴阳系统推算出来。它揭示了日地月三体运动的最小相似周期为六十年，其中嵌套着五、六、十、十二、三十年多种调制周期；阐明了六十甲子年中天度、气数、气候、物候、疾病及疾病防治的变化规律，从非常广泛的时空角度反映了天地人之间的统一。由此可见，《素问》运气"七篇大论"中医家独创的五运六气历可谓是对阴阳合历的创造和发展。

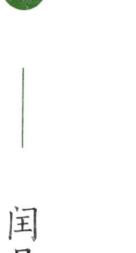

二 —— 闰月的由来

那么具体如何用天度和气数呢？岐伯接着说：

天为阳，地为阴，日为阳，月为阴，行有分纪，周有道理，日行一度，月行十三度而有奇焉，故大小月三百六十五日而成岁，积气余而盈闰矣。

翻译过来就是：天属阳，地属阴，日属阳，月属阴。它们的运行有一定的部位和秩序，其环周也有一定的道路。每一昼夜，日行一度，月行十三度有余，所以大月、小月合起来三百六十五天成为一年，由于月份的不足，节气有盈余，于是产生了闰月。

"天为阳，地为阴，日为阳，月为阴"。这里关于阴阳有两个比方：一个是天地，一个是日月。天地和日月，还是有差异的，天，指生生不息，地，指生长化收藏；日，指运化，月，指寒凝。这都叫应象，象不同，所对应的内涵自然不同。

"行有分纪，周有道理"。行有分纪，指天地运行有纲纪，什么叫纲纪呢？最远古时期，没有文字，记事以结绳为纲纪，事物的性质为纲，纪则是系在纲上的疙瘩，大事系大疙瘩，小事系小疙瘩，如此便如一张大网，条理分明，纲举目张。天上的事，日月木土诸星为纲，其运行轨迹为纪，如此，其循环运行不仅有"道"，而且有规律，就是"理"，所以叫"周有道理"。道、理是两个概念，道，就是每颗星都有其特定的运行轨道，否则天上就乱了；理，则指其特定的运行周期。有纲、有纪、有道、有理，才是天文的绚烂。

我始终有一个疑惑，什么样的人才能看见星空？很多人肯定不理解那些天天守着高倍望远镜仰望星空的人,不知道他们的乐趣在哪里。但他们内心一定极度沉静,因为只有极度沉静,才能看见寻常人看不见的东西。

那么,星辰日月具体是怎样运行的呢?岐伯以日月为例,说:日行一度,月行十三度而有奇焉,故大小月三百六十五日而成岁,积气余而盈闰矣。

世界上的历法主要有三类:第一类是阳历,就是以地球绕太阳运转一圈的时间为一年,年的月数和月的日数可人为规定;第二类是阴历,就是以月球绕地球运转一圈的时间为一个月,只有年的月数可以人为地规定;第三类是阴阳历,就是以月球平均绕地球转一圈的时间为一月,但通过设置闰月,使一年的平均天数又与地球平均绕太阳转一圈的时间相等,如中国的农历、藏历。

农历是我国的传统历法,是一种以阴历为基础,同时又融合阳历成分而形成的历法,为阴阳合历。阳历是以地球围绕太阳公转一圈为一回归年而制定的。阴历则以月亮的阴晴圆缺变化而制定,根据月相确定日期和月份。一个阴历朔望月平均为29.5306天,12个朔望月为354天或355天,与阳历回归年(约365.25天)相差11天左右,3年累计的时间差距会超过一个月。因加入了阳历成分,故农历是兼顾太阳、月亮与地球关系的一种历法,属阴阳合历。为了协调阴历年与阳历年之间的天数,于是农历便通过"置闰法"进行调整,使两者年总天数相适应。

现行农历置闰的方法是"十九年七闰",即每隔两到三年,就必须增加一个与上一个月相同的农历月份,增加的这个月叫闰月。置闰法的规则是依据与阳历回归年相关的二十四节气来定的。一个回归年分为二十四节气,如果二十四节气从立春排到大寒,那么排在奇数位上的就叫作节气,排在偶数位上的叫中气。即一月之中,月初之节气叫节气,后面的节气就是"气",

也叫"中气"。

农历用十二个中气分别表征一年的十二个月，中气与中气之间的平均相隔较一个阴历朔望月会多出近一天，长此以往，总会出现中气在月末的现象，那么接下去的一个月必然会没有中气而只剩节气了（下一个中气位于之后第二个农历月的月初）。于是这个没有中气的农历月份就被称作上一个月的闰月。

《史记·五帝本纪》："岁三百六十六日，以闰月正四时。"公元前104年，汉武帝觉得先秦历法有诸多弊病，于是下令制定新的历法，当时著名的天文学家落下闳绞尽脑汁，制定了"太初历"，从此中国的历法中有了设置闰月的明确规则。

由此可知，《黄帝内经》用的是最先进的设置闰月的阴阳合历。

设置"闰月"之后，更便于用二十四节气来指导农业生产，确保农历年的正月到三月为春季，四月到六月为夏季，七月到九月为秋季，十月到腊月为冬季，也同时确保了农历岁首在冬末春初。

2020庚子年是神奇的一年，从公历算，它是闰年，即2月有29天，全年366天，比往年多出一天。按农历算，它又有个"闰四月"，2020年农历四月之后正好有一个只有节气而没有中气的月份，因此便置闰四月来调整误差，全年共13个月，384天。真是越难熬日子越长啊。而且，这一年还有两个立春，分别在2020年2月4日和2021年2月3日。

在这一段里，我们发现黄帝的问题里有一句话岐伯没有解释，就是"计人亦有三百六十五节"，在《灵枢·邪客第七十一》中讲到天人合一时，有这么一句："岁有三百六十五日，人有三百六十节"，与前文意义相仿。有人认为"人亦有三百六十五节"指人体穴位,在《素问·气府论》中也统计指出:人体"凡三百六十五穴也"。人体中,五脏六腑"正经"的经络有12条(实际上左右对称共有24条)。另外,身体正面中央有"任脉",身体背面中央有"督脉",各有一条特殊经络,纵贯全身。这14条经络上所排列着的人体穴道,称为"正穴",全部共有365处(今人统计有720穴)。《素问·气府论》解释腧穴是"脉气所发",如此说来,不仅之前我们讲过的九窍是人与天地沟通的要点,365处气穴也是人体与天地之气相交的通途。人体气穴如果变弱,就容易受外来邪气的侵袭。

还有人说此处当指365个骨节。但西医解剖认为,人体共有206块骨,它们相互连接构成人体的骨架——骨骼。分为颅骨、躯干骨和四肢骨三大部分。其中,颅骨29块、躯干骨51块、四肢骨126块。与成人不同的是,儿童的骨头实际上应是217～218块,初生婴儿的骨头多达305块。因为儿童的骶骨有5块,长大成人后合为1块了;儿童尾骨有4～5块,长大后也合成了1块;儿童有2块髂骨、2块坐骨和2块耻骨,到成人时就合并成为2块髋骨了。这样加起来,儿童的骨头要比大人多11～12块。

暂且不论这些,我们只说一件跟我们生活相关的事:小婴儿到底该不该早点学走路?古人认为,既然天人相应,小婴儿就该在一岁后,经历了二十四节气后,才开始学步。因为二十四节气对应人体气机,也对应人体骨骼,得满二十四节气,骨气才全。

在《上古天真论》里我讲过:人体上面是百会,下面是会阴,二者之间的连线就是人体中轴,西医所言之腺体,均在这个中轴中,所以这个中轴,中医称之为中脉,是生命的至关重要处。对小婴儿而言,百会就是囟门,囟门是通灵之所,所以小婴儿"生而神灵"。囟门不合,老天不会让他张口说话。囟门不合，会阴也不会轻易打开，所以这时小婴儿既不会说话，也不会走路，只会咿咿呀呀和匍匐，这就是上与下的关系。会阴一开，囟门即合，人就开口说话了。打开了腿，就打开了嘴，耗散也就开始了，后面还得学着"迈开腿，管住嘴"。所以小婴儿过早走路，属于过早开会阴，再加上骨气不全，对成长就会有影响。其实，急什么呢？小孩子有漫长的未来用来长大呢！让小孩的骨节慢慢合成，才结实啊。唯有慢生活、真感情，才有好的因果啊。

关于时间的概念，西方人是直线，有过去，有未来，有当下。中国人把时间看成一个圆，或一个透明的球，过去、未来和当下就成了多维的，人生观也许就全然不同了。如果再有宇宙观，从寰宇看人间，一切就都微不足道了。从寰宇看人间，都看不见你自己，你还计算那块儿八毛干吗呀？所以什么会改变我们的思维模式？高度。

三

———

天度

我们接着讲原文。

立端于始，表正于中，推余于终，而天度毕矣。

这句翻译过来就是：确定了岁首冬至并以此为开始，用圭表的日影以推正中气的时间，随着日月的运行而推算节气的盈余，直到岁尾，整个天度的变化就可以完全计算出来了。

可以说，《内经》独创了"五运六气历"。"五运六气历"也属于阴阳合历，以天干地支作为运算符号进行推演，阐明六十甲子年中天度、气数、气候、物候、疾病变化与防治规律，从时空角度反映天地人的统一，是一种高级智慧的表现。

五运六气历划分的原则是"分则气分，至则气至"，表示气数与天度相对应。五运六气历将一年分为六步，也称六气。每一步气占二十四节气中的四个节气。每年的六步气是：

第一步气始于大寒，历经立春、雨水、惊蛰；

第二步气始于春分，历经清明、谷雨、立夏；

第三步气始于小满，历经芒种、夏至、小暑；

第四步气始于大暑，历经立秋、处暑、白露；

第五步气始于秋分，历经寒露、霜降、立冬；

第六步气始于小雪，历经大雪、冬至、小寒。

然后又进入次年第一步气大寒。由上述六步气中二十四节气的分布可以看出，各步气的起始点均为中气，第二步气和第五步气正是春分和秋分。春分是第一步气与第二步气的分界，秋分是第四步气与第五步气的分界。如果将第一步气至第三步气看作上半年，第四步气至第六步气看作下半年，则第二步气和第五步气分别为上半年和下半年的中间，春分和秋分二分点就分别是上半年和下半年的分界线，这叫作"分则气分"。

上半年阳气当令时，阳气鼎盛的极点是夏至；下半年阴气当令时，阴气鼎盛的极点是冬至。夏至和冬至分别为阴气生长和阳气生长的起点，说明"至"是阴阳气到了极点。这叫作"至则气至"。

天度如此，人体之营卫之气，是应天体运动循环周流的，其路径是周身二十八脉（双侧十二经、任、督、阴跷、阳跷），其速度是每呼吸一次运行六寸，循行一周身的长度是十六丈二尺，用时二刻（一昼夜的1/25），一日一夜共运营五十周。气血保持这样的正常运行状态，便会健康无病，可享天年之寿。

营卫气血在体内有次序地循环周流，才能保持人的健康无病，所以，《内经》将许多疾病归结于气血运行失常。如最常见的痛症，《素问·举痛论》说："经脉流行不止，环周不休，寒气入经而稽迟，泣（涩）而不行，客于脉外则血少，客于脉中则气不通，故卒然而痛。"即，经脉本应该环流不休，但寒气侵袭经脉，则经脉涩滞而不行，寒邪在脉外则血少，寒邪在脉中则气不通，人就会突然产生疼痛。《灵枢·大惑论》说失眠："卫气不得入于阴，常留于阳。留于阳则阳气满，阳气满则阳跷盛，不得入于阴，则阴气虚，故目不瞑矣。"即，阳不入于阴，人则失眠，而治疗，都需要调节气血的运行。《灵枢·卫气行》提出了"候气而刺"的原则："谨候其时，病可与期，失时反候者，百病不治。"即，治疗不能"失时反候"。

那么，关于时与候，具体是怎样的呢？首先，要确定一年第一个节气的开始，就叫"立端于始"。

中国传统历法排定次序，首先确定两个冬至之间岁实长度，月序的确定，是以冬至所在月为子月，依照地支顺序，下一个月为丑，再下一个月为寅，如此类推，到下一个冬至所在月又回到了"子"。由于汉以后的历法都是建寅，以寅月为正月，这样冬至所在月必然是十一月。如此就确定了岁首冬至并以此为开始。为了农业生产的便利，"冬至所在月为子月""以寅月为正月"。

"立端于始，表正于中，推余于终"一句是说，天度立冬至为一年之始，用圭表测量日影的长短变化，来校正一年之中的时令节气，计算日月进程，推算余闰，如此，天度就完全可以计算出来了。如此有始、有终，便是天度。

其实，我看做人也应该守这句话，就是有个端正的开始，再以中正守其一生，就可以有始有终。所以，天度虽然内涵丰富，但亦是人度。

在远古，最大的秘密就是天文地理了，这些东西是帝王必须掌握的东西。就拿皇帝的冠冕来说，前圆后方，比喻天圆地方；悬挂在方板前后的那个珠玉帘，一般用五彩丝线穿五彩珠玉串连而成，代表五行；前后各有十二串，代表十二月和二十四节气。总之，皇帝是掌握了天地大秘密的人。你看，只有这顶包含了天圆地方、二十四节气、五行的帽子可以戴在皇帝的头上，可以比他高。这是统治者的顶级秘密，百姓日用而不知，但帝王不能不知。

帝曰：余已闻天度矣，愿闻气数何以合之？岐伯曰：天以六六为节，地以九九制会，天有十日，日六竟而周甲，甲六复而终岁，三百六十日法也。

黄帝说：我已经明白了天度，还想知道气数是怎样与天度配合的？岐伯说：天以六六为节制，地以九九之数，配合天道的准度，天有十干，代表十日，十干循环六次而成一个周甲，周甲重复六次而一年终了，这是三百六十日的计算方法。

九九制会，意指人与地以九州、九窍为准度，以配合天之六六之节。"九九"指九野、九州、九窍、九脏等；"制"是准度，"会"是配合。

四

天干与地支

这里补充一下关于天干的知识。十天干分别是：甲、乙、丙、丁、戊、己、庚、辛、壬、癸。五行、五方的配属是：东方甲木乙木，南方丙火丁火，中央戊土己土，西方庚金辛金，北方壬水癸水。甲、丙、戊、庚、壬，属阳；乙、丁、己、辛、癸，属阴。

天干为十，十，一横一竖，就代表圆，天圆。十二地支代表地，为方，如此便是天圆地方。

天干地支，在日常生活中最常见的，除了纪年，就是八字了。无论如何，当我们把天干地支纳入阴阳系统中后，可以让我们对阴阳五行的认识变得灵动有趣起来。

比如，同为木，甲木和乙木的区别是什么？甲木，为阳木，高大笔直，乃栋梁之材。乙木，为阴木，为花果之木，矮小弯曲。因为金克木，所以东方甲乙木畏西方庚辛金。甲属阳为兄，乙属阴为妹，甲兄遂将乙妹嫁金家，与庚为妻，所以乙与庚合。

同样是火，丙火属阳，乃太阳之正气，能生万物。丁火属阴，为灯烛之火，可制万物。金银铜铁，不得丁火之制，不能成器。同时丁火又像烛火、灯火，默默地温暖着你。因为水克火，所以南方丙丁火畏北方壬癸水。丙属阳为兄，丁属阴为妹，丙兄遂将丁妹嫁水家，与壬为妻，所以丁与壬合。

同样是土，戊土属阳，乃堤岸城墙之土，只能拒水，不能种养万物。己土属阴，为田地山园之土，可以种养万物。因为木克土，所以中央戊己土畏东方甲乙木。戊属阳为兄，己属阴为妹，戊兄遂将己妹嫁木家，与甲为妻，所以甲与己合。

同样是金，庚金就是阳金，庚金属阳，为斧钺之金，乃金银铜铁之类，禀太阳而成。庚金得见丁火制之，方能成器。如见丙火，则更利。辛金属阴，为首饰之金，乃水银朱砂赤碧珍珠之类，秉日精月华秀气结成，最要金清水秀、土气丰厚的地方，因为土生金。庚金是可以炼成宝剑的，但辛金是永远炼不成宝剑的，只能做成腰带。因为火克金，所以西方庚辛金畏南方丙丁火。庚属阳为兄，辛属阴为妹，庚兄乃将辛妹嫁火家，与丙为妻，所以丙与辛合。

同为水，壬水属阳，为江河之水，能滋生草木，长养万物。癸水属阴，为雨露之水，可滋助万物。又有人认为癸水乃大海无涯之水，不能生长万物。因为土克水，所以北方壬癸水畏中央戊己土。壬属阳为兄，癸属阴为妹，壬兄乃将癸妹嫁土家，与戊为妻，所以戊与癸合。

这在《素问·天元纪大论》里，就表现为："甲己之岁，土运统之；乙庚之岁，金运统之；丙辛之岁，水运统之；丁壬之岁，木运统之；戊癸之岁，火运统之。"就是甲己年是土运；乙庚年是金运；丙辛年是水运；丁壬年是木运；戊癸年是火运。这，就是五行大运的由来。

上面讲的阴阳配，其实就是天干交合之数，交合之数为：一、六共宗，就是甲己合，就是天一生水，地六成之。二、七同道，就是乙庚合，就是地二生火，天七成之。三、八为朋，就是丙辛合，就是天三生木，地八成之。四、九为友，就是丁壬合，就是地四生金，天九成之。五、十同德，就是戊癸合，就是天五生土，地十成之。十天干经交合之后，化为天干交合之五行，有生有成，将河图五行之体化为天干五行之用。

其中，甲与己为什么又称中正之合？甲，阳木也，其性仁，位处十干之首，己，阴土也，镇静淳笃，有生物之德，故甲己为中正之合。

乙与庚为什么又称仁义之合？乙，阴木也，其性仁而太柔，庚，阳金也，坚强不屈则刚柔相济，仁义兼资。

丙与辛为什么又称威制之合？丙，阳火也，辉赫自盛，辛，阴金也，有阳火，才能炼就真金。故丙辛为威制之合。

丁与壬为什么又称淫慝之合？壬者，纯阳之水，三光照耀，丁者，藏阴之火，自昧不明。故丁壬为淫慝之合。

戊与癸为什么又称无情之合？戊，阳土也，是老丑之夫，癸，阴水也，是娑婆之妇，老阳而少阴，虽合而无情。

这些也是以后讲五运六气的基础。

五

生之本，本于阴阳

咱们接着讲下一段。

夫自古通天者，生之本，本于阴阳，其气九州、九窍，皆通乎天气，故其生五，其气三，三而成天，三而成地，三而成人，三而三之，合则为九，九分为九野，九野为九藏，故形藏四，神藏五，合为九藏以应之也。

翻译过来就是：自古以来通晓天度秘密的人都知道，生命的根本在于阴阳。天气作用于地气，地之九州，人之九窍，都与天气相通，天衍生五行，而阴阳又依盛衰消长而各分为三。阴阳和合而成天，阴阳和合而成地，阴阳和合而成人，如此三三而合成九气，在地分为九野，在人体分为九脏，形脏四，神脏五，合成九脏，以应天气。

"天以六六为节，地以九九制会"是《黄帝内经》里边经常提到的一个关于天文和地理的说法，只要谈到天就是六六，只要谈到地就是九九。所以我们要专门讲一下中国古代关于"数"的问题。

我们曾经在第一篇《上古天真论》里说过中国文化的核心八个字：法于阴阳，和于术数。法于阴阳，就是判断任何事物，都要立法于阴阳，此处更明白地说：生之本，本于阴阳。

"和于术数"呢？首先是天干、地支这些天地之大秘密。十天干和十二地支两两相配，得出六十一甲子。"天以六六为节"，就是六十乘以六，一年六六三百六十天。那么"地以九九制会"，又是怎么来的呢？为什么是"其气九州、九窍"，而不是十窍或八窍呢？《内经》怕我们不懂，所以后面就开始解释："故其生五，其气三"，其生五，是天生五行；其气三，天下本一气耳，以阴阳而分二，阴阳再各分为三阴三阳。那"三而成天，三而成地，三而成人，三而三之，合则为九"，又是什么意思呢？

《老子》第四十二章曰："道生一，一生二，二生三，三生万物。"这个我们前面有讲，道，是无极，寂寂不显。一，是太极，是混沌，恍兮惚兮。二，是阴阳，是天地，了了分明。三，是阴阳相缠、阴阳交合的状态，万物化生。阴阳交合好了，才能继续生，否则还是不成。所以，在中国文化里，三不只是"数"，而是一种阴阳和合的状态，这才是中国术数的真谛。

所谓"三而成天，三而成地，三而成人"，首先是一个生态的概念，就是这个天、地、人，都处在一个阴阳和合的状态，只有阴、只有阳不行，那叫"独阳不生、孤阴不长"；有阴有阳，不相互交合也不成；只有在"三"的状态下，也就是阴阳和合的状态下，才能形成这世界的辉煌。"三而成天"，指阴阳时刻都在氤氲；"三而成地"，指阴阳无刻不在交合；"三而成人"，指阴阳和合，才能创造新人。天地自然必须是活的、充满生机的状态，必须自己能创造自己，这种源源不断地供给自己生发的能量，就源于"三"、源于阴阳和合，阴阳和合就是自强不息，就不需要向外面借力。

而"三而三之，合则为九"，如果直白一点翻译就是三三得九，但其真正的内涵却是天地人都要在"三"的状态下，在阴阳和合的状态下，如此才有世间的繁盛，否则这个地球就是死的，没有生命的。如此，才有九州、九窍、九脏。

在《四气调神大论》中有一句话，"云雾不精，则上应白露不下"。地气气化上升而为云雾，天气气化下降为雨露。这句话的意思是：若天地之气隔绝，云雾不能输精于上，雨露则不得布施于下。其实天地阴阳交通特

> 没有天地之气与人气的交通，这世界就全无生机。所以大家一定要记住"三"的状态，就是阴阳和合的状态。

别简单，河流、湖泊、大海蒸发上去变成雨，再疏布下来，就叫天地阴阳交通。没有天地之气的交通，没有天地之气与人气的交通，这世界就全无生机。所以大家一定要记住"三"的状态，就是阴阳和合的状态。保持我们的生命力，归根到底是要保持我们生命阴阳和合的能力，也就是阴和阳的交媾能力，只有它才能产生新的生命。而所谓的"老"是什么呢？就是阴阳和合能力衰退，新东西的生长越来越慢了，甚至不再生长了。

人的生命亦如是。如果心肾不交了，心火就会上炎，而肾水就会下降，人就会上面一片焦枯，下面一片肿胀如烂泥，就是阴阳分离，最后就会死。

哲学里谈到阴阳，只是一个正反或善恶的问题，而没有《内经》中的"阴阳和合"精神。实际上，光谈阴和阳是没有用的，那只是两个概念，当阴阳和合时，万物才有意义。也就是说世界不是二元的，而是建立在二元和合后的"三"之上的。光有男女不成，男女不相互作用，是无法"生生不息"的。天地之气相互作用，万物生生不息；男女相互作用，人间生生不息……因此，三比二更有意义。三，是和；二，是对立。"和"的精神，是符合宇宙原则的，只有这些，可以让宇宙走得更长远。

六

地理

关于天文，之前我们讲过太多了，比如宣夜说等。古代，天文对应着地理。我们说一下九野。

中国有几本奇异的古地理书，一本叫作《禹贡》，一本叫作《山海经》，还有《汉书·地理志》及《水经注》等。《禹贡》，是《尚书》中的一篇，其地理记载包含了各地山川、地形、土壤、物产等情况。对其作者说法不一，王国维在《古史新证》中认为《禹贡》为周初人所作，顾颉刚认为其出自战国时秦国人之手，此外还有日本学者内藤虎次郎的战国末至汉初说。

这篇《禹贡》以地理为径，以自然地理实体（山脉、河流等）为标志，分当时天下为九州——冀、兖、青、徐、扬、荆、豫、梁、雍，这是撰著者理想中的政治区划。作者还对九州的疆域、山脉、河流、植被、土壤、物产、贡赋、少数民族、交通等自然和人文地理现象，做了简要的描述。皇帝天子居中，八方都要根据自己的物产给他来进贡。比如，济水与黄河之间是兖州，黄河下游的九条支流疏通后，雷夏已经成了湖泽。如此肥沃的土地，可以栽种桑树，可以养蚕，于是那里的贡物是漆和丝，还有竹筐装着的彩绸。进贡的船只行于济水、漯水到达黄河。

《禹贡》全书分五部分：①九州。叙述上古时期洪水横流，不辨区域，大禹治水以后进行了划分，并扼要地描述了各州的地理概况。②导山。分九州山脉为四列，叙述主要山脉的名称、分布特点及治理情形，并说明导山的目的是为了治水。③导水。叙述9条主要河流和水系的名称、源流、分布特征，以及疏导的情形。④水功。总括九州水土经过治理以后，河川皆与四海相通，再无壅塞溃决之患。⑤五服。叙述在国力所及范围，以京都为中心，由近及远，分为甸、侯、绥、要、荒五服。从此，九州安定。

治水，是中国古代统治阶级的主要业绩。而大禹，是以治水而安邦。尧舜时期，洪水泛滥，先是大禹的父亲鲧用堵塞的方法治水，不得，被杀。舜又命鲧的儿子大禹治水，大禹发明了疏导的方法，最终治服了洪水。

相传，治水途中，大禹遇到了东夷涂山氏部族头人的女儿女娇，二人生情而野合。据说，大禹娶涂山氏之女后的第四天就出门治水了，十三年在外，三过家门而不入。女娇独守空房，当然思念这位"身长九尺二寸"的魁伟汉子，所以才有让侍妾到路上去拦截大禹的冲动做法，也才有了《诗经》中那首虽短却精彩的《曹风·候人》。

"三过家门而不入"这事，人都说大禹治水三过家门而不入，是一心为国，励精图治，哪知大禹也有苦衷。1973年马王堆出土的竹简中有《十问》，共有十组对话，其中的第八组，对话者为大禹和他的房中老师师癸。禹问于师癸曰："上均沉地，下因江水，至会稽之山，处水十年矣。今四肢不用，家大乱，治之奈何？"从这句话可以看出，大禹治水，十几年劳顿奔波，得了风湿痹证。史上确有记载，大禹因风湿痹证而走路怪异，民众因崇拜他而跟他一样走路，特称"禹步"。而"四肢不用，家大乱"，也就是说他很难满足妻子的欲求。后来在他的房中老师师癸的帮助下，以"引阴"之法练筋、练骨，方得以痊愈，"家乃复宁"。

最后还有一事得说一下。传说中说涂山氏变成了望夫石，大禹劈开她的肚子得到了儿子启。这又意味着什么呢？大禹治了水，功高盖主，自然觊觎舜的帝位，可当时舜已有了儿子商均，在这种情势下，大禹只好与东夷涂山氏联姻，但涂山氏是母系社会，大禹只能"夫从妇居"，做上门女婿，生子也当归母族，所以才出现了这样向石头要儿子的情形，取有父无母之意。后来，大禹得东夷之扶助，得了帝位，建立了夏朝，启便成了夏的第二代帝王。

古中国的九州，实际上就是分布在黄河长江沿岸的九大陆地板块。这九州用现在的名称来说，就是：

凉州　并州　幽州

雍州　豫州　青州

益州　荆州　扬州

九州，其实就是一个巨大的井田制九宫格。天子居中，八方朝贡。

中国历史上的第一次朝贡，就是大禹被推举为部落联盟首领后，各方的小部落首领们纷纷向他贡献各州的青铜。大禹就用这些进贡来的青铜铸造成了九鼎。

至此，九州成为中国的代名词，九鼎成了象征王权至高无上、国家统一昌盛的传国宝器，唯有天子才能代代相传之。

后来，中国的地理学知识被广泛地应用到风水学当中，但其主旨还是看山、看水，本为相地之术，即临场校察地理的方法，叫地相，中国古代称堪舆术，是用来选择宫殿、村落选址，决定墓地建设等方法及原则，是研究人类赖以生存发展的微观物质（空气、磁场、水和土）和宏观环境（天、地、黄道面倾斜角度）的学说。但其根本依据还是：天有三宝——日、月、星；地有三宝——风、水、火；人有三宝——精、气、神。离不开天地人。

但凡文明古国全都倚仗河流，比如四大文明古国古巴比伦、古埃及、古印度和中国，分别倚仗着两河流域（底格里斯河和幼发拉底河）、尼罗河流域、恒河流域、黄河流域。大家不要觉得河水泛滥是一件坏事，河水的泛滥恰恰可以使土地变得肥沃。正是这些肥沃的大河流域和平原，孕育了历史上最伟大的文明。

今人关于文明的三个标准是：①要有城市。原始的小聚落是不行的，作为一个城市要能容纳五千人以上的人口。②要有文字。没有文字，思想文化就不可能存留和传播。③要有复杂的礼仪建筑，比如埃及的金字塔，象征着对权力及灵魂的尊重，也代表了文明时代的阶级分化和统治。

我特别希望大家能去印度的恒河岸边、尼泊尔古代广场，或古罗马神庙看看，这些地方是可以让人产生幻觉的地方，在那里，你仿佛可以穿越到远古，空气中弥漫着各种香料的味道，连太阳都沉甸甸的，像古时候的太阳。

但大家要明白文明与文化的不同，文明是有形的，是可以毁于一旦的，比如玛雅文明，比如庞贝古城。现今的文明一旦遭遇打击，会毁灭得更快。比如核战争可能毁灭人类。文明，自有其脆弱的一面，但文化不会，文化是无形的，最重要的是它根植于人心。有人说，人都没了，人心何在？在天心。老天有好生之德，文明被摧毁后，会有新人类，曾经的大洪水后，释迦牟尼、孔子、老子他们就是新人类的精英和福音，他们是旧文化的保存者和新文化的缔造者，他们要给人类指出新的方向。就像我在《曲黎敏精讲〈黄帝内经〉五》中讲到的电影《艾利之书》那样，建筑可以毁灭，书籍可以毁灭，但人心却可以长存。这，就是人类的希望。大家细想一下，《黄帝内经》《易经》等经典所蕴含的先进性是我们现在都创造不出的，它们是否是史前文明的遗留呢？比如我们现在都无法解释古人是怎么知道经络的，是怎么知道肾主恐的，但大的惊恐确实可以让我们的生命停止生长，甚至有人会直接被吓死。所以，面对未知，我们先要做个老老实实的学习者和继承者，先把经典植入人心，然后才可以像艾利那样勇敢前行。

文化是根，文明是花朵，花开完会败，但根却在地下长存。目前还很少有人警惕于文明的衰落，但那一天早晚会来的。文明高度发达会导致人们过度依赖外物，一旦电力系统或互联网崩塌，人类将何去何从？我们小时候读的书都是《战争与和平》《契诃夫小说》《鲁迅全集》等，这些能建构起我们的精神世界，而现在小孩子玩的全是游戏，没有受过精神与艺术的熏陶，如果这时我们全部丢失了自己的文化，我们的内心靠什么来支撑？这一切真令人揪心。所以，我们还是好好沉溺于经典吧，因为只有经典可以拯救内心，可以重建文明。

七

气与物候

我们回来接着讲原文。

用九野来对应身体，就是九脏。九脏是"形藏四，神藏五"，可这种说法在《黄帝内经》里并不典型，只出现过两次，一次在这一篇，一次在《三部九候论》篇，怎么解释呢？在我看来，形脏，藏有形之物，神脏，藏无形之物，比如五脏藏神明——神魂意魄志，所以神脏五当指五脏。藏有形之物的脏器是哪四脏呢？胃藏食物，大肠藏粪便，小肠藏液，膀胱贮蓄尿液。那六腑里边还有两腑藏什么呢？三焦无形，三焦主气所生病，三焦通行元气于全身，是人体之气升降出入的通道，亦是气化的场所，故称三焦有主持诸气，总司全身气机和气化的功能，所以三焦不藏，不属于藏有形之器。另一个是胆。胆是六腑里最奇异的一个，属于奇恒之腑，与脑、髓、骨、脉、女子胞（子宫、卵巢）同类，"此六者，地气之所生也，皆藏于阴而象于地，故藏而不泻，名曰奇恒之府"。胃、大肠、小肠、膀胱，都必须藏而泻；胆，藏而不泻。

下一段。

帝曰：余已闻六六、九九之会也，夫子言积气盈闰，愿闻何谓气？请夫子发蒙解惑焉。

黄帝说：我已经明白了六六九九配合的道理，先生说气的盈余积累成为闰月，我想听您讲一下什么是气？请您来启发我的蒙昧，解释我的疑惑！

在这里，黄帝又问了个天大的问题：什么是气？

岐伯曰：此上帝所秘，先师传之也。

岐伯说：这是上天秘而不宣的理论，是先师传授给我的。

其实岐伯这话挺得罪人的，你别忘了谁问的这问题？是黄帝问的。古代传法真的很讲究，法不传六耳，即都是两两相传，不能有第三者在场，所以你看菩提老祖传孙悟空、五祖传六祖，都是半夜在密室里传授口诀和衣钵。总之，不外传。岐伯此刻略显为难，所谓不外传，是指同门可以传，修道的人互相可以传，黄帝虽然位极权大，但还是属于外人。

帝曰：请遂闻之。

越是秘密，黄帝就越想知道，所以说：请赶紧讲给我。可见，没有黄帝这极强的求知欲，我们永远不会得知这个秘密。在黄帝的强烈要求下，岐伯讲了非常重要的一段话。

岐伯曰：五日谓之候，三候谓之气，六气谓之时，四时谓之岁，而各从其主治焉。五运相袭，而皆治之，终期之日，周而复始，时立气布，如环无端，候亦同法。故曰：不知年之所加，气之盛衰，虚实之所起，不可以为工矣。

岐伯说：五日称为候，三候称为气，六气称为时，四时称为岁，一年四时，各随其五行的配合而分别当旺。木、火、土、金、水五行随时间的变化而递相承袭，各有当旺之时，到一年终结，再从头开始循环。一年分为四时，四时分布节气，逐步推移，如环无端，节气中再分候，也是这样推移下去。所以说，如果我们不知道每一年的客气加临，就不知道这一年气血盛衰、虚实的起因，我们就不能做个能预知未来的好医生。

咱们先讲第一句："五日谓之候，三候谓之气，六气谓之时，四时谓之岁，而各从其主治焉。""五日谓之候"：首先，气是一种时间表达。什么叫候？

我们经常说一个词，气候。什么叫气候？现代的定义是：气候，自然科学名词，是指一个地区大气的多年平均状况，主要的气候要素包括光照、气温和降水等，其中降水是重要的一个气候要素。中国的气候类型有：热带季风气候、亚热带季风气候、温带季风气候、温带大陆性气候、高山高原气候。我觉得就没有《内经》这个定义好，五日谓之候，三候谓之气。候指物候，气指节气，简单明确。

关于物候，民间有《九九歌》曰：一九二九不出手；三九四九冰上走（自冬至起算，三九四九刚好在二十四节气的大寒附近）；五九六九沿河看柳；七九河冻开，八九燕儿来；九九加一九，犁牛遍地走。"数九"是从每年的冬至日起，每九天为一九，一直数到"九九"八十一天，"九尽桃花开"，天气就暖和了。数九习俗起源于何时，现在还没有确切的资料，不过，至少在南北朝时已经流行。梁代宗懔《荆楚岁时记》中就写道："俗用冬至日数及九九八十一日，为寒尽。"《九九歌》生动形象地记录了冬至到来年春分之间的气候、物候变化情况，同时也表述了农事活动的一些规律。

中国地跨北温带和亚热带，各地气候冷暖变化不一样，所以各地的《九九歌》内容也不一样。北方的冬季是干冷，南方的则是湿冷，于是湖南的《九九歌》就是："冬至是头九，两手藏袖口；二九一十八，口中似吃辣椒（不断地张口呵气）；三九二十七，见火亲如蜜；四九三十六，关住房门把炉守；五九四十五，开门寻暖处；六九五十四，杨柳树上发青绦；七九六十三，行人脱衣衫；八九七十二，柳絮满地飞；九九八十一，穿起蓑衣戴斗笠。"

物候，是指生物长期适应光照、降水、温度等条件的周期性变化，形成与此相适应的生长发育节律。生物的生长发育离不开天地的影响，而且这种影响有节律。"物"主要是指生物（动物和植物），"候"就是中国古代人民所称的气和候。

有人说，这是九天的物候变化啊，为什么《内经》说"五日谓之候"呢？因为《内经》讲五行，木火土金水，就是生长化收藏，就是对生命从生到死最短的表述，木生物、火长物、土化物、金收物、水藏物，我们虽然用肉眼难以辨识其变化，但从理上可以推知其变化，比如说一片树叶，第一天走的是木气，第二天走的是火气，第三天走的是土气，第四天走的是金气，第五天走的就是水气。一个事物终归有五行的变化。

以五天为一候，一年三百六十日就是七十二候，与二十四节气对应。七十二候，是我国古代用来指导农事活动的历法补充。它根据黄河流域的地理、气候和自然界的一些景象编写而成，以五日为候，三候为气，六气为时，四时为岁，一年二十四节气共七十二候。各候均与一个物候现象相应，称作"候应"。其中植物候应有植物的幼芽萌动、开花、结果实等；动物候应有动物的始振、始鸣、交配、迁徙等；非生物候应有始冻、解冻、雷始发声等。七十二候"候应"的依次变化，反映了一年中物候和气候变化的一般情况。《礼记·月令》注曰："昔周公作时训，定二十四气，分七十二候，则气候之起，始于太昊，而定于周公也。"可见此说自有渊源。

比如正月，三候为一气，立春节气有三候：初候，东风解冻；阳和至而坚凝散也。二候，蛰虫始振。振，动也。三候，鱼陟负冰，表示阳气已动，鱼渐上游而近于冰也。陟，升也，高也。

雨水节气之三候：初候，獭祭鱼。此时鱼肥而出，故獭而先祭而后食。二候，候雁北。指大雁自南而北也。三候，草木萌动。此时是为可耕之候。

二月两个节气。

惊蛰三候：初候，桃始华；阳和发生，自此渐盛。二候，仓庚鸣。仓庚就是黄鹂。三候,鹰化为鸠。鹰,鸷鸟也。此时鹰化为鸠,至秋则鸠复化为鹰。

春分三候：初候，玄鸟至；燕来也。二候，雷乃发声。雷者阳之声,阳在阴内不得出,故奋激而为雷。三候,始电。电者阳之光,阳气微则光不见,阳盛欲达而抑于阴。其光乃发,故云始电。

如此这般，三候为一气，十五天一个节气，共二十四节气。

候讲完了,就要讲"气",三候谓之气。这个"气",又分节与气。《节气歌》："春雨惊春清谷天，夏满芒夏暑相连，秋处露秋寒霜降，冬雪雪冬小大寒。每月两节不变更，最多相差一两天，上半年来六、廿一，下半年是八、廿三。"前四句是从每个节气中各取一个字按次序组成的歌诀，是整个节气歌的主体，后四句是二十四节气的时间规律，即一个月有两个节气，月初的那个节气为"节"，"节"，指气的转换，为月之始。哪儿是气呢？还是看竹子好理解。气拐弯的地方是"节"，气顺溜的地方叫"气"，也就是直挺的那段就是"气"，气足，这段儿就长；气不足，这段儿就短。所以，一月当中，后面的节气就是"气"。从时间上看，上半年的节气在每月的6日、21日前后，下半年在8日、23日前后。

总之，每个节气都表示气候、物候、时候这"三候"的不同变化。如此精巧的安排，不由得让我们迷惑：到底这世界是被设计好的呢，还是古人智慧太高？嗟之叹之，膜拜啊。

此外，还有用物候表征来描述的节气歌："立春阳气转，雨水沿河边。惊蛰乌鸦叫，春分地皮干。清明忙种麦，谷雨种大田。立夏鹅毛住，小满雀来全。芒种开了铲，夏至不纳棉。小暑不算热，大暑三伏天。立秋忙打靛，处暑动刀镰。白露烟上架，秋分不生田。寒露不算冷，霜降变了天。立冬交十月，小雪地封严。大雪河叉上，冬至不行船。小寒近腊月，大寒整一年。"

什么时候干什么事,就是"守时守位"。

"六气谓之时",这个"时"就是四时——春夏秋冬。每一季三个月,四季就是一岁。

大家首先要知道:时间,不是钟表——虽然钟表是表达时间的伟大发明,而是一切生物与天地时光的内在呼应,而且这种呼应是有规则的周期运动。在没有钟表前,我们靠体内的生物钟来指导生活,该吃时吃,该睡时睡,靠太阳、月亮、星星来生活。有了钟表后,我们开始被钟表操控,时间成为最大的理性,而且冷酷无情,嘀嗒向前。

天地万物都在一个自转周期为一天的星球上进化,万物都有自己的计时方式。中国人的造字太奇妙,"时"字跟日光有关,"间"字是指门缝里透过来的月光,这说明,古人通过光线感知时间。原本,我们的肉体有自然的时间节律,叫生物钟。如今,我们的夜因为电灯而亮如白昼,空调也模糊了四季的界限,我们的原始生物钟已经不再敏感精确。

"六气谓之时",就是把一年分成六气,也就是按"气"的规律把一年分成六段。一段里几个节气呢?四个,四六正好二十四节气。

六气,是按什么规律分段呢?按厥阴风木、少阴君火、少阳相火、太阴湿土、阳明燥金、太阳寒水。这也是我们说的一年当中恒久不变的六气的主气。其次在于五行:木生火、火生土、土生金、金生水、水生木。一年终结,再从头开始循环。

在《内经》里,这六气分别叫作初之气、二之气、三之气、四之气、五之气、六之气。比如辛丑年初之气是主气为厥阴风木,客气为厥阴风木。二之气是主气为少阴君火,客气为少阴君火。三之气是主气为少阳相火,客气为太阴湿土。四之气是主气为太阴湿土,客气为少阳相火。五之气是主气为阳明燥金，客气为阳明燥金。六之气是主气为太阳寒水，客气为太阳寒水。其中，主气的次序和性质年年不变，客气年年有变。知道这些对我们有什么好处呢？这一段的最后一句"不知年之所加，气之盛衰，虚实之所起，不可以为工矣"，翻译过来就是：如果我们不知道每一年的客气加临，就不知道这一年气血盛衰、虚实的起因，我们就不能做个能预知未来的高明的医生。

为什么这么说呢？因为我们如果提前知道气的变化，也就知道了气候、物候与人体生命的相关性，甚至可以知道预先储备哪些药物可以解决当下气性对肉身的影响。比如二之气是主气为少阴君火，客气为少阴君火。君火对应人体心脏，那么整个气机对心脑的影响就很大，这时黄连就不失为一剂良药，再有好的配伍，就可以预防和治疗当下的病变。比如某年的六之气主气为太阳寒水，客气为太阳寒水，是个冷冬，感于寒则病人关节禁锢、腰椎痛，就可以先备些麻黄、白术以祛风寒、强腰脊。也就是说，《六节藏象论》这一篇已经开始涉及五运六气的部分了。

节气的气和初之气、二之气的那个气有没有关联呢？当然有关联。初之气包含大寒、立春、雨水、惊蛰四个节气，二之气包含春分、清明、谷雨、立夏四个节气，三之气包含小满、芒种、夏至、小暑四个节气，即六之气每一气都包含四个节气，由此是四六二十四节气。

每当三之气走完，我们就进入下半年，《内经》的下半年从7月23日前后的大暑节气开始。大家别小瞧这个上下，上下半年的气都不一样。什么气不一样？上半年叫司天，下半年叫在泉。辛丑年是太阴湿土司天，太阳寒水在泉。太阴湿土对应脾肺，太阳寒水对应小肠、膀胱，又水克火，伤心肾。所以上半年要防肺肾病，下半年要防心肾病。所以一个好医生不是能治好病就可以了，还要知道如何预防疾病。

六气的表达，一是时间，二是阴阳属性——风寒暑湿燥火。天地自然有"风、寒、暑、湿、燥、火"六气，六气本是天地自然的正常表现，我在《阴阳应象大论》篇里说过：春属木，主生，风，随之而生；夏属火，主长，暑，随之而生；长夏属土，主化，湿因之而生（现在大家有个误区，都认为"湿"不好，都怕"湿"。殊不知，中焦的正气就是"湿"，没有这个湿，中焦的运化就会过快，人就会饿得快，恰恰因为有这个"湿"的存在，食物在中焦慢慢沤着、发酵着，慢，才能运化出精华，所以这个正气的"湿"是非常重要的）；秋属金，主收，燥随之而生；冬属水，主藏，寒因此而生。

也就是春天是风气，夏天是火气，长夏是湿气，秋天是燥气，冬天是寒气。大家看，这其中是五行相生的关系，第一步气是风木，代表阴气将尽，阳气正长。木生火，第二步气、第三步气是君火、相火，少阴君火偏于温暖，少阳相火偏于暑热。火生土，第四步气是湿土长夏。土生金，第五步气是阳明燥金。金生水，第六步气从小雪开始，至大寒结束，为太阳寒水。

总之，没有六气，就没有万物的生长化收藏。而六气太过或六气不及，则为邪气，人感受邪气，则病。比如春天风邪太过，兼之人体内皮毛空虚，就容易招风，就会得风疹、风疙瘩（荨麻疹）；风木不及，人就生机不旺，春困，萎靡不振。夏天火邪太过，内外相感，人就容易患眼角赤肿、脑膜炎等症。长夏湿邪太过，内外相感，就是湿疹等大泛滥。秋天燥邪太过，内外相感，人就便秘、咳嗽。冬天寒邪太过，寒气伤人骨髓气血，人就大病。

先前我们讲过抑郁症，其实还有种抑郁属于季节性抑郁。我去过北欧芬兰，那里的人们酷爱阳光，因为一到冬天，阳光就少见了，这时的光，都是雪的反光，所以冬天里人们就活得很压抑。冬天寒邪、阴邪重时，人就容易抑郁，成天见不到阳光或赶上连续雾霾天时，人就提不起精神。如果抑郁了，冬天没治好，春天就可能跳楼。怎么防止抑郁呢？理中汤或四逆辈，可以把脾胃宣开来，在人体里面造一个阳气活跃的环境。虽然我不建议不学医的人试药，但理中丸相对还是安全的。附子理中丸吃下后，胃里暖暖的，人就会很开心，至少可以防抑郁。古代还拿这个方子防治瘟疫，为什么能防治瘟疫呢？一是脾胃肠道强健了，人体免疫力就增强了；二是土克水，天地气机不好时，人就善恐，肾主恐，把中焦脾胃固摄住，就克制了肾水的泛滥。

在《内经》五运六气理论中，每一年都会提醒这一年是太过、不及还是平气。比如《素问·五常政大论》篇专门讲太过、不及以及平气之年的气候、物候以及人事。

比如，庚子年，就是岁金太过，兼之庚子之"庚"也是阳金，可见这一年肃杀之气的厉害。从气运上讲，燥气流行，金克木，所以肝木受邪，老百姓的疾病表现在两胁下少腹痛，目赤痛，眦疡，耳鸣耳聋的病人会增多。

一个金运，会分为三种状态：太过、不及、平气。在《内经》中，金运太过又叫"坚成"，不及叫作"从革"，平气叫作"审平"。

《素问·五常政大论》篇说：

审平之纪，收而不争，杀而无犯，五化宣明，其气洁，其性刚，其用散落，其化坚敛，其类金，其政劲肃，其候清切，其令燥，其藏肺，肺其畏热，其主鼻……

金气平气之年，有收敛之气而不争，有杀气但不过。

从革之纪，是谓折收。收气乃后，生气乃扬，长化合德，火政乃宣，

庶类以蕃。其气扬，其用躁切，其动铿禁瞀厥，其发咳喘，其藏肺……

金气不及之年，收敛之气会拖后，火熔金，植物茂盛。

坚成之纪，是谓收引。天气洁，地气明，阳气随，阴治化，燥行其政，物以司成，收气繁布，化洽不终。其化成，其气削，其政肃，其令锐切，其动暴折疡疰，其德雾露萧飋，其变肃杀凋零……

金气太过之年，万物收成不好，"其动暴折疡疰，其德雾露萧飋，其变肃杀凋零"，听着就不好。具体怎么对治六邪呢？原文说：各从其主治焉。

《素问·六微旨大论》说："太阳之上，寒气治之，中见少阴；厥阴之上，风气治之，中见少阳；少阴之上，热气治之，中见太阳；太阴之上，湿气治之，中见阳明。"这句就在解释三阴三阳。太阳之上，寒气治之，要解决寒的问题一定要用少阴，因为少阴之上是热气。就是用热来对治寒。太阴之上，湿气治之，中见阳明。太阴就是湿气，而阳明的本气是燥气，所以燥气正好对治湿气。少阴之上，热气治之，中见太阳。这句是说用太阳之寒气对治少阴之热气。厥阴之上，风气治之，中见少阳。这句不仅说少阳之火对治厥阴之风气，而且认证了厥阴和少阳同为枢纽的关系。所以中医真的是步步设局，步步微妙。也就是说，生命本身已经匹配好了。三阴、三阳，有本性，又有制约本性的东西，一切匹配好了，人体就具备了一个非常重要的功能，叫自救，叫自愈。为什么能够自救、自愈？因为身体本身就自带着风气、湿气、火气、寒气等，这些都是自身的大药。

如何用好这些大药呢？一是明自性，《内经》中虽然没有"体质说"，但自己对自己的体质还是多少明白一些的，比如寒湿体质，那就就温、就燥，别让自己更寒、更湿，年老时可以往南方走、往西方走。用天地气机疗愈自己，比用药好。二是明白热来对治寒、燥气对治湿气等，如此就能看明白医生的方子，就不会一错再错。三是弄明白每一年气运的性质和太过、不及，就知道该如何躲避不好的气，不触犯天机，就是大养。比如辛丑年下半年为太阳寒水在泉，整个冬天的气候是寒淫气胜，凝肃惨栗。水克火，病在肾、心。肾自伤，就容易病在少腹、小肠和膀胱睾丸等肾与膀胱之所，腰部冷痛，上冲心痛，有出血症，同时嗌痛颔肿（肾与小肠所过）。治法当以土克水，以热胜寒。养生则是避寒就温、养心、养肾。

养心不过就是有精力就想，没心气就睡。有心气有精力，就干点正经事；心乱事也多时，就抓紧干完手中的活儿，越怨越烦越劳神。何况又逢年末，情绪错杂，悲喜交集。心绪烦乱时不如索性放下，不是还有明年呢吗？！

养生最怕心动，心动则情生，情生则怯、则勇、则不知耻、则怒、则嗔、则恨……诸多情志，大扰心神，遂愿则可，不遂愿则病。人性呢，又最喜心动，最惧心如枯槁，最怕了无情趣。所以，所谓养生，不过是"动"与"不动"之间的均衡。大喜伤心，小美怡人。所谓愚痴，就是一条道走到黑；所谓君子，就是有度。

养肾就是温灸升阳、多喝羊汤、多睡少语。忌减肥、纵欲、生气、晚睡。忌情绪起伏。还有一些锻炼可以达到养肾的功效，比如我先前讲《六字诀》时，讲过一个两手抱膝，然后不出声地发"吹"音的动作，其实这个动作可以平躺在床上做，会觉得有热气温熏两肾，大补。

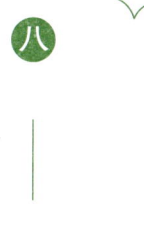

八

节气病

咱们接着讲原文：

五运相袭，而皆治之，终期之日，周而复始，时立气布，如环无端，候亦同法。故曰：不知年之所加，气之盛衰，虚实之所起，不可以为工矣。

翻译过来就是：木、火、土、金、水五行随时间的变化而递相承袭，各有其当旺之时，到一年终结时，再从头开始循环。一年分四时，四时分布节气，逐步推移，如环无端，节气中再分七十二候，也是这样的推移下去。所以说，如果医生不知当年客气加临、气的盛衰、虚实的起因等情况，就不能做个预知未来的好医生。

"五运相袭"，就是指五行之气由生克而相袭。具体言之，就是：《内经》把一年分为六气，第一步气为"风"，节气是大寒、立春、雨水、惊蛰。阴阳属性是"厥阴"，五运之气为"风木"。

木生火，所以第二步气为"火"，节气是春分、清明、谷雨、立夏。阴阳属性是"少阴"，五运之气为"君火"。

第三步气为"暑"，节气是小满、芒种、夏至、小暑。阴阳属性是"少阳"，五运之气为"相火"。

火生土，所以第四步气为"湿"，节气是大暑、立秋、处暑、白露。阴阳属性是"太阴"，五运之气为"湿土"。

土生金，所以第五步气为"燥"，节气是秋分、寒露、霜降、立冬。阴阳属性是"阳明"，五运之气为"燥金"。

金生水，所以第六步气为"寒"，节气是小雪、大雪、冬至、小寒。阴阳属性是"太阳"，五运之气为"寒水"。

如此，便是"五运相袭"。"而皆治之"，是什么意思？就是前面所言"各从其主治焉"，即热气对治寒气、寒气对治热气、燥气对治湿气等。这就好比，这世上，有生你的，就有克你的，谁都逃不出这个规律。而且"终期之日，周而复始"，这个规律还有轮回的特性。

"时立气布，如环无端，候亦同法"，这句即指天道轮回，这个天道不变的是时间与节气、与物候从不脱钩，春夏秋冬不变，二十四节气不变，而且如环无端，即天道不变，如此，地道从之，七十二物候也不变。并因天道、地道不变，而生生不息。这也是"终期之日，周而复始"之意。

从治病学上来讲，六经辨证，太阳、阳明、少阳、太阴、少阴、厥阴，也有循经"周而复始"之意。得病的次序就是这样，但也有直入阳明、少阴等的，不见得非得一步一步来。你也别问我这病什么时候能好，您先问我病在哪一层？这病是在太阳，还是病在少阴？高烧是太阳高烧还是少阴发热？然后看自身元气的多少，医生治病的能力如何，才能有个基本判断。假如病在厥阴，虽然病深，但厥阴为枢纽，所以也可能立刻转入太阳，因此，凡事不可太拘泥。可是很多人出现高热时，并不告诉你，而是直接去医院打吊瓶了，这样就有可能把病打回原形，又得从头再来一回了。

"故曰：不知年之所加，气之盛衰，虚实之所起，不可以为工矣"，就是说：如果我们不知道每一年的客气加临，不知道这一年气血盛衰，不知道这一年虚实的起因，我们就不能做个能预知未来的高明的医生。这个前面讲过了，这里再细讲一下气血盛衰、虚实与客气加临的关系。

古人认为一个医生如果不知道年运和岁气，就不能做一个医生，如果懂得了"年之所加，气之盛衰，虚实之所起"，就可以海阔天空，治病如神。

首先他要知道这一年的年运，就能推算出这一年的疾病发生的基本情况。比如每逢甲年、己年，均为土运，甲为阳土，所以但逢六甲年（甲子、甲戌、甲申、甲午、甲辰、甲寅），为土运太过，土运太过，则水湿流行。而每逢六己年（己巳、己卯、己丑、己亥、己酉、己未）是土运不及之年，木克土，则风气大行，易发生筋骨强直、肌肉痉挛等症。

年运确定以后，就要根据地支定出年气，比如甲申年，地支为申，申为少阳相火司天，厥阴风木在泉。甲申年是土运太过，一个相火司天，一个风木在泉，相火司天，风火上煽，容易为灾。火气向上走，就会患头痛、呼吸系统疾病，得肺痨的人会增多；火气郁阻于血脉，则为疮疡，恶性肿瘤、眼病、耳疾病人会比较多……风木在泉，风胜而肝自病，会出现一些两胁里急和心痛，木克土，人的脾胃之土也会受邪……这是疾病在这一年中的大致趋势。

更细致的变化还要参考运气的主客加临。气分六步，运分五步，医生看病，要向更细处求心。"气"的问题是中医医道中的大秘密，弄明白了，很多问题便迎刃而解。一年二十四节气，从大寒到立春，从雨水到惊蛰，天地之气就在其中变化，基本上是十五天一个变化，人要做的就是跟上这个变化，跟不上，或走得太快，就会得病。

人，为什么会在节气转换之时出现一些疾病症状？每次当我在微博上讲当下节气时，总有人喊"中枪了"，其实这些人都是比较敏感的，外在"风、寒、暑、湿、燥、火"六气一变化，他就感知到了，身体也随之出反应。比如辛丑年第三步气：5月21日—7月23日，含小满、芒种、夏至、小暑四个节气，主气为少阳相火，客气为太阴湿土。其气候表现为：天政布，湿气降,地气腾,雨乃时降,寒乃随之。其疾病表现为:湿土过盛,则火熄,故感于寒湿,这个湿邪体现在人身上就是身重浮肿,胸腹满,心火被湿土覆盖,当然心脏得不舒服了,好些人觉得自己要犯心脏病了。所以这一轮的疾病大都因太阴湿土而病。那么该如何祛湿呢?祛湿的妙法,在于利三焦,湿本不在四肢,四肢为阳,阳气足,四肢就灵活,湿重,主要是身体的腔子出问题了,上焦如雾,中焦如沤,下焦如渎,解决湿重的问题,要在三焦入手:上焦总有痰,就是上焦如雾的状态出问题了;小便不利,则是下焦如渎的功能出问题了;三焦不通利,人就肿,三焦为什么会不通利呢,就是三焦这个少阳火出问题了。

所以不得不佩服张仲景,在解决三焦问题上的一系列方子妙不可言,比如解决上焦问题的苓桂术甘汤和白通汤,解决中焦问题的理中汤和通脉汤,解决下焦问题的五苓散和真武汤,其中的桂枝、人参、干姜、生姜等都有兴阳的作用,少阳、心阳一动,全身通利。

而现代中医只要认为你湿重,就上一大堆祛湿药,这就是西医思路,不兴阳,湿气焉得去?!如果不兴阳,越开祛湿药,人体就湿气越重,为什么呢?因为化这些药物,还得用阳气,如此阳气愈虚,湿气愈重。这就是明白医理的重要性。人参补五脏气虚,没有人参,祛湿就没有力气;桂枝通心阳,疏通腠理,没有桂枝,祛湿的道路就不开;而干姜是鼓荡中焦的力量,葱白是鼓荡上焦的力量,人尿是被气化过的东西,本身就带有力量。这些都是在气机上发挥作用,但是明白人又有几多?!想起这些,就想为仲景先师大哭一回!

其实这句"不知年之所加,气之盛衰,虚实之所起",是"不知"带三个宾语,即不知年之所加,不知气之盛衰,不知虚实之所起。年之所加,指六气加临，即主气客气之变化；气之盛衰，指六气的盛衰变化；虚实之所起，指六气盛衰在人体上的虚实反映。不知这三者，"不可以为工矣"！

"工"在古代就是巫，巫这个字在古代也写成"二工"，二工是什么？就是伏羲女娲交尾图，一手持规，一手持矩，规和矩，就是上古时期两个秘密武器，一个可以画圆，一个可以画方，没有规矩不成方圆，掌握了这两者，就可以上知天文、下知地理、中悉人事，无所不知。

懂得天地气机后，看病也会出人意表，也就是说，可以借天机。比如，秋天治疗肝病就比较麻烦，因为金克木。再者，辛丑年最大的问题是肾的问题，这一年上半年是太阴湿土司天，土克水，病在肾。下半年为太阳寒水在泉，水克火，病也显在肾与心。所以这一年要治疗肾病患者，就难有起色，而转过这一年，病就好治了。所以说，病好治时，你只不过占了老天的便宜，所以我从来都告诫自己，医生治好病别老居功，别老觉得是自己的功劳，其实都是老天帮忙。医术再高，天之气不好了，病人照死不误，谁的力量大？当然是天的力量大，谢天谢地、感天谢地，才是一个做人的基本态度。

咱们接着讲。

帝曰：五运之始，如环无端，其太过不及何如？岐伯曰：五气更立，各有所胜，盛虚之变，此其常也。帝曰：平气何如？岐伯曰：无过者也。帝曰：太过不及奈何？岐伯曰：在经有也。

黄帝说：五行的推移，周而复始，如环无端，它的太过与不及是怎样的呢？岐伯说：五行之气更迭主时，互有胜克，从而有盛衰的变化，这是正常的现象。黄帝说：平气是怎样的呢？岐伯说：这是没有太过和不及。黄帝说：太过和不及的情况会怎样呢？岐伯说：这些情况在经书中已有记载。

"五运之始,如环无端",这句话很重要。木火土金水,就叫五运。人类文明老想找到"端",找到那个开始。按《内经》的思维,没有开端就没有结尾,只有生与克,有人说应该从"木"开始,但没有"水",就没有木,木生火,火生土,土生金,金生水,水生木,如此循环下去,就不知先有鸡还是先有蛋了。

在如环无端的情形下,人们可以截取一个点,作为开端,然后建立一个模型,就是五运六气。怎么看这个五运六气呢?看六气之太过与不及,并把这些都记载在经书里。

比如戊戌年,是火运太过。不仅热气流行,夏天热得不得了,还会多猝死。凡猝死,一定是心脏病,因为火对应心。己亥年,是土运不及,土对应脾,人就得飧泄霍乱,体重腹痛,筋骨疼痛,肌肉𥆧酸,善怒之病。庚子年是岁金太过,燥气流行,肝木受邪,两胁下少腹痛,耳聋耳鸣病患增多。这就是"五气更立,各有所胜,盛虚之变,此其常也"。

九

论师徒关系

现在市面上讲《内经》的翻译书很多，但大家还是看不懂，这就说明翻译经典和讲经完全不是一回事。

古代有四大书院，指应天府书院（今河南商丘睢阳南湖畔）、岳麓书院（今湖南长沙岳麓山）、白鹿洞书院（今江西九江庐山）、嵩阳书院（今河南郑州登封嵩山）。中国古人讲求诗礼传家，无论哪朝哪代，都把读书看作一等一的大事，于是"四大书院"应运而生。对书院而言，不是有个院就成了，而是要看谁坐在讲堂上。名列第一的白鹿洞书院，是因为朱熹在那坐着，朱熹亲自讲学，确定了书院的办学规条和宗旨，并奏请赐额及御书，名声大振，成为宋末至清初数百年间中国一个重要文化摇篮，是中国教育文化的重要发祥地之一。岳麓书院之所以名声大振，是因为著名理学家张栻主教岳麓，并因为朱熹来访，与张栻论学，开书院会讲之先河，由此形成以"朱张之学"为正宗的学术传统。

其实书院建设的最早模式源于孔子，孔子虽然是在一棵大树下教书，没给自己的学堂起名字，但因为主讲人是孔夫子，一拨一拨的学员不断地来学习，号称有三千弟子，学成者七十二人。孔子的教学很牛，年轻的时候，带着大家一起学仪礼，带着大家一起练骑射；中年时，带着大家游学，一路走一路讲；老年时，自己整理六经，学生有问题就问，老师针对每一个人的问题来回答，有学有问。弟子们也都各有所长，不断地传帮带，如此，形成孔学一派。老师走了，还集体守孝，并以回忆录的方式，著作了一本

《论语》。

古代医家，没有书院形式，只有师徒制，但有趣的是，很少有徒弟成名的。黄帝倒是有九名老师，但黄帝只想明道，对行医无兴趣。扁鹊徒弟一大帮，但各有其技，没有一个成为扁鹊式全才。华佗是孤家寡人，临死前想传给狱役，但那人不敢受，把书给烧了，本领自然没有传下来。跟张仲景学习的人有，但也没有成名的。孙思邈也没有继承者。所以大家看，像华佗、孙思邈等真正的中医大家，没有几个是有所谓家学的，都是自学成才的。从这个角度来说，现今那些打着"祖传秘方"招牌的人，都值得怀疑。

金元四大家之间，倒是有些学业关联，比如"攻下派"的张从正曾私淑刘河间，善用攻法，认为"治病应着重驱邪，邪去则正安，不可畏攻而养病"，发展和丰富了"汗、吐、下"三法。世称"补土派"的李杲，是河北一带的首富，有钱，虽说是著名医家张元素的高徒，但他一直是自学，遇到学习瓶颈时，直接花钱拜的师，不是真正意义上的徒弟。其所创的升阳益胃汤、补中益气汤等为后世广泛应用。其著作多由其徒罗谦甫整理。朱震亨先是跟随许白云学习程朱理学，三十岁时才改儒学医，拜名医罗知悌为师，对刘、张、李各派学术都做过认真研究，成为当时著名的医学家。但他们的徒弟大多籍籍无名。这到底是什么原因呢？

一是医道需要大悟性，不是教就能教出来的；二是要文化底蕴丰厚；三是要天赋异禀、品性独特，以上诸医家都在某些方面有超出常人者；最后才是刻苦，但没有刻苦，又是万万不成的。

过去呢，徒弟得天天跟着师父，先日夜伺候着师父一家，先学做人，待品性纯熟了，师父自然传授本领。现在呢，认为只要磕了头就是师父了，这，无非投机取巧罢了。

大家都知道我敬仰李可老先生。李可，毕业于西北艺专文学部，也不是医科出身，逆境学医，经山西省统考取得中医本科学历。李老从医五十多年，大部分时间奔波于穷乡僻壤、缺医少药的山村。直到2004年才为世人所识。李老为救危亡，殚精竭虑，探索仲景《伤寒论》六经辨证论治的理、法、方、药，超常破格用药，独闯新路。在20世纪60年代和70年代分别独创、研制出"破格救心汤""攻毒承气汤"等，救治各类型心衰危症和多种危重急腹症，大获成功。但即使是这么有大智慧、大慈悲的一个人，身边却有一个不合时宜的徒弟，让我感慨不已。

2013年2月7日，李可先生仙逝，享年83岁。我当天的日记写道：惊闻李可老先生仙逝，甚痛。他是我见过的中医界中最有品格的人，敢担当，敢直面人生。其内心之焦苦，忧心之烈烈，已不复见！悲乎！

也是从那日起，我就知道，拜师和收徒之事，只会让自己累心、累体，最好人生这一辈子不拜师也不收徒，孤魂野鬼一个，乐得自在。有一次，身旁有一人聒噪絮叨不已，我不便打断，只得说："真想寻一清净处出家了。"那人说："您要出家，我一定跟随服侍左右……"我两眼定定看了那人一会儿，终于明白世间烦恼，躲是躲不过的，于是笑了笑，拂袖而去。

在这世上，我唯一执弟子礼的，是卢央先生。卢央先生是精通古天文学的易学大师。第一次听说他的名字，是1988年我刚做教师那年。某天我正在讲课，后面有个老头频频点头称赞，后来才知他是美籍华人，写过《易经》方面的书，特地来北京寻访高人，他特意向我打听卢央先生，认为他是国内最通易理的大家。没想到几年后，我居然得见卢央先生，因为他的朋友都老了，于是几位大专家委托我照顾卢央先生。若在旅馆，我便无法照顾他，于是便委屈他老人家住我家里。这是一位有着高贵血统的、大气的、谦逊的、真诚的老人，他每到北京便喜欢住在我家，我们经常彻夜长谈。他总说："小曲你若喜欢这些（奇门遁甲、古天文学、易经），我可以全部教给你……"我说："不哦！先生，我学不来，我一个女的，逢人逢事就暗中掐手指，太可笑啦。"卢先生笑笑，说："不学也成，反正你自有前程，我只是想把你拉入易学之门，想让你对易学做点贡献。"这世上，有三个男人在我默默无闻时认定我将来会有大成就，一个是我父亲，一个是师大的某老师，再一个就是卢先生。反而我先生却从来不知我的真正内涵，他认为我虽然正直率真，但又笨又傻，时时刻刻需要他的照顾。其实，若有人认定你又傻又笨，你也就真的又傻又笨，真心做起甩手掌柜了，房子，不必写我名；娃，也是你的；钱，也都是你的。咱不是有三根手指头吗，走遍天下都不愁吃喝。这样确实是最好的匹配，夫妻间论的不是学问，而是人品、亲情，能日日平和喜乐，最好。

回来接着说卢先生。虽然我没有继承卢央先生的学问，但老人家住我家时，我是毕恭毕敬行弟子礼。我是个睡觉特别死的人，但奇怪的是，只要他夜里咳嗽一声，我都会马上端水过去，嘘寒问暖。我先生比我更细致，每天早晨亲自为老人家做早饭，知道卢先生爱吃酸黄瓜后，便开车满世界去找。

当时，京城各路人马听闻他在北京，都想拜见他，求指人生之路，我由此见了很多奇人趣事。同时，我也没有放过卢先生住我家的机会，特意让老先生开了两次课程，请他给全校的学生讲了"奇门遁甲"和"古天文学"，看到有那么多学生来听课，甚至北大、清华的学生也来了。老先生最实诚的一句话是：谢谢大家，没想到现在还有人要学习这些，而且还交学费！老先生虽然有重重的四川口音，听他的课有些费劲，但他气场大，学生都喜欢亲近他。

学习这事吧,遇到好老师,听不懂也得接着气儿,接气儿这事也挺重要。当年曹操要杀华佗的时候,有人劝他:"华佗才华盖世,还是对他宽容些好。"曹操说:"天下当无此鼠辈耶?"人们常常以为,中国之大,还缺人才吗?可华佗这种人才真是几百年才出一个,后来曹操的儿子生病,曹操才为杀华佗一事后悔不已。所以,当有机会跟卢央这种大师亲近的时候,一定要跟住,现在老先生走了,才知一切不可复得!!

黄帝有九位老师,比如岐伯、伯高、少师、太乙、鬼臾区、俞跗、少俞等,有一徒雷公。伊尹,未听说有师有徒。扁鹊有师有徒,师为长桑君,徒弟有子豹等。仓公淳于意有师父名公乘阳庆,华佗未听说有师有徒。皇甫谧未听说有师有徒。张仲景听说曾跟同乡张伯祖学习,有随从几人,但未有名。抱朴子葛洪、真人孙思邈等,也少有传承。所以,禀赋高者,无师可自通,精进而已。

古代将黄帝、神农和伊尹并称为生命之道的"三圣人","万世之下,深于此道者,是亦圣人之徒也",这句是说,万世之后,有精于医道的人,也算是圣人的徒弟啊。所以,咱们先当学生,先学会自救,等能够利他时,争取当圣人的徒弟。

总有人说,要拜我为师。我说我不收徒弟,只收学生。这便是活得明白。当年孙悟空离开菩提老祖时,老祖说:"以后甭管做了什么,都不要提跟我学过。"

有人好奇,为什么不收徒弟呢?本来我想讲个漫长的伤心故事,但一想那人还年轻,虽然他自己把路走死了,但我若把故事讲出来,他就真没活路走了,为了他的未来,我也就闭口不说了。总之,原以为给年轻人一个好的平台，一个倾心的重视，人性就会有良性的发展，但事实会告诉你，人性就是懈怠倨傲和贪婪的，是不值得高看的。

每每见到各行业师徒间出现龃龉，总是痛心。其实无非两点：要么是师父铿吝，要么是徒儿膨胀。按理说，也未必是师父铿吝，只是人不甘心只拿自己那一份。平台有平台的规矩，等徒儿自己做老板了，自然明白，也才能体会师父原来比自己要厚道得多。但徒儿膨胀倒是一定的，觉得庙小盛不下自己了，出去才发现自己的庙更小，连个香火都没有。

师徒的事儿，从来说不清楚。凡是传统行业，都有师徒关系。找个厚道的徒弟吧，能继业，但发展平庸，渐渐地也许就悄无声息了。找个机灵的吧，哪个不想改写下历史？！而且，屁股没坐踏实呢，就急于改写历史，于是这行业就岌岌可危。

所以从来都是两难：为师为徒都要有格局，否则不如单打独斗，得个清静。这，也是传统行业难以发展的原因。当年《脾胃论》作者李杲收一佳徒，担心他因贫困而忘道谋技，每每赠其银两。称曰：大者（医道）不吝,何吝乎细（钱两）！李杲家是两省首富，他一生不必为稻粱谋，故一心向道，不喜名利，关键徒弟也知感恩，因此师徒都得善终。

▶ 人与人分开了，就是缘分尽了。最好是，扶上马送一程。哪怕背叛，也是人性所致，不必为此多耽搁时光。

人与人分开了，就是缘分尽了。最好是，扶上马送一程。哪怕背叛，也是人性所致，不必为此多耽搁时光。如若生了恨，自己也无法安宁。顶多不扶上马，随他去。其实呢，凡事一旦上升到人性的高度，就没有恨，也不生气了。欠他的就还他，省得来世累赘；他欠你的也不必索，来世必清静多福。不管有无来世，能作如是想，也喜乐如仙，可以浮一大白了。

现如今，我在平台讲课，真是惬意，不见人处，净见天地，心思也干净、平和很多，每周只择一日见病人，半日见朋友，其余时光，浸淫经典、日月星辰、花草树木、写诗作画，不亦乐乎！但凡讲课，必倾囊而出，巴不得全给大家，自己好一身轻松。如此，便不留遗憾。

十

气合而有形,因变以正名

帝曰：何谓所胜？岐伯曰：春胜长夏，长夏胜冬，冬胜夏，夏胜秋，秋胜春，所谓得五行时之胜，各以气命其藏。

翻译过来就是：

黄帝说：什么叫作所胜？岐伯说：春胜长夏，长夏胜冬，冬胜夏，夏胜秋，秋胜春，这就是时令按照五行规律而互相影响的情形。同时，时令又依其五行之气的属性来分别命名各脏的阴阳属性。

其实，这里还是在讲五行生克。春胜长夏，就是木克土；长夏胜冬，就是土克水；冬胜夏，就是水克火；夏胜秋，就是火克金；秋胜春，就是金克木。

"各以气命其藏"，就是春天肝木属于厥阴，夏天心火为少阴，长夏脾土为太阴，秋天肺金为阳明燥金，冬天肾水为少阴。

各以五行之气命其脏腑，是说春得风邪则伤在脾，夏得火邪则伤在肺，长夏得湿邪则伤在肾，秋得燥邪则伤在肝，冬得寒邪则伤在心。知其何气为邪，则知何脏受病矣。

帝曰：何以知其胜？

黄帝问：怎样知道它们之间的相胜情况呢？

岐伯曰：求其至也，皆归始春，未至而至，此谓太过，则薄所不胜，而乘所胜也，命曰气淫。至而不至，此谓不及，则所胜妄行，而所生受病，所不胜薄之也，命曰气迫。所谓求其至者，气至之时也。谨候其时，气可与期；

失时反候，五治不分，邪僻内生，工不能禁也。

岐伯说：首先要推求气与候到来的时间，一般从立春开始向下推算。如果时令未到而气与候先期来过，称为太过。"薄所不胜"的"薄"通"迫"，强迫的迫。"薄所不胜"，指某气太过就会侵侮其所不胜之气，比如，金克木，金乃木所不胜之气，木气太过，反侮金气。"而乘所胜也"，是指欺凌其所胜之气，比如，木克土，土乃木所胜之气，木气太过，土气则被克制太过，这就叫作"气淫"，淫，过度也。

时令已到而气候未到，称为不及。"所胜妄行"，指某气不及，则其所胜之气因缺乏制约而妄行，比如，木本克土，木气不及，土气妄行。"而所生受病"，指其所生之气因缺乏资助而困弱，比如，木生火，木气不足，火气必弱。"所不胜薄之也"，指其所不胜则更会加以侵迫，比如，木之所不胜为金，木气不足，金邪大盛，这就叫作"气迫"。

"所谓求其至"，就是要根据时令推求气候到来的早晚，要谨慎地等候时令的变化，气的变化是可以预期的。如果搞错了时令或违反了时令与气相合的关系，就会搞不清楚五行之气当旺的变化，邪气一旦内扰，病及于人的时候，好的医生也不能控制了。

古代的"至"字是脚趾踩地的意思，所以有"到来"之意。要看气来没来，先看立春。因为冬天时气属于藏的状态，不好感知，立春时节，气出于地表，而为生发。中国古代最早的时候以冬至为一年之始，但是冬至太冷，干不了农活，中国是农业大国，所以必待春生。《黄帝内经》以大寒为一年之始，是从阴阳转换论，寒凝聚到极致，就是阴已经到极致了，极致就要转换，然后就是立春，立春主阴阳和合，和合了才能生万物。于是立春为世俗间的一年之始。所以说"皆始于春"。按理说，春节应该与立春合，都应该在 2 月 4 日左右，所以属相的问题，也要从立春这时开始分。生在立春前是前一年的属相，生在立春后是这一年的属相。

"未至而至，此谓太过"，时令未到而气候先来了，称为太过。

"至而不至，此谓不及"，时令已到而气候未到，称为不及。这就有点像请客吃饭，客人提前到了，主人会觉得还没准备好；客人要晚到呢，主人心里也没了底。最好是按时按点来，大家都从容，那就叫平气。

"则薄所不胜，而乘所胜也"，所不胜的是什么？胜，就是克，木气所不胜为金，木气太过，反侮金气。比如古代说肺为金公、肝为木母，他们像一对夫妻，丈夫管着女人，就是金克木，但现在这个木母太强大了，一个女人在家里太强大的时候，她对丈夫的态度就是轻慢，就是天天瞧不起丈夫，成天叨叨兼侮辱，这就叫反侮。

而乘所胜，就是肝木过于强大，彻底克制了脾土。一个好的"克"，就是让脾土松活，既不土壤流失，又不板结化，但肝木过分强大，脾土就板结了，就不动了，就不再有运化之力。

"谨候其时，气可与期"，就是要谨慎地等候时令的变化，气的变化是可以预期的。比如说，一到秋分时节，就要知道这个时候主气是阳明燥金。燥金之气主肃杀，万物开始收敛了。

同时，还要知道这时客气的变化，如果客气为少阳相火，那就是秋行春令，就有可能出现温病。如果客气也是阳明燥金，金气太过则耗心火，血脉不足则皮肤干枯，肌肉萎软。由此，不仅知道气的变化，也可以预知人体病的变化。

"失时反候，五治不分，邪僻内生，工不能禁也"。如果搞错了时令或不知道时令与气的关系，这里主要指不知道此时令的主气、客气变化，就会搞不清楚五行之气当旺的变化，邪气一旦内扰，病及人体的时候，再好的医生，也难以控制了。

人这一生啊，真的很怕"失时反候"，春天正旺时，牡丹开了花，就守住了"时"，也得了"候"；若牡丹秋天开花，就失了时、反了候，就是妖，就要系根红绳压一压。若是冬天开了花，就属于阳气不藏，要出大事了。时，是时机，是四季；候，就是物候。秋天一到，气就该收了，就不再供给末梢，树叶掉了，就是物候。这个时候，有些人手脚就会凉，这就说明人体要保五脏之本，不管四肢了。

由此可见，人要知时，更要知气。知时，没问题，所有人都知道四季春夏秋冬的变化，但知道和能利用二十四节气变化的人就不多了，知道主气客气加临的人就更少了，除非你能读懂《黄帝内经》。因为主气客气加临直接影响人体，而四季四气无非冷暖变化，二十四节气则涉及六气了，内涵更为细致、丰富，再把六气之中的主气客气加临弄清楚，这时的"工"就不是一般的医生了，而是接近能掐会算、预知未来的神仙了。这就是为什么我说，学到《内经》的五运六气时，大家对疾病的认知就上了一个新台阶，大家现在对自己疾病的认知还只是五行生克的十二脏器上，到那时，认知就会上升到气的变化上。

帝曰：有不袭乎？

黄帝说：五行之气有不相承袭的吗？

岐伯曰：苍天之气，不得无常也。气之不袭，是谓非常，非常则变矣。

岐伯说：天的五行之气，在四时中的分布不能没有常规。（从来都是从春走到夏，从夏走到秋。）如果五行之气不按规律依次相承，就是反常的现象，反常就会使人发生病变（这里的反常，主要指主气客气加临）。

帝曰：非常而变奈何？

黄帝问：出现不正常的变化，怎么办呢？

岐伯曰：变至则病，所胜则微，所不胜则甚，因而重感于邪，则死矣。故非其时则微，当其时则甚也。

岐伯认为，如在某一时令出现反常气候，人就会生病。生病的规律是这样的："变至则病，所胜则微，所不胜则甚。"为当旺之气之所胜者，则其病轻微，比如风木为当旺之气，得土气，木克土，则病不重。若为当旺之气之所不胜者，则其病深重，比如当旺之气为风木，得金气，金克木，则病重。

"因而重感于邪，则死矣"，指若同时感受其他邪气，就会造成死亡。

"故非其时则微，当其时则甚也"，这还是在讲时令对人体的重要性，如肝病不在秋天发作，就不重，一旦秋天发作，就半生半死了。

看来，得病都得赶点儿，时候不对，就很麻烦。

帝曰：善。余闻气合而有形，因变以正名，天地之运，阴阳之化，其于万物，孰少孰多，可得闻乎？

黄帝说：好。我听说天地之气和合而有万物，又由于其变化多端以至万物形态差异而定有不同的名称。天地的气运，阴阳的变化，它们对于万物的生成，就其作用而言，哪个多，哪个少，可以听你讲一讲吗？

我喜欢"气合而有形，因变以正名"这句，阴阳气和合，而万物有形，又因变化而起不同的名字。正对老子那句：名可名非常名。名称不是实相，只是勉强为之的东西。比如叫张静这个名字的，在中国有26万人，你能说张静就是你吗？一听别人骂张静，你就伤心难过，不是白白耗散自己吗？！所以，人生在世，重要的是知道什么才是真我，名字不是真我。现在西医给疾病起了那么多名字，只要一有变化就会新起个名字，比如肺癌，小细胞癌，乳腺 A3、A4 等，起名谁不会？关键是怎么治，总这么追着变化走，就会疲惫不堪。中国文化看事物就很清晰，从气上看，顶多六气；从阴阳上看，三阴三阳……比如阳气可以起无数个名字，心阳、脾阳、肾阳、卫气等，但永远别忘了"通天下一气耳"这句。你别以为自己只是心阳虚，难道别的就不虚吗？！通天下一气耳，一虚百虚，只是此刻重点表现为心阳虚而已。大家记住，在正常状态下，人可以无分别心，但是在变化状态下，一定要有分别心，这就是我们学习经典的意义，即"知其要者，一言而终；不知其要，流散无穷"。

昨日有人问了我一个大问题，说《金刚经》告诉我们不着于相，而《内经》专注于肉身，那么，我们在生活中应该怎样把握这之间的分别，怎样做才能不为形役、不为物役，心无挂碍无有恐惧呢？

我回答：真是个好问题！而且是个大问题，可以作一篇博士论文。试问普通人谁能不着虚相，谁又能着真相？！身体没病时，人不知有肉身，饿了吃，困了睡，还真不容易着相。心，本是人之空灵处，原本不该有任何挂碍，可偏偏人心无处不挂碍！身呢，是实处，本身就有相，可身强力壮时，人还真不被形役，但随着被物役，就把身形拖垮了。怎么办呢？《金刚经》告诉我们不着于相，就是因为我们处处着相；《内经》专注于肉身，就是因为我们很难专注于肉身，不到病时、不到老时，我们对肉身只有耗散，并无爱惜、怜惜。天天感恩这、感恩那，有几人知道该感恩自己的小心肝？正是他们的辛勤劳作，让我们又活了一天！心所挂碍的，都是虚相；身，是实相。人之忘本，就是忘了"身"这个本。所以，能用"身"这个实相，替了那些虚相、妄念，才是"借假修真"，也才有内心真正的踏实啊！

为什么"身"又是"假"呢？因为最终它也是要坏掉的啊，所以也非"实相"。什么是"实相"呢？认清这一切的觉悟啊。

所以学任何东西，悟任何真知，都要守着"不拘泥"才是，拘泥了，心与身俱累。用一个"照"字最好，照万物而不留于心，就不会为形役、为物役，形、物不留于意，则无挂碍和恐惧。有人会说好东西也不留吗？好与坏的辨识还是一己之私见，留之，亦是烦恼。生命是活泼自在，就像呼吸，一较劲，就不自在了。所以，万物来了就来了，走了就走了，渐渐地，就放松自在了，也无所谓相与不相了。

岐伯曰：悉哉问也！天至广不可度，地至大不可量。大神灵问，请陈其方。

岐伯说：您问得实在全面细致啊！天极其广阔，不可测度；地极其博大，难以计量。亏了有您这样伟大的人物，发出这样深邃的提问，就请让我详细陈述其中的道理吧。

天至大不可度，地至大不可量。以生命之有涯伴天地之无涯，殆矣！危险啊！那该怎么学习呢？一科一科地学习，哪有什么尽头啊！所以，要学的，只是经典，掌握其要点，掌握阴阳、五行、气这些要点，看世界就容易了。

十一

气和而生,神乃自生

下一段：

草生五色，五色之变，不可胜视；草生五味，五味之美，不可胜极。嗜欲不同，各有所通。天食人以五气，地食人以五味。五气入鼻，藏于心肺，上使五色修明，音声能彰；五味入口，藏于肠胃，味有所藏，以养五气，气和而生，津液相成，神乃自生。

翻译过来就是：草木显现五色，而五色的变化，是看也看不尽的；草木产生五味，而五味的醇美，是尝也尝不完的。人们对色味的嗜欲不同，因各色味分别与五脏相通而决定。天供给人以五气，地供给人以五味。五气入鼻，贮藏于心肺，其气上升，使面部五色明润，声音洪亮。五味入于口中，贮藏于肠胃，经消化吸收，五味精微内注五脏以养五脏之气，脏气和谐而保有生机，津液随之生成，神气也就在此基础上自然产生了。

"草生五色，五色之变，不可胜视"。颜色之变，虽然数不过来，但它们可以归类。我现在问大家，黑白到底是一类还是两类？一类，因为有黑有白。从五行上论，黑为水，白属于金，金水相生，所以也属于一类。青和黄是一类还是两类？看上去是两类，但实际上它是相生或相克的，木克土，所以还是一类。

懂传统的五行生克了，就可以预知流行色。比如，今年流行黄色、米色的衣服，那么明年流行趋势就出来了，要么土生金，明年就有可能是白色系的，白色系又分银白、灰白、黑白；要么木克土，下一年就是青色系的。

所谓时尚，不过是五行生克。

"五味之美，不可胜极。嗜欲不同，各有所通"。"天出四气，地出五味"。"味"就是"五行"，辛味入肺；咸味入肾；酸味入肝；苦味入心；甘味入脾。酸辛甘苦咸为五味之正味，其变化则是《金匮真言论》篇所言之"五臭"：肝臭臊；心臭焦；脾臭香；肺臭腥；肾臭腐。

"天食人以五气，地食人以五味"。食，读sì，供给之意。气，从天来，味，从地来。"五气入鼻，藏于心肺"。清气从鼻入，气性上升，则能够面色润泽，声音清脆。

"五味入口，藏于肠胃，味有所藏，以养五气"。味为浊气，从口入，浊气下降，入于肠胃。气，补益精神，五味补益形体。

过去讲究粗茶淡饭，其实粗茶淡饭不单纯指吃得简单，而是指粮食不必太过精细。现在的粮食，把好东西都筛没了，就好比原先人们以为人参的价值就是人参皂苷，而人参皂苷都在人参须子里，后来发现用人参须子治病什么作用都没有，反而丢弃的那些人参渣渣对人体有大用。粮食呢，也是得天气多、得地味多的，才有营养；凡速生的，对人体意义都不大。

比如我讲课讲累了，会选择性地下馆子犒劳自己。比如去吃莜面啊，燕麦啊，青稞啊，这些长在高寒地区的东西，生长期长，热量大、能量高，对人体有益处，再来一大块牛肉，或一碗猪骨汤，就够了。

关于气与味，再多说两句。气从天来，表现为风。味从地来，表现为水。所以，找一块好天地，就是找好风好水，东南巽风就柔柔的，不伤人；地厚，就出好水，好水也养人。南方地薄，北方地厚，产出来的东西味道就不一样。

再者，老人气薄味腐，小孩气淳味香，所以，小孩子还是父母亲自带好，尤其是晚上睡觉，要让老人和孩子分开，总跟老人一起睡觉的孩子，身体可能会出问题。

"气和而生，津液相成，神乃自生"。气和而生，养好了五脏，五脏才能够生发能力。六腑之运转，疏布营养给五脏，五脏又生生命,生命是什么?细胞。甭管免疫细胞还是这细胞那细胞的，都是由五脏化生的。天底下最理直气壮收好东西、收精华的，就是五脏。

我们生命最奇异的表现就是：六腑拼命让自己空，五脏就拼命让自己有。好东西都给我！世上谁敢这么说？五脏。这种自信从哪儿来？自信从明道而来。只要明道，就勇于收天下的好东西，并用收到的好东西养天下。不明道，连好东西都不敢收，细胞就饿死了。收了天下营养后，不仅五脏高兴，细胞也高兴，全体高兴，高兴这事才重要，高兴才生发。不高兴就憋着了。所谓"气和而生"，就是这个"和"太重要了。五脏"气和而生，津液相成"，津和液这个时候也随之相辅相成，津液就是生命和合状态下的甜美之物，就是"精"，有了它们，"神乃自生"。

我们靠什么开悟？精满气足，神明就壮，自然开悟。精不满，气不足，神无力，开什么悟？！开悟就是全身细胞个个饱满、晶莹剔透，精满气足神旺，与天地气机同频，那一瞬间的体妙心玄，就是"天人合一"，就是开悟！所以成佛成道者多是壮年，鲜有老年开悟的，我们一瞬间的明白，顶多叫觉醒，也就是能在梦里醒过来那么一会儿，啪的一下，瞿然而惊，只能叫"惊醒"，或"觉醒"，很少有持久的明白，很快又会回到梦中，所以称不上"开悟"。

大家听课也有两三年了，恐怕一直是明白一会儿、糊涂一会儿，这太正常了。某天听到一句话，瞿然而惊，惊醒了，其实这句话前面也讲过，但没入你的心。就像吃饭一样，虽然吃最后一口才饱，但没有前面的无觉无识，也没有最后的饱。好比前面79课，只是在添精补髓，到了80课那一天，机缘和合，人，就醒了。那一刻，就是"神乃自生"。

所以开悟，"神乃自生"，是自生，不是他生。从来都不是别人给你开悟，而是自己精满气足神旺了，自个开。现在修佛的人多，师父一来，就蜂拥着去开光，更有诸多有钱女子，携其珠宝，让师父开光。师父只好苦笑："我本来是为众生而来，现在却沦为给珠宝开光……"这，就是本末倒置。

十二 — 藏象

下一段，讲藏象。

帝曰：藏象何如？岐伯曰：心者，生之本，神之变也；其华在面，其充在血脉，为阳中之太阳，通于夏气。

黄帝问：藏象是怎样表现的呢？

岐伯说：心，是生命的根本，为神所居之所。其荣华表现于面部，其充养表现在血脉。心，为阳中的太阳，与夏气相通。

从这段开始，讲藏象。所谓藏，指内脏之五脏；象，指五脏之外显。

心之外显在面部，有没有精神，脸部有没有光泽，有没有喜悦，都是心气的表现。

五脏虽为阴，但单独而论，心，又为阳中的太阳。心阳不振，人就了无生趣。君主不明，则十二官危。

肺者，气之本，魄之处也；其华在毛，其充在皮，为阳中之太阴，通于秋气。

肺藏魄而统气，所以肺是气的根本，为魄所居之所。其荣华表现在毫毛，其充养表现在皮肤，是阳中的太阴，与秋气相通。

肺气足，则皮毛充盈光亮；肺气不足，则毛败皮松。肺在上，为阳，但其性为太阴。

肾者，主蛰，封藏之本，精之处也；其华在发，其充在骨，为阴中之少阴，通于冬气。

肾藏精而主藏，肾主蛰伏，是封藏精气的根本，为精所居之所，其荣华表现在头发，其充养表现在骨，为阴中之少阴，与冬气相通。

蛰，即是"藏"。脱发，就是肾不敛藏之象，筋骨萎软，也是肾精不足之象。

讲一下脱发问题。

脱发主要以脾肾两虚为主。一般常见于中年人，但现在年轻人也不少。这个首先跟纵欲有关，反过来讲，秃顶的人也一般性欲过强。也就是说，节制房事，既可以治疗脱发，又可以积蓄精力、锻炼毅力，还可以省钱，真可谓三全其美。可是有人说我房事并不过度啊，也脱发得厉害。那是因为人的精气神分明耗和暗耗，房事属于明耗，累了也就歇着了。不怕色，就怕色心不已，天天想男女之事就属于暗耗，彻夜打游戏、熬夜等也属于暗耗，气血不怕明耗就怕暗耗。那防暗耗的方法是什么呢？①修行，先讲究断念。②美满的婚姻，让身体和生活先安定，精神便安宁。今人爱恋苦，暗恋更苦，不美满的婚姻亦苦。总之，无处不是暗耗，自然气血衰败，头发飘零。

青少年脱发主要是手淫造成的肾精亏损，女子脱发是因郁闷造成的子宫瘀血。戒除恶习后可服用白通汤或通脉汤月余，即可以控制脱发。而头部有瘀血也会造成脱发，可服用通窍活血汤。

脱发的第二个原因是焦虑。现在几乎人人焦虑，大人为事业焦虑，老人为孩子焦虑，孩子为学业焦虑，自然毛发受损，要么出皮肤症状，要么头发稀疏焦黄。焦虑的深处就是抑郁，没事就爱数掉下的头发。所以治病要先解其焦虑，用药还是四逆辈或理中，原理在于土克水，土一克住水，肾的收藏能力就起来了，头发不就长出来了吗。我有个学员，踏踏实实吃了两个月中药后，不仅头发厚了，连先前脱落的眉毛都长出来了。

再比如斑秃,属于重症焦虑。一般是在三阴经证,焦虑问题解决后,可以服用小柴胡汤收功。因为斑秃的部位大都在胆经所循行部位。

肝者,罢极之本,魂之居也,其华在爪,其充在筋,以生血气,其味酸,其色苍,此为阳中之少阳,通于春气。

肝,是罢极之本,为魄所居之处,其外在表现在爪甲,其充养表现在筋,可以生养血气,其味酸,其色苍,为阳中之少阳,与春气相通。

肝藏魂而主筋,疲极则伤筋力,故为罢极之本。罢极,指疲劳到极处,过劳则伤肝。

咱们重点讲讲"其华在爪,其充在筋"这句。肝主筋,筋之余气就是爪甲的表现,爪者筋之余,也就是说,指甲的病变都属于肝。

指甲有几个表现:

①指甲上的竖纹和横纹全是肝气的表现,竖纹表示肝气瘀滞,比如熬夜过多,也会伤肝血,就会有竖纹横纹。但有一种横纹代表身体开始变好,在慢慢地往外推。这个,得会看。

②现在看指甲总看月牙。《内经》中没讲过月牙的问题,所以关于月牙的说法跟《内经》无关。其实月牙是指甲生长过程中正常的生理现象,跟健康没有必然的关系。西医的解释是:我们手上的指甲,实际上是一堆已死去的、变硬变透明的角蛋白细胞,而月牙,则是新生的角蛋白细胞,又圆又白。随着新生细胞的生长,角蛋白细胞会被越"挤"越扁,最终褪去白色,变成半透明的指甲。那么,为什么有些人有月牙,有些人没有呢?跟手指末端的甲基有关。甲基靠前的,就能看到新鲜的角蛋白细胞,靠后的就"无缘"与其相见了。

也有人发现,甲亢的人,新陈代谢快,指甲的生长也不例外。因此,已经有点硬但还没褪成半透明的指甲会非常多，如此一来，月牙就会变得越来越大。而甲减的人，新陈代谢很缓慢，指甲的生长也缓慢，没有新长出来的角蛋白细胞，所以月牙就越来越小，或者消失不见。这种说法对不对先不说，但甲亢甲减跟肝经确实密切相关。

③指甲上有白点，老人家认为是肚里有虫。但指甲整个变白或变紫，确实是心和肝有病的问题。

④头发和指甲不走经脉，这是很奇妙的一点，它们只是肝肾余气的表现。我们的身体处处都走经脉，只有这两样东西不走经脉。我们说经脉是活体生命的表现，人死了，经脉就找不到了。据说有的死人还会长头发和指甲，这不仅让人惊悚，还会感叹生命的不可思议。咱们呢，只研究活人，死人的事就不说了。

⑤营养好、心情好时，指甲长得快。脚指甲、灰指甲等，从肝治。

关于五脏阴阳，有人说，这里的"心者，为阳中之太阳。肺者，为阳中之太阴。肾者，为阴中之少阴。肝者，为阳中之少阳"，跟前面《金匮真言论》篇讲的"阳中之阳，心也；背为阳，阳中之阴，肺也；腹为阴，阴中之阴，肾也；腹为阴，阴中之阳，肝也；腹为阴，阴中之至阴，脾也"有点出入，这只能说明在《内经》的成书过程中，确实经过不同人的手。

下一段也同样出了点问题，我们看一下。

脾、胃、大肠、小肠、三焦、膀胱者，仓廪之本，营之居也，名曰器，能化糟粕，转味而入出者也；其华在唇四白，其充在肌，其味甘，其色黄，此至阴之类，通于土气。

按理说，五脏，先讲心，然后是肝、肺、肾，此处该讲脾才对。讲到脾时，突然把胃、大肠、小肠、三焦、膀胱等六腑纳入进来，唯独没有胆，因为胆在后面要专门讲。胃、大肠、小肠、三焦、膀胱，属于重要的消化吸收系统，《素问·五藏别论》篇说："夫胃、大肠、小肠、三焦、膀胱，此五者，天气之所生也，其气象天，故泻而不藏，此受五藏浊气，名曰传化之府，此不能久留，输泻者也。"这一句也充分解释了将此五者称之为"器"的内涵，都有受五脏浊气，泻而不藏，不能久留的特性。

把脾和这些归为一类，有点让人费解。脾，虽然是运化的主力，但它不是"器"，最后这几句"其华在唇四白，其充在肌，其味甘，其色黄，此至阴之类，通于土气"，主要说的是脾的外在表现，而不是胃、大肠、小肠、三焦、膀胱的外在表现。

所以，这一段应该是这样的：脾，仓廪之本，营之居也，其华在唇四白，其充在肌，其味甘，其色黄，此至阴之类，通于土气。这样就跟前文对照上了。翻译过来就是：脾，是仓廪之本，为营血所居之处，其荣华在口唇四白，其充养表现在肌肉，其味甘，其色黄，属于至阴之类，与土气相通。

而下面应该另起一段，是：胃、大肠、小肠、三焦、膀胱者，名曰器，能化糟粕，转味而入出者也。翻译过来就是：胃、大肠、小肠、三焦、膀胱这五腑，因其功能像是盛贮食物的器皿，故称为器，它们能吸收水谷精微，能化生糟粕，转化五谷精微及糟粕，入于口而出于下窍。

脾不是器，因为五脏都是"藏而不泻"，只有六腑是"泻而不藏"，泻而不藏的，才能称之为"器"。

那我们能不能马上就在书上改过来呢？不能。在自己的笔记里可以改，在书上不能改，这是规矩。古书里的笔误叫"通假字"，比如"早起"写成了"蚤起"，你只能在注解里注明：蚤通"早"，而不能在下次印书时改成"早"。原文就是原文，经典就是经典，如果谁都可以改动原文的话，对的错的一通来，那就天下大乱了。这样做，首先缺乏对经典的尊重，其次不尊重别人的劳动。要改也成，必须注上自己的名字，以示负责。

《五藏别论》篇中，岐伯说："夫胃、大肠、小肠、三焦、膀胱，此五者，天气之所生也，其气象天，故泻而不藏，此受五藏浊气，名曰传化之府，此不能久留，输泻者也。"大家看，"传化之府"里，少了胆，因为胆放到奇恒去了。所以，胆，是六腑里最奇异的一个。所谓奇恒之腑，是指脑、髓、骨、脉、胆、女子胞（子宫，卵巢），"此六者，地气之所生也，皆藏于阴而象于地，故藏而不泻，名曰奇恒之府"。这六个东西虽然是腑，却应象于阴，应象于地，都具有"藏而不泻"的特性。它们同是一类相对密闭的人体组织，不与水谷直接接触，即似腑非腑；同时具有类似于五脏贮藏精气的作用，即似脏非脏。

最后还有一句。

凡十一藏，取决于胆也。

翻译过来就是：以上十一脏功能的发挥，都取决于胆气的升发。关于这句，我们在《灵兰秘典论》里有详解。

胆主甲子，为五运六气之首。胆气升，则十一脏腑之气皆升，故取决于胆也。所谓求其至也，皆归始春。

胆，和胃、大肠、小肠、三焦、膀胱此五个相比，最大的特点是：胆是清净之处，而"大肠、小肠、胃与膀胱，皆受不净"（《难经》）。"胆者，清净之腑也"，"胆者，中正之官，决断出焉"——又清静，又中正，是多么难得的品质！官员要都有"胆"的品质，这社会该有多么美好！所谓"决断出焉"，就是能够决定丹田的精气是否输布出来给所需要的脏腑。比如丹田不足了，胆就决断：精气全部内藏，不许乱动，好好养着！因为气血来不及化精，有的人也许就不来月经了，这属于自保，不来就对了，胃还吃不饱呢，哪里来气血啊！所以人的这个自保功能也是由胆来决断的。即，胆用"中正"来决断是"藏"还是"输出"，而不像大肠、小肠、胃与膀胱，因为皆受不净，必须化而输出。

"十一藏取决于胆"这事，记住我那个比方：把一辆车比作人体，原本五脏俱全，但若不点火，它就是死的，不动的，而胆就相当于点火器，那一瞬间的决断，让其余十一脏都动了起来，并开始发挥自己的作用。发动机就好比心脏，动起来了，油箱就好比肾，也动起来了……由于这一瞬间的决断，生命开始了新的征程。但下一步要怎么走，还要靠胆的中正，不中正，就要走邪道，就会让生命面临新的危险，这就是胆的中正于生命的意义——启动生命，并引导生命走在正确的大道上。

大家发现了吧，前面我们讲得越细致，后面就相对容易多，也简单多了，也快多了。

十三

人迎寸口

最后一段。

故人迎一盛，病在少阳，二盛病在太阳，三盛病在阳明，四盛已上为格阳。寸口一盛，病在厥阴，二盛病在少阴，三盛病在太阴，四盛已上为关阴。人迎与寸口俱盛四倍已上为关格，关格之脉赢，不能极于天地之精气，则死矣。

翻译过来就是：人迎脉大于平时一倍，病在少阳；大两倍，病在太阳；大三倍，病在阳明；大四倍以上，为阳气太过，阴无以通，是为格阳。寸口脉大于平时一倍，病在厥阴；大两倍，病在少阴；大三倍，病在太阴；大四倍以上，为阴气太过，阳无以交，是为关阴。若人迎脉与寸口脉俱大于常时四倍以上，为阴阳气俱盛，不得相荣，是为关格。关格之脉盈盛太过，标志着阴阳极亢，不能与天地阴阳精气沟通，人会很快死去。

这一段讲脉，出现了很多新词，比如人迎、寸口、格阳、关格、一盛、二盛、三盛等。

咱们先把基本概念搞清楚。中医谈到脉的时候，叫三部九候，后面有《素问·三部九候论》篇。其中说："何谓三部？岐伯曰：有下部，有中部，有上部，部各有三候，三候者，有天，有地，有人也。"即脉分三部：上、中、下，每一部里又有三候：天、地、人，故而三三得九，为九候。

中医的脉学，最初是三部脉：人迎、寸口、趺阳。人迎指颈动脉，寸口指两手桡动脉处，趺阳指脚背上的脉动。现在把这三部脉的人不多了。

至《难经》时，扁鹊定下"独取寸口"，于是开始了寸口脉的时代。

先说三部。为什么说人迎脉是颈动脉？在《灵枢·本输》中说："任脉侧之动脉，足阳明也，名曰人迎。"《灵枢·脉度》里说："跷脉者，少阴之别，起于然骨之后，上内踝之上，直上循阴股入阴，上循胸里，入缺盆，上出人迎之前，入頄（qiú，颧骨）"，胃经"其支者，从大迎下人迎，循喉咙"，这些就是人迎指颈动脉的实据。

在《灵枢·经脉》里，也反复出现"盛者寸口大再倍于人迎，虚者寸口反小于人迎也"的字句，每一条经脉的结尾都有类似的一句，总的规律是：阴经盛，则"寸口大于人迎"；虚，则"寸口反小于人迎"。阳经实，则"人迎大于寸口"；虚，则"人迎反小于寸口"。比如肺经："盛者寸口大三倍于人迎，虚者则寸口反小于人迎也"；比如大肠经："盛者人迎大三倍于寸口，虚者则人迎反小于寸口也"。这是古人把脉得出的常识。后来脉法"独取寸口"，就很少有人把人迎脉了。

李时珍认为，左右手寸口脉，当左脉为人迎，右脉为寸口。在《灵枢·九针十二原》中有一句："右主推之，左持而御之。"即右为祛邪为动。按男左女右之说，左为阳，右为阴，故，右为脏腑，为阴，为寸口，通调血脉以祛邪。左持而御之，指左为真阳，为人迎，可以治理未病，并提供抵御邪之传入的元气。

按理说，寸口脉对应是：右边肺、脾、命，左边心、肝、肾。但通天下一气耳，脉象当属连贯不断一气耳，不过勉强分之。而左右者，阴阳之道路，左升右降，以左为真阳，右为真阴，真阳是真阴之动力，真阴为真阳提供精华，生命由此而连绵不断。"右主推之，左持而御之"这句，倒是把生命的一个基本理念说清楚了，就是脏腑不断运化，才能祛邪外出；真阳元气固守在内，脏腑需要帮助时，便施以援手，以抵御外邪。

但如果人体精亏血少，寸口的收敛功能和人迎的生发功能都会很虚弱，那时尺脉和寸脉已经分不出大小了。根阳不足，表阳必然不足。人迎不足，寸口也就无法运行。也就是真阳元气不足，寸口运化力量也就不足，就不能却邪外出。因此，《灵枢·终始》说："少气者，脉口、人迎俱少，而不称尺寸。"像这样的人，由于脏腑真阴（阴）和丹田真阳（阳）都不足，就难治了，因为，这时若一味地服用回阳药物来振奋阳气，会使五脏的经气衰竭，用回阳法来泻脏腑的阴邪也会导致真阳外脱，所以要慎之又慎。也就是，救人若不辨阴阳、不明人迎寸口，是很危险的！

我们看一下原文中的这一段，这一段几乎把整个诊治过程都描述了。

睹其色，察其目，知其散复；一其形，听其动静，知其邪正。右主推之，左持而御之，气至而去之。凡将用针，必先诊脉，视气之剧易，乃可以治也。（《灵枢·九针十二原》）

"睹其色"，治病，先观察患者的外部症状。

"察其目"，然后再分析其阴阳气机变化。因为"机在目"。

"知其散复"，就可以知道元气正在消散还是在恢复。

"一其形"，统一病人之形气，须医生专注心神，否则就会被病人带着走，而忘记了阴阳之大纲。

"听其动静"，指分析脉象和症状，脉之动静，乃气之动静。尺寸小大缓急滑涩，以言其所病也。

"知其邪正"，推知邪正的性质和部位。

"右主推之"，右为脏腑，为寸口，通调血脉以祛邪。

"左持而御之"，左为真阳，为人迎，可以治理未病，并提供抵御邪之传入的元气。

"气至而去之"，表面上写待其气至而针刺之，实则写病去而药止。

"凡将用针，必先诊脉，视气之剧易，乃可以治也"，翻译过来就是：将要对患者进行治疗时，必先诊脉，必须首先通过望闻问切将病情诊断清楚，分析判断气血邪正的变化虚实，才可以下手救治。

讲到脉法，就不能不讲《难经》，讲到《难经》，就要讲讲《难经》的作者扁鹊。关于扁鹊确定寸口脉这事，我们在《素问·阴阳别论》篇中已经讲过了，这里讲讲他跟他师父的故事。

扁鹊年轻时是一个旅舍管理员，当年的旅舍里，都是贵族养的宾客，比如春秋战国的四君子，都养了大批的人才。这些宾客都各有才能，不是一般人，被称为"士"。我们现在总说跟谁在一起很重要，在我看来，扁鹊年轻时的这个工作就很好，管理这些特异之"士"的生活，天天跟各种有才能、有有趣灵魂的人在一起，肯定是一件很振奋的事，能学到好多东西。

扁鹊最喜欢的宾客就是长桑君，"舍客长桑君过，扁鹊独奇之，常谨遇之。长桑君亦知扁鹊非常人也。出入十余年，乃呼扁鹊私坐"。也就是二人相处十多年后，长桑君才决定把本事传给扁鹊。其实，从来都不是徒弟找师父，而是师父在找徒弟，但不观察个10年20年的，师父不会传。菩提老祖传法给孙悟空还观察了7年呢！可现在的人急啊，婚姻都闪结闪离的，谁还能跟师父混10年之久？！原先有位老师说："谁若跟我学10年，我保你将来富可盖楼！"学生在底下嘟囔说："你还住小破屋呢！"老师机锋快，回答说："你个傻子！世界冠军可以富得盖楼，教练住小破屋，常事！"说得也是，不是有那么句话吗：教会徒弟，饿死师父。这也是医家常有"留一手"的习性的来源。不过我不会，因为我饭碗多，饿不死。我巴不得你全拿走，省得我受累！这也是我每每力荐学生的原因。况且我真的认为，假若有人跟我学几年，学成了，能帮助一方百姓是没问题的，自然也不会愁吃穿。我有个学员，原本是中医药大学毕业，却去做了儿童教育，疫情期间全部停学，都快愁死了，就决定再回炉好好学中医，再遇到疫情这种事情时，有个能养活家人、帮助别人的本事，至少能自救啊。

话说长桑君与扁鹊"出入十余年，乃呼扁鹊私坐"，说："我有禁方，年老，欲传与公，公毋泄。"扁鹊曰："敬诺。"乃出其怀中药予扁鹊："饮是以上池之水，三十日当知物矣。"并把自己所藏的医书全部给了扁鹊，然后就消失不见了。扁鹊按照老师的话，用上池之水喝了老师的药三十天，果然有了飞跃的变化。

什么是"上池之水"呢，就是指取自竹篱头或空树穴的水，总之是没有沾地气的水。但我劝大家不要轻易沾这种水，因为空树穴中多毒蛇，所以上池之水并不安全。但古人认为这种水可以扫邪气、恶毒，治疗心志惑乱之疾等，也可以洗各种恶疮、疥痒、身上长白斑等。扁鹊用这个水冲服老师给的秘药后，获得了一个奇异的功能，就是可以透视了，原文是"视见垣一方人"，就是隔着墙可以看见墙那边的人了。从此扁鹊就用这个特异功能给别人看病，把人的五脏六腑看得清清楚楚，但为了保护自己，他从不对外宣讲自己有特异功能，而是用脉法为病人解释病情，"特以诊脉为名耳"，由此也可见扁鹊的脉法与五脏六腑是最对应的。扁鹊能透视这事儿听起来很不靠谱，但扁鹊的《难经》确实可以说是中国脉学的开端之作。

再说下古代关于"水"的认知。现在大多数人总认为养生就是如何吃药、如何使用营养品的问题，这是错误的。中国传统文化认为，养生首先是水和土的问题。

万物都是靠水土来生存的，所以我们的生活环境是养生的一个很重要的方面。"人赖水土以养生"，人喝的水好不好，滋养我们的土地是否肥沃，这是养生的关键。

中国有句古话，叫作"一方水土养一方人"。水土的不同甚至会在人的性格上有所体现。水的刚性（硬度）多一点，那么这个地区的人的性格一般偏刚硬、偏倔强。比如山东人就比较倔强；而山西人爱吃面食，性格当中自然就有柔和的一面。南北的水土差别很大，所以北方人和南方人的性格差异也比较大。

首先，水是万化之源。李时珍在《本草纲目》里写道："水为万化之源，土为万物之母。"我们人身体的运化全靠水，生长全靠土。人的饮食均滋于水土，而饮食又是人生存的命脉，所以水对人来说太重要了，是命根子。

在《本草纲目》里，李时珍把水分成两大类 43 种："上则为雨露霜雪，下则为海河泉井。"他甚至提到用屋漏水、雪水、植物枝叶上的露珠等各种各样的水入药。比如半天河，就是我们先前讲的上池之水。

《伤寒论》煮茯苓桂枝甘草大枣汤时要用"甘澜水"，什么是甘澜水呢？先取水二斗，置大盆内，以杓扬之，水上有珠子五六千颗相逐，取用之。《本草纲目》说得就更细致了，甘澜水是取江水或河水二斗，置大盆中，用一个瓢，舀水高扬倒下，如此重复许多遍，直到水上有珠子五六千颗相逐。甘澜水可以治疗目不得瞑，即睡不着，眼睛闭不住，用甘澜水五升、高粱米一升、半夏五合，小火慢煮，煮到只剩一升水时，去滓，饮汁，每饮一小杯。一日三次。

此外，还有井泉水，可以主治酒后热痢，洗目中翳障，除口臭，镇心安神。

温泉水可以治疗筋骨挛缩，肌皮顽痹，手足不遂，眉发脱落以及各种疥癣等症。温泉水中含有各种矿物质以及硫黄，这些东西有温通经脉、开腠理的作用，所以对人体有好处。

适度地泡温泉还可减轻我们内心的压力，可治疗失眠症。

常年在空调环境下的人，毛孔都闭塞住了，到温泉里泡一泡，开皮毛腠理，对身体会很有好处。

但是泡温泉有一个原则，就是冬天不要泡太多的温泉，没病的人更不要泡过多的温泉。这是为什么呢？

因为冬天人的气机全都内收在里面，如果老泡温泉，我们的皮肤腠理就会过分开泄，会把气机人为地调出来，损伤身体的阳气。此外，温泉含有硫黄，没有皮肤病的话，这种物质对皮肤有一定的刺激性。

我们一定要记住，任何东西都有好坏两个方面，我们要有一个分寸，掌握一个"度"的问题。把握好这个度，会对身体有益；而过分的话，反而会伤害身体。

此外，还有地浆。就是掘地，达到黄土层，约三尺深，用新汲水灌入，搅浊，等水澄清后，取之用。地浆可以解中毒烦闷，解一切鱼肉果菜药物诸菌毒。

还有醴泉，可以使人长寿。

可见，古人十分重视水的问题。

下面我们从中医原理上讲一讲如何用"水"养生防病。

洗冷水澡有三忌。中医认为，大病之后勿洗冷水澡，否则会损伤心包经，导致心的病变。

大汗过后勿洗冷水澡。有的人喜欢在运动后冲冷水澡，觉得这样舒服，其实有可能引发很严重的病症，比如很有可能会导致心律不齐。

夏天勿洗冷水澡。夏天天气热，很多人贪凉快，爱洗冷水澡，而夏天我们的毛孔都是宣开的，被冷水一激就会损伤皮毛和气机，很容易造成寒证。

不可过食冷饮。咱们中国人的体质跟西方人不同，我们是以植物性的食物为主，我们的体质是偏寒凉的；而西方人以牛羊肉等高热量食物为主，他们的身体偏湿热。他们喝些冰水可中和一些体热，所以危害不是很大，但中国人的体质就不适合喝冰水，会影响健康。

历史上因为吃冰而得病的大有人在，北宋皇帝宋徽宗就是个典型的例子。宋徽宗年轻的时候特别喜欢食冰，时间一长脾胃就受到很大的损伤，得了脾病，痛苦不堪。无数御医都束手无策，无法医治。后来找到一个叫杨介的医生，用了理中丸来调理中焦脾胃，才彻底治愈了宋徽宗的病。

中国古代医书里把热水叫热汤，或叫"百沸水"，又叫"太和汤"。从名字就可以知道喝热水的好处：第一可以扶助阳气；第二可以温通经络。

再说下酒。

酒到底是谁发明的有很多种说法，现在已无从考证，讲一个《战国策》里关于酒的传说。

说上天让一个叫仪狄的女人去酿酒，仪狄经过一番努力后，酿出味道很好的美酒，就进献给夏禹，夏禹喝后觉得味道确实非常好，但夏禹说："后世君王一定有因为喝了美酒而亡国的。"从此他就疏远了仪狄，也不再碰酒。

一个喝酒的问题，夏禹居然把它上升到了关乎国家存亡的高度，这是不是太过了呢？其实夏禹的意思是过度喝酒会造成大脑的不理智、不清醒，就会做出非理性的判断，干出蠢事。

酒到底是什么呢？中国的酒主要是由谷物酿造的，属于水谷之精华。

中医认为酒气彪悍，酒入到胃中，会使胃胀，然后气上逆满于胸中，造成肝胆的浮越。平常我们的肝胆都是耷拉着的,人喝完酒后,肝胆马上就横起来了。这就是俗话所说的"酒壮怂人胆"。人在喝完酒以后,胆量往往成倍增加,平时不敢说的话也敢说了,不敢干的事也敢干了,但往往酒醒后追悔莫及,为时晚矣。

喝酒有两点禁忌:一是不要与冰水同饮,二是不要与乳品同饮。喝酒以后常会感觉很热,有的人就爱要杯冰水喝,这样做就会使人体的精血受伤,出现手颤、手抖等症状。而酒和牛奶类的东西一起喝会"令人气结",就是使人的气机凝聚,阻碍了正常的气机流动。现在很多宴席上都爱提供酸奶,我们要注意避免酸奶和酒混着喝。

▶ 喝酒有两点禁忌:一是不要与冰水同饮,二是不要与乳品同饮。

但酒也是最早的药。中医认为:酒可以使人通神明,还可以通行经脉。所以酒经常被用来做引经药,比如说我们现在常饮用的米酒,在古代就是非常好的药引子。《伤寒论》中有当归四逆汤加吴茱萸生姜白酒汤、瓜蒌薤白白酒汤、炙甘草汤等,都会用到酒,是治疗心病、肝病的良药。

但《伤寒论》中有一个药方叫苦酒汤,用来治疗咽部溃烂,这里所说的苦酒并不是酒,而是醋。《本草纲目》中记载:"醋,苦酒,主治霍乱吐泻,牙齿疼痛,蜈蚣咬毒,汤火伤等。"

醋对身体有很多的好处。比如可以消臃肿;咽喉有些溃烂的时候,喝醋也可辅助治疗;胃不舒服的时候,喝一点醋也有助于消化。

此外,假如有人出现吐血或者毛孔往外渗血的病症,中医里有一个方子可以医治:把两升醋煮开,稍微放凉一点后用来泡脚,用不了多长时间,就可发挥酸的涩收之性,使吐血或流血的现象有所收敛。

跟古人相比,今人真是缺闲心雅兴,水、酒、醋通通不讲究。甚至药都懒得煮,总让人代煎,代煎的药和自己煮的药,颜色、口味都有很大的差异,更何况,在家里煮药,可以选择煮药的水,而且,药香对屋内环境亦有影响。

古代优雅生活必备玉、药、茶、香。玉,温润你的生活;药,拯救你的生活;茶,安抚你的生活;香,缥缈你的生活。玉,君子之德,温润而持之;药,君子之刃,当用则用,不当用则匿之;茶,君子之味,可淡可浓,随心而品;香,君子之韵,可显可隐,风流自在。古人怀着玉,烹着药,洗着茶,熏着香……这,就是生活的艺术化。

不过现在真有年轻人比古人还细致。我就认识一个90后的男青年,对自己太爱惜了,总是买最上等的红参,蒸馏一晚上,蒸馏出来的汁液,犹如黄金。一男子对自己爱到这个份上,也是没谁了。最奇葩的是,我给他开了方子,他也不是煮药,而是放在一起蒸馏,据说效果极好。我说:"你过于细致了,跟我去吃街边摊吧。"他说:"那我得找最好的街边摊。"最后开了两小时的车,我几乎饿疯了。

药物蒸馏这事吧,我总感觉有点不对劲儿,我个人觉得还是应该一起煮才好。如果哪位将来看书后也有这雅兴,可以反馈我一下,拍张照片,让我看下。算了,还是我哪天自己尝试下吧,因为一尝味道就清楚了。

再来看这一篇的最后一段,接着说人迎寸口。

故人迎一盛,病在少阳,二盛,病在太阳,三盛,病在阳明,四盛已上,为格阳。

因为，阳经为"人迎大于寸口"，所以，在此段中，有"人迎一盛，病在少阳，二盛病在太阳，三盛病在阳明"，即阳经要看人迎，即真阳妄动一倍，病在少阳；妄动二倍，病在太阳；妄动三倍，病在阳明；四倍以上，为阳气太过，阴无以通，是为"格阳"。"寸口一盛，病在厥阴，二盛病在少阴，三盛病在太阴"，阴经要看寸口。

关于"关格"，《灵枢·脉度》篇还有具体的解释：

五藏不和，则七窍不通；六府不和，则留为痈。

如果五脏不和，七窍就会不通；六腑不和，气血就会留滞而结为痈肿。

故邪在府，则阳脉不和，阳脉不和则气留之，气留之则阳气盛矣。

所以邪气在腑，阳脉就不和；阳脉不和，气就会留滞；气滞，阳脉邪气就会偏盛。

阳气太盛则阴脉不利，阴脉不利则血留之，血留之则阴气盛矣。

邪气在五脏，阴脉就会不利；阴脉不利，血就会留滞；血滞，阴脉邪气就会偏盛。

阴气太盛，则阳气不能荣也，故曰关。

阴邪太盛，使阳气不能运行，这叫作"关"。

阳气太盛，则阴气弗能荣也，故曰格。

阳邪太盛，使阴气不能运行，这叫作"格"。

阴阳俱盛，不得相荣，故曰关格。关格者，不得尽期而死也。

阴阳邪气都盛，不能相互营运，这叫作"关格"。凡出现关格的人，就活不到应有的年纪而早死。

凡涉及"人迎寸口对比诊脉法"的文字，见于《素问·六节藏象论》及《灵枢经》中《终始》篇、《经脉》篇、《脉度》篇、《四时气》篇、《寒热病》篇、

《禁服》篇、《五色》篇等经文中。显然，这是个古代医家常常讨论的问题。

比如《终始》篇中说：

终始者，经脉为纪，持其脉口人迎，以知阴阳有余不足，平与不平，天道毕矣。

所谓终始，是以十二经脉为纲纪，从脉口、人迎两穴，就可知道五脏六腑的阴阳有余与不足，平衡与不平衡，而阴阳盛衰的道理也就大致如此了。

所谓平人者不病，不病者，脉口人迎应四时也。

所谓平人，就是指没有疾病的人，他的寸口、人迎的脉象与四季相应。所谓与四时相应，就是春脉如弦，夏脉如钩，秋脉如浮，冬脉如营，至于其中具体所指，我们到《玉机真藏论》篇再讲。

上下相应，而俱往来也。六经之脉，不结动也。本末之，寒温之，相守司也。形肉气血，必相称也。是谓平人。

脉口、人迎互相呼应，往来不息，六经的脉搏动而不止。四时冷热虽有变化，脉口、人迎都能各自发挥本能而不相犯，形体肌肉和血气也能协调一致，这就是所说的平人。

少气者，脉口、人迎俱少而不称尺寸也。如是者，则阴阳俱不足，补阳则阴竭，泻阴则阳脱。

气短的病人，寸口、人迎都虚弱无力，而尺脉与寸脉也不相称。这就是阴阳都不足的象征，补阳就会使阴气衰竭，泻阴就会使阳气亡脱。

如是者，可将以甘药，不可饮以至剂。如此者，弗灸。不已者，因而泻之，则五藏气坏矣。

这样的病人，只可用甘药缓剂补养，不可让他服用大剂猛剂。这样的病人，也不宜用灸法等大热剂。如久治不愈，而用针刺的泻法，也会损伤五脏的真气。也就是说，凡是出现关格的病人，治疗都要慎重，既不能用猛药，比如马上就要中风的病人，如果用了四逆汤，虽可以回阳救逆、引火归源，但却有可能使患者的大脑快速缺氧而提前中风，所以还是要万分小心，也不能用针刺和灸法。

人迎一盛，病在足少阳，一盛而躁，病在手少阳。人迎二盛，病在足太阳，二盛而躁，病在手太阳。人迎三盛，病在足阳明，三盛而躁，病在手阳明。人迎四盛，且大且数，名曰溢阳，溢阳为格。

人迎脉大于寸口一倍，病在足少阳胆经；若大一倍而躁动的，病在手少阳三焦经。人迎脉大于寸口二倍，病在足太阳膀胱经；若大二倍而躁动的，病在手太阳小肠经。人迎脉大于寸口三倍，病在足阳明胃经；大三倍而躁动的，病在手阳明大肠经。人迎脉大于寸口四倍，而且搏动加大加快的，叫作溢阳。溢阳是六阳偏盛，格拒六阴，使阴阳脱节，称为外格。

脉口一盛，病在足厥阴，一盛而躁，在手心主。脉口二盛，病在足少阴，二盛而躁，病在手少阴。脉口三盛，病在足太阴，三盛而躁，病在手太阴。脉口四盛，且大且数者，名为溢阴，溢阴为内关。人迎与脉口俱四盛以上，明曰关格。关格者，与之短期。

寸口脉大于人迎一倍，病在足厥阴肝经；大一倍而躁动的，病在手厥阴心包络经。寸口脉大于人迎二倍，病在足少阴肾经；大二倍而躁动的，病在手少阴心经。寸口脉大于人迎三倍，病在足太阴脾经；大三倍而躁动的，病在手太阴肺经。寸口脉大于人迎四倍，而且搏动加快的，叫作溢阴。溢阴是六阴偏盛，不能与阳气相交，称为内关。内关则表里不通，是不可医治的死症。人迎与寸口的脉，都比平常大于四倍以上，叫作关格。遇到关格，死期就临近了。

判断会不会死亡、出不出危险的要点在于有无胃气，即我们在《阴阳别论》篇中所说"别于阳者，知病忌时"，即，脉有胃气时，即使有病，也不怕，知道该如何躲避风险就成，比如有些时间段就是此病最危险的时候，知道此时如何处理就好了。格阳之脉显现时，判断准确后，方可以回阳救逆。

回到《六节藏象论》篇原文：

寸口一盛，病在厥阴，二盛病在少阴，三盛病在太阴，四盛已上为关阴。

阴经为"寸口大于人迎"。寸口脉大于平时一倍，病在厥阴；大两倍，病在少阴；大三倍，病在太阴；大四倍以上，为阴气太过，阳无以交，是为关阴。

《阴阳别论》篇说："别于阴者，知死生之期"，当发现没有胃气的真藏脉时，就要小心了，因为此时有可能出现性命危险。关阴之脉显现时，就危险了。

人迎与寸口俱盛四倍已上为关格，关格之脉羸（léi），不能极于天地之精气，则死矣。

若人迎脉与寸口脉俱大于常时四倍以上，为阴阳气俱盛，不得相荣，是为关格。关格之脉盈盛太过，标志着阴阳极亢，不能与天地阴阳精气沟通，人，会很快死去。《脉要精微论》说："阴阳不相应，病名曰关格。"

咱们总结一下：寸口主要反映内脏的情况，人迎（颈总动脉）主要反映体表情况，这二处脉象是相应的，来去大小亦相一致。按照《内经》的认识，在正常情况下，春季人迎脉稍大于寸口脉；秋冬季寸口脉稍大于人迎脉。如果人迎脉大于寸口脉一倍、二倍、三倍时，疾病由表入里，并说明表邪盛为主，如人迎脉大于寸口脉四倍者名为"外格"，大而数者是危重的证候。反之，寸口脉大于人迎脉一倍、二倍、三倍时，为寒邪在里，或内脏阳虚，寸口脉四倍于人迎脉者名为"内关"，大而数者亦为危重征象。

这里还有一个问题，就是"关格之脉赢"的"赢"字，现在有些人认为应该是"羸"字，月羊凡是羸，羸是羸弱，而月贝凡是赢，指高亢，到底哪个字对呢？从文意看，此处当指"人迎与寸口俱盛四倍已上"，所以指阴阳极亢，所以，当为"赢"。阴阳亢极，才会死人，阴阳要都羸弱了，不会马上死人，得慢慢熬那点元气，除非猛然上激素，否则死不了人。

也就是说，人体健康状态下，人迎与寸口的脉象是一致的。一旦出现不一致，就要小心。这么说吧，三部九候脉，哪部脉尖锐突出，就说明在哪里正在邪正相争，而作战之地就是有病的地方。也就是哪部脉有劲哪有病，没劲的那个脉没病。正常的脉，一定占一个词：柔和，最好是宽大柔和。虚，不怕，虚，就好好养着，不是病。

还记得我在《阴阳别论》篇讲的吧，人的这个脉，是持续不断的，是一呼一吸慢慢积累来的，中间运行的过程中，有一点差池，有一点混乱，后面就是恶性循环，就是病态，左右两手，脉有定位，于是，就可以判断病态在哪里。不会把脉的人，一见脉柔柔弱弱的，便疑惑其人将死，一见脉腾腾有劲，便认为此人无病。此言差矣！上了激素的脉一定是特别有力，因为调了元气了，要死的人，脉象也会腾腾的，但一按里面就是空的，此乃虚阳外越，而平人脉象恰恰柔柔弱弱，轻轻一搭上去似有似无，才是胃气充满，哪有阳气全散掉的，所以浮取一定不太明显才是。

其实呢，脉把多了，用心，自然不难，难的是如何和方子对上。

要学把脉呢，可以开大班，讲脉象、脉理，但最重要的是开跟诊课。一是要熟读经典，二是要跟临床课。因为光会把脉没有用，还得知道什么脉、开什么方子和为什么开这个方子。临床课，人还不能多，顶多三五个人，一是病人可能忌讳人多，人多了，不敢直抒胸臆，有些稀奇古怪的事儿也不愿意说。二是人人都要上手把脉，病人身子弱，也接受不了那么多人按来按去的。这三五个人若是能跟上三五载，方子精熟、脉法精熟，将来肯定了不得，不仅可以生活优哉游哉，半日习医、半日读书；而且因为能救人于水火，心中可得大喜乐。可以说，这是最后的、很高级的一门课。

我知道，很多人想约我看病，为什么约不到呢？在此我跟大家解释一下，因为我那不叫看病，而是属于临床课，每次看病，屋里都坐满了学生。看病呢，时间可长可短，但临床课的时间短不了，有时一上午可能就只能看一个病人。因为每一个问题都要说清楚，望闻问切一步都不能少，每一部脉象也要清清楚楚，而且都要用《内经》解释医理，用《伤寒论》解释方子。医生若急于挣钱的话，就没人愿意开这个课。不信你们就去问问，看有几个医生愿意这么做。除非像心理医生那样按小时收费。我呢，只想带出几个好学生，所以才这么费心费力。这么看病的话，一天也看不了几个，所以，约诊是基本约不上的。而且除了要帮助病人解决病痛，还要谈病人的心结，这在医学院里是绝对学不到的。开心结、改心念，才是真正的生路，比开个方子重要多了。跟诊，要学这个。一句话：临床课，最累，但最长本事。因为一周只讲一天，当年，有人每周坐飞机来听呢。

若论我自己的学医路径，也算奇葩了。原来根本没有走上医途的打算，也算"无心插柳柳成荫"了。其实至今我也认为自己是个"玩家"，虽然终日切之磋之、琢之磨之，但无心混迹于医界，只是个独行侠，所以说其实我跟大家起点一样。只是因为身在医学院，便研读《内经》，学着学着，发现学医的孩子在学校学习有重大缺失，比如无人教脉法、针法，用药法也无出人之处，便发誓振兴中医，从1999年开始办师带徒小学堂，老天也是助我之发心，把几位民间好老师送到我身边，这些老师个个怀才不遇、桀骜不驯，全凭我以宽和聪慧维系之，只求他们能带出好学生。

因为从没有做医生的想法，虽然当年对中医的脉法有强烈的好奇心，但那时并没有认真研习《濒湖脉学》等书。某日，有两个不认识的女学生来咨询上课之事，我却突然心血来潮，说：我给你们俩把把脉吧。把第一个女学生时，指下脉流忧伤，我说：哦，你失恋了，但还有些事情不便明说。那女孩大吃一惊：这也能把出来？！而另一个女孩的脉象雀雀然如春林中之小鹿，我说：你现在正在暗恋某人啊！那女孩脸一红便抽走了自己的手。当下自己心中也纳闷，莫非古代也有情志脉？后来翻《濒湖脉学》等书，虽没有这等说法，但我已了悟"象"在脉学中的意义，无论如何，象比理更有趣，也更有意义，"医者意也"，我猜想自己远古也许做过女巫，才能不学而能，但若没有今世《内经》的引领，那远古的记忆也不会复苏吧。也由此深知，天意不可违，只能精进，以报天恩。

当然，后来还有许多把脉的奇葩事，说出来也没人信，索性学扁鹊，正儿八经地按《濒湖脉学》来讲就是了。真把《濒湖脉学》学好了，也超出常人无数。

再有，老天爱我，让我在最青春、思维最犀利时读文学、读美学、读哲学，让我的基础教育是那么的丰富而且绚丽，一旦接触医学经典，我的感性与理性就在如此丰沃的土地上绽放了。能从《内经》《伤寒论》《难经》《濒湖脉学》这些经典入手，是学习传统医学最经济、最简明、最高级的学习路径，去掉了《中医基础理论》《中药学》等教材的杂芜、混乱之性，可以直接感受经典的慈悲和光华，这是一件多么值得庆幸的事！其实，这也是大家跟我学习的一件值得庆幸的事，可以少走那么多弯路！

也就是说，与其看后人编的书，不如看圣人写的书，以经典为师，还可以不介入后人的门派之争，什么攻下派、滋阴派、扶阳派啊，统统和你没大关系，你只需"正行勿问"就是了。这也是我从不拜师的原因，因为，我只以经典为师，并坚持"以经解经"——用《内经》解释《伤寒论》，用《伤寒论》解释《内经》。现在的人啊，明知有上上法，偏要去学下下法，就是无明。现在，大概只有寺庙还守着从经典入手的上上法吧。

人生，少走弯路这事，太重要了。如果一开始就找对了人，何必二婚、三婚，把自己折磨得七荤八素。人生那么短，禁不起折腾，把学业啊，婚姻啊，养育孩子啊这些庸常事，该了的赶紧了了，然后好好地在正心、正念里愉悦自己，提升自己，超越自己，就是给自己开生路、去死路，无怨无悔。

好，这一章就此结束了，这一章讲了天道，讲了藏象，讲了脉法，其根底还是天下一气耳，天人合一。学医，重在感知，先感知天之气，再感知脏腑之气，再感知脉气，由此，便开一新境界，人生由此而细腻、有趣矣！

五藏生成

第十

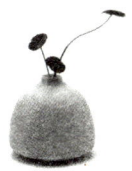

题解

咱们进入第十篇，叫《五藏生成》。先解释一下题目。"五藏"无须多解释，要解释一下"生成"。万物都有生有成，光有生你的人，没有成就你的人，人生也是苦。除了父母生你养你，还有哪些人是成你的人呢？嗯，老师算一个，还有贵人，也就是在关键的时候提携、帮助你的人。其实，还有一种，就是夫妻。丈夫称官人，就是来管你的人；妻子称娘子，也是来管你的人，所以夫妻互为生克、相互成就。你若好命娶好妻，一辈子管着你，一生便无风险。其实，任何关系都关于生克，好的关系，就是让双方共同成长；不好的，就是相互损耗。

关于生与成，大家还要记得我原先讲过的生数与成数的问题，即，1、2、3、4、5这五个数字叫"生数"，6、7、8、9、10这五个数叫"成数"，生数加"五"，就是成数。比如一加五是六，也就是"河图"之"天一生水，地六成之"，一为水的生数，六为水的成数；"地二生火，天七成之"，就是二为火的生数，七为火的成数；"天三生木，地八成之"，三为木的生数，八为木的成数；"地四生金，天九成之"，四为金的生数，九为金的成数；"天五生土，地十成之"，五为土的生数，十为土的成数。五为土，木火土金水五行，只有加"土"才能成就。所以，下面这句话很重要:"万物有生数,当生之时方能生;万物有成数,能成之时方能成。"所以,万物生存皆有其数也。

所以说,事物光生出来没有用,关键看它能不能和土发生关联,有了土,才能成就,才能生长。所以我们人生要想成就,也得找到自己的那个"五"或土,要想成就自己,就得有土德,就是德行要厚,要纯朴。现在有的人做事没有底线了,就是没有土德了,缺少了信义和良知,就无法向前走了。

大家一定要记住这句话:"当生之时方能生。"所以我们要感恩,父母有千万个不对,毕竟他们给了你生命,母亲怀胎十月,所以对父母永远要孝敬,不是因为别的,不是用道德规范绑架你,而是因为要感恩这个"生"。"能成之时方能成",所以我们还要等时机,不是盲目地等,而是做好一切准备地等。等没等到,都要记得"万物生存皆有其数也"。

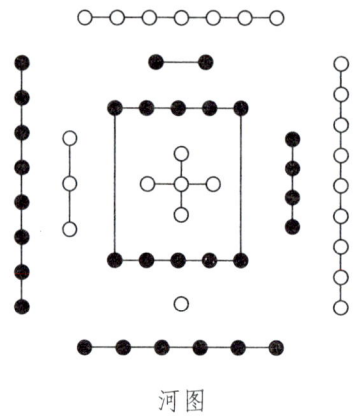

河图

"是故天生神物,圣人则之。河出图,洛出书,圣人则之。"即,圣人以大道至简的方式,为我们诠释世界的生成与发展。

这一篇既然讲五脏,就会谈到望诊,因为中医有藏象之说,五脏之病变首先会表现在脸上。所以这也是有关望诊很重要的一篇。

一

五藏・五体・五味

1. 五藏与五体

下面我们讲第一段。这一段讲五脏与脉、皮毛、筋、肉、骨的关联。

心之合脉也，其荣色也，其主肾也。肺之合皮也，其荣毛也，其主心也。肝之合筋也，其荣爪也，其主肺也。脾之合肉也，其荣唇也，其主肝也。肾之合骨也，其荣发也，其主脾也。

"心之合脉也，其荣色也，其主肾也"。"心之合脉"，即指心主血脉。"其荣色也"，荣是表现，色是脸色，心脏好不好，首先从脸色上就能够看出来。怎么看？后面他会告诉你，比如说第三段有一句话"赤如衃（pēi）血者死"，衃血，指凝聚成紫黑色的瘀血，就是死血。什么样的红才好？他说"赤如鸡冠者生"。鸡冠红，鲜红、明润，才代表生机。再比如黄色，"黄如枳实者死"，指暗黄、黑黄；"黄如蟹腹者生"，蟹黄那种鲜活、油亮的黄色，就是好的黄色。总而言之，好与坏就是一个明和一个暗的不同，一个有神、一个无神的区别。

"其主肾也"。这句话是说：心之主为肾。即，其克为主，水克火。肾是水，心是火。水克火，所以其克为主。在身体上呢，肾是真阳、心是真阴，二者交媾，有真阳管着真阴，虚火就不会外延，人就精足神旺。

"肺之合皮也，其荣毛也，其主心也"。肺之合皮，即肺主皮毛，皮主收敛，毛主宣散，在中国文化里一定讲究收敛大于宣散，所以其表现是身体之毫毛。"其主心也"，即肺之主为心，火熔金，其克为主。

我们先前讲过"冬不按蹻"，就是冬天不要使劲宣散皮肤，不可以老拔罐、按摩、洗澡。过于宣散，则大伤心血，因为血汗同源。

"肝之合筋也，其荣爪也，其主肺也"。肝主筋，其表现就是手爪指甲。毫毛枯萎就是肺营养不够，指甲缺损就是肝营养不良。其主肺也。即金克木。没有肺金的肃降之力，肝的生发就会失去控制。

"脾之合肉也，其荣唇也，其主肝也"。脾主肌肉，"其荣唇也"就是脾的表现看口唇。嘴唇、牙龈、耳垂、咽喉部的小舌头等，都是脾的表现。所以睡觉打呼的人，也是脾虚。其主肝也，就是木克土，厥阴肝克制不住脾土的话，水湿就泛滥。

"肾之合骨也，其荣发也"。肾主骨，其表现就是头发。恐惧深忧则伤肾，肾伤则导致头发脱落。肾气衰败，头发就不油亮，枯萎，干枯分叉。再者，人小时候头发粗硬，到老时，头发会变细变软，也是肾气衰败的象。头发长得快与不快，是由肝所主。头发黑不黑，质量好不好，由肾所主。

"其主脾也"。就是土克水。所以实际上脾才是肾的主人，所以说句实在话，强肾不如强脾，大家把这句话领悟了以后，就会明白中焦的意义。只要把脾弄好，心脏就好，肾也好。同时土生金，肺也好。

2. 五味之所伤、所合

接着讲下一段。这一段讲五味之所伤和五味之所合。

是故多食咸，则脉凝泣而变色；多食苦，则皮槁而毛拔；多食辛，则筋急而爪枯；多食酸，则肉胝（zhī，茧子）而唇揭；多食甘，则骨痛而发落。此五味之所伤也。

故心欲苦，肺欲辛，肝欲酸，脾欲甘，肾欲咸，此五味之所合也。

这篇文章遣词造句都很工整，可见整理这篇文字的人文采很高。

要想把这一段弄懂，看五行图就成。上面是心，下面是肾，左边是肝，右边是肺，脾在中央。分别对应的五味是什么？心对应苦，肝对应酸，肺对应辛，肾对应咸，脾对应甘。这，就是五味之所合。然后，就好讲了。

这张图就叫"此五味之所合也"。就是肝喜酸，心喜苦，脾喜甘，肺喜辛，肾喜咸。现实生活中，夏天好多人就主张吃苦瓜以泻心火，说心喜苦。苦瓜又称之为凉瓜，如若吃多了，其实对心也是一个损伤，因为"多食苦，则皮槁而毛拔"。就是苦为降气。过降，就升发不到皮毛，皮毛无气血则枯槁。

咱们一句一句讲啊。

"是故多食咸，则脉凝泣而变色"。泣，此处通"涩"。这句是应对上一节第一句"心之合脉也，其荣色也，其主肾也"而言。即：多食咸味，会使"心主血脉"发生病变，血脉凝聚堵塞，继而颜面色泽发生变化，如果心脏本病，就是面色㿠白；如果肾水上犯，脸面就变黧黑、变晦暗，甚至有水斑。

咸为肾味，水克火，故"咸多伤心"。中医认为：心主血脉。咸东西吃多了就会抑制血的生发和输布，使血脉凝聚而变黑，即血的黏稠度会增加，这就容易导致心脏病。而上一节说了，"心之合脉也，其荣色也，其主肾也"，即心的问题首先表现在脸上。

人在什么情况下会嗜咸？

我说过，盐，是矿物质，凡矿物质，都有调元气的作用。脾运化力不够的时候，会调元气来帮助运化；肾气虚时，也要调元气。靠什么调元气呢，就是靠咸味。所以人脾虚肾虚时容易嗜咸。元气，是我们出生之前自带的一罐煤气，把这罐气用光了，我们也就死了，这气你可以省着用，但不能不用。那我们每天活蹦乱跳的，靠什么调元气来支撑我们的活蹦乱跳呢？

就靠我们一日三餐中的那点盐,那点咸直接入肾,而元气就藏于肾。所以,我们吃咸了,就调元气调得多;吃淡了,就调元气调得少,但可能会没劲儿。中国人为什么老强调要静坐、要静休,就是为了少调元气。

现在的年轻人,每天晚上排大队吃味道重的麻辣烫,为什么呢?他们白天思伤脾,脾滞住了,就稀罕味道浓、通窜的食物;晚上又不睡,耗心血、耗肾精,白天自然没精神、没力气,只得靠味道重的食物来调元气。所以,一定要清楚,是因为心脾肾虚了,人才喜咸,而不是喜咸造成心脾肾的虚弱。

关于过食咸味令人渴的问题,《内经》的解释是:咸入胃,其气上走中焦,流注于血脉,则血液黏稠。血凝,就需要胃中的汁液去化它,如此,胃中津液就不足,津液不足,就咽喉焦灼,就舌干口燥,善渴。血脉是中焦化生的精微输布周身的通道,咸味液上行于中焦,所以咸味入胃后,就走人血分。

"多食苦,则皮槁而毛拔"这句,对应的是"肺之合皮也,其荣毛也,其主心也"这句。心喜苦,然而"苦多伤肺"。因为苦主降,多食苦味的东西会降气,导致气血不能上行以滋润皮肤,就是血气不能宣散到肌肤腠理这个层面,导致皮肤枯槁、汗毛脱落。

从这点上看,《黄帝内经》讲因果不虚,都不必到久远的未来去找因果,一切显在当下。皮肤不滋润,先推到肺气,然后知火熔金,肺气受伤的根儿又在心火,如此就是因果。

"多食辛,则筋急而爪枯",对应的是"肝之合筋也,其荣爪也,其主肺也"这句。肺喜辛味,但"辛多伤肝"。过食辛味的东西就会损伤筋脉的张弛性,使手的筋脉失去弹性,手爪指甲干枯。

关于"爪",不能只盯着手,而忽略了脚。手是给人看的,脚是藏着不给人看的。手脚都灵活，才是肝的功能好。所以，转手腕、转脚踝，对心脏的好处，比你出去跑三圈都管用。

"多食酸，则肉胝而唇揭"，对应的是"脾之合肉也，其荣唇也，其主肝也"这句。肝喜酸，但"酸多伤脾"。酸具有收敛的特性，如果我们食用过多酸味食物，就会使肝气生发不起来而抑制中央脾土，影响到脾主肌肉的功能。外在的表现就是肌肉角质会变厚变硬，尤其在秋季，多表现为嘴唇的不滋润、外翻和肿胀。

"多食甘，则骨痛而发落"，对应的是"肾之合骨也，其荣发也，其主脾也"这句。脾喜甘，而"甘多伤肾"。甘味的食物吃得过多，就会抑制骨头的凝敛功能，出现骨头疼痛的症状。而肾也主毛发，所以肾气虚弱的话，毛发就容易脱落。牙齿又是肾的花朵，是肾的外现，所以特别爱吃糖的小孩儿会伤到牙齿，易得龋齿等牙病。

以上就是"此五味之所伤也"。即对五味的追求不要太过，五味过重就会伤身。

所以，第一段与第二段有着强烈的相关性，只是第二段通过"五味"进一步诠释了第一段的内容。

但是大家一定要清楚，所谓"五味之所伤"的原因在于"太过"。中国文化特别讲究不可"太过"，生命受伤都源于"太过"或"不足"。《内经》作者怕你不懂这个道理，又在底下加了这句："故心欲苦，肺欲辛，肝欲酸，脾欲甘，肾欲咸，此五味之所合也。"

3. 五味之所合、所禁

"故心欲苦，肺欲辛，肝欲酸，脾欲甘，肾欲咸，此五味之所合也。"即，心就是喜欢苦降的东西，因为心主散，心就像一个热情澎湃的小伙子，成天到晚，无时不散，所以苦味对它来讲就是收敛和沉降，是对心的保护。

同理，肝欲酸，肝是"木曰曲直"，酸就是收，就是曲，就是对木性调达的收敛和保护。酸主收，苦主降，学中医思维的关键就在于此，别总盯着那个"苦"，而是要看"气"，凡是气往下降的东西都属于"苦"，凡是往里收的都属于"酸"。凡是走四方，主濡润的，都属于"辛"，肺的特性是"肃降"，肺金就代表"杀气"，用辛润之气，就可以保护肺气。甘味的东西有柔和、缓和之性，所以对脾土的板结有益。而咸味有软坚、散结之特性，所谓软坚，就是可以软化坚硬的东西，肾主寒凝和沉降，咸味之性可以把这个凝聚打开，所以咸性对肾有保护的意味。

"故心欲苦，肺欲辛，肝欲酸，脾欲甘，肾欲咸，此五味之所合也。"这句话里的"欲"有渴求之意，即心喜苦、肺喜辛、肝喜酸、脾喜甘、肾喜咸，各求其味以利其本性。《阴阳应象大论》中说"气味辛甘发散为阳，酸苦涌泄为阴"，就是说药性中气味辛甘的，主发散，为阳；气味酸苦的，主涌泄，为阴。

药性也有五味六气，比食物之性更加明确。比如说附子是咸的，它就入肾，可以补坎阳，也可以软坚散结，不必非得活血化瘀。

甘草味甘，其味甘，甘宜于脾胃。然脾胃过受其甘，则宽缓之性生，水谷入之，就容易不利于传导，而或至于停积瘀滞，所以甘草也要量力而用。

再比如白芍味酸，人得病，要么是由于色欲，要么是由于气郁，纵色欲者，肝经之血必亏，血亏则木无血养，而滋肝平木之药，必用芍药之酸收，用芍药以益肝中之血，则肝足以自养其木。气郁的人，一定肝木克脾土，这时全赖芍药平肝，肝平则不克脾胃，而脏腑各安，大小便自利，郁气自除。所以，当归四逆汤之用白芍，既可以补肝血，又可以平肝郁，其用大矣。

再比如黄连味苦，可以降心之浮火。人日夜之间，必心肾两交，而后水火始得既济，火水两分，而心肾不交矣。心不交于肾，则日不能寐；肾不交于心，则夜不能寐矣。交泰丸以黄连入心，肉桂入肾，用黄连泻心火，用肉桂焖住肾火，二者虽寒热相反，但可以并用而成功。黄连与肉桂同用，则心肾交于顷刻，夜梦得安。

五味与我们人体的五脏有密切的对应关系，有所喜，就会有所"禁"，所以一旦我们患上了某种疾病，就要学会禁食某些味道的食物，这就称为"五味所禁"，也就是我们俗话所说的"忌口"。

《灵枢·五味论》中提到："肝病禁辛，心病禁咸，脾病禁酸，肾病禁甘，肺病禁苦。"这个其实是第二段的总结。

假如你患上了肺病，肺主一身之气，而苦味主降，食用了苦味的食物，就会使本来就不足的肺气宣散不出来，导致病情加重，对身体造成更大的损伤。同理，有肝病的话，就要禁食辛味；有心病的话，就要少吃咸味的食物；有脾病就不要吃酸的食物；有肾病就不要吃甜的食物。这就是中国古代流传下来的如何在饮食上应对病症的方法。

我在网上讲《内经》《伤寒论》后，发现有人又进入一个误区，什么都开始认死理了。比如这里说到"五味"的问题，有人又把它和药性纠缠在一起。比如"肝病禁辛"，有人就认为治疗肝病不可有干姜、细辛这类辛味的药。我再重申一遍：中药讲究配伍，配伍过后，会产生新的性与味，所以不见得肝病药里就不能有辛味的干姜、细辛等，也许这种生克恰恰可以治病，所以，在对治厥阴肝经的方子里就有当归四逆汤，这个汤里就有细辛和生姜等辛味药。学医，最怕认死理，一僵化，话就说不下去了。

此外，中药还有"十八反"，即若两种药物同用，发生剧烈的毒性反应或副作用，称相反。文献记载有十八种药物相反，故称十八反。据文献记载：甘草反大戟、芫花、甘遂、海藻；乌头（包括川乌、草乌、附子）反贝母（川贝母、浙贝母）、瓜蒌（全瓜蒌、瓜蒌皮、瓜蒌仁、天花粉）、半夏、白蔹、白及；藜芦反人参、丹参、沙参（南沙参、北沙参）、苦参、玄参、细辛、芍药（白芍、赤芍）。反玄参系《本草纲目》增入，所以实有十九味药。

此外，古代也有不少反药同用的文献记载，认为反药同用可起到相反相成、反抗夺积的效能。如《医学正传》谓："外有大毒之疾，必有大毒之药以攻之，又不可以常理论也。如古方感应丸，用巴豆、牵牛同剂，以为攻坚积药；四物汤加人参、五灵脂辈，以治血块；丹溪有二十四味莲心散，以甘草、芫花同剂，而妙处在此。是盖贤者真知灼见，方可用之，昧者不可妄试以杀人也。"如《金匮要略》甘遂半夏汤中甘遂、甘草同用治留饮；赤丸以乌头、半夏合用治寒气厥逆；《千金翼方》中大排风散、大宽香丸都用乌头配半夏、瓜蒌、贝母、白及、白蔹；《儒门事亲》通气丸中海藻、甘草同用；《景岳全书》的通气散则以藜芦配玄参治时毒肿盛、咽喉不利。现代也有文献报道用甘遂、甘草配伍治肝硬化及肾炎水肿，芫花、大戟、甘遂与甘草合用治疗结核性胸膜炎，取得较好的效果，从而肯定了反药可以同用的观点。

所以关键还是看制方之人的见识与悟性，不可一概而论。

4. 疾病以减食为汤药

关于五味的问题，现在无论西方、中方，都强调饮食清淡，虽说饮食清淡可以少调元气，但南北方还是在饮食习惯上有些不同，就以喝汤为例吧，南方人吃饭是先喝汤，北方人是后喝汤，南方人饮食清淡，北方人口味重，这又是为什么呢？

南方天气热，南方人就得调元气去抗热，再吃咸，就更伤元气了，而且热也耗散体液，所以南方人一定要先喝汤，先喝汤可以补充体液，可使脾胃处在一种融合的状态，更有益于消化吸收食物。北方人喝汤就不太讲究了，基本北方人喝汤是为了"溜缝"，吃完了饭喝一大碗汤会觉得特别的满足，这跟北方人喜欢求大、求全的性格有关，但从饮食角度来说，不够科学。

北方太冷了，必须要口味重些，多调元气抗冷。有人会问：那东北人岂不短寿？不会，反而最高寿的人群生活在高加索地区。因为世代在东北生活的人，基因里已经对应付寒冷有存储记忆，先天"那罐气"会足一些，就是先天要身体壮些，不壮，在这地方活不下来。就好比树木，南方新到东北的树，不明就里，不知涵养自己，很快就死掉了，而原始森林里的松树，就茂盛，且经久不衰。

给大家推荐一个能振奋心气的汤吧：酸辣汤。我上课累后，最喜欢喝一碗酸辣汤。为什么？地道的酸辣汤里一定要有一种食材，黄花菜。黄花菜的学名叫萱草，我们都知道"萱草忘忧"，所以萱草又称之为忘忧草，所以这个黄花菜有解忧之妙。

李时珍《本草纲目》中认为萱草：①通身水肿。用萱草根、叶晒干研细,每服二钱,饭前服,米汤送下。②小便不通。用萱草根煎水随时取饮。③大便后带血。用萱草根,加生姜(油炒)适量,酒冲服。

百丈禅师有种说法:疾病以减食为汤药。就是人得病后,先要适当减食,因为化食物也要调动元气,所以减食可以少调元气。今人动辄以此句为辟谷之宗旨,其实,此言是"减食",而非"断食"。更何况,很多疾病不是从食物而得,而是从欲念而得,从不得所欲而得,从不快乐而得。生命,无论肉体还是精神,都需要资粮和营养,用消伐正气的方法,并给自己的衰疲找冠冕堂皇的理由很容易,身体一旦受创,修复却很难。

一年四季,冬天动物都要储备脂肪以御寒,所以冬天不能减肥;冬春之际和秋冬之际又是节气大转换的时节,瘟疫易于流行,这时没有好的体力也不行;而夏天,热烈的天气又是销铄我们气血的时候,而且这个时节我们的脾胃又是最虚弱的,所以,老天给了我们一个天然的减肥时节,就是盛夏。平时最最重要的减肥方法就是快乐生活和应激锻炼了。

在断食问题上,人们一定要小心,尤其以下人群,坚决不能断食。

①体重低于标准指数25%者。男性体重在40千克以下、女性体重在35千克以下者。身体虚弱、脸色苍白者。

②患有严重水肿者,包括肝腹水、心脏病腹水、肺积水等。

③厌食症患者,溃疡性结肠炎及胃出血的患者。

④孕妇,分娩一个月内的产妇及授乳中的母亲。

⑤患有严重高血压、肾功能不全、肝炎、精神病、心脏病、肺结核、依赖性糖尿病、胆囊疾患的病人。

⑥癌症晚期、身体虚弱或长期依赖药物的人。

⑦正在服用治疗心肌梗死及心律不齐药物者。

⑧中风、意识不清、精神分裂、痴呆、癫痫症等的患者及生活无法自理者。

⑨长期服用类固醇、激素制剂或特定疾病药物,不适宜突然中断药物治疗者。

⑩ 70 岁以上、健康状态不佳的老年人。

梁漱溟先生说:"吃饭好好吃,睡觉好好睡,走路好好走,说话好好说,如此之谓敬。敬则不偷不肆,敬则心在腔子里,敬则不逐物亦不遗物。由敬而慎,以入于独,而后心才发光明。"可惜,如此实实在在的话,已无人听;如此实实在在的道,也少人行。

5. 葱姜蒜之妙用

日常生活中常用的葱姜蒜各入什么味呢?

先说葱。葱有几个别名,如菜伯、和事草和肺之菜。这些名字的由来是什么呢?

在传统文化中,如果家里有四个兄弟,人们会依次称为"伯仲叔季",老大称为伯,老二称为仲,依次往下类推。孔子叫仲尼,说明孔子排行老二。中医给葱取的名叫"菜伯",就是认为葱是菜里的大哥。

葱的另一个名称是"和事草"。葱的特性是生用主辛散,是开散的;熟用主甘温,偏甜、偏温性。这是葱的两种不同特性。我们吃北京烤鸭的时候会将葱丝卷入饼中一起吃,道理就在于鸭子本身是寒性的,与生葱一起吃就符合饮食特性了。

葱还有一个特性是外实里空,叶空茎直,气胜于味,主升散,通肺窍,因此,中医里把葱又叫作"肺之菜",入足阳明胃经及手太阴肺脉。葱可以发汗解肌,通上下之阳气、通窍;此外,它还能通二便。葱既能补肺,还能滋润大肠，对人体的上下都有好处。

白通汤重用葱。有人会问：干姜既能通脉，白通汤里干姜已经那么多了，干吗还要用大葱呢？一是二者所作用的部位有别，干姜重在破脾胃寒，葱白重在破肺寒。二是干姜通脉有余，通气不足；葱白散气有余，通脉不足，所以合而用之，气通又不伤脉，脉通又不伤气，可以两两相济。

如果女性怀了孕，突然感冒了，怕吃药对胎儿产生副作用，该怎么办呢？可以用葱白和生姜煎汤煮，喝掉后人会微微发汗，感冒就好了。怀孕阶段的妇女身体处于高峰期，浑身的气血都会激发起来，以此来养胎儿。用食疗的方法解决感冒，对人体没有任何伤害。像妊娠伤寒、着凉感冒一类的疾病，可以一边喝煮好的葱白生姜汤，一边用热水泡脚，让身体微微出汗，这样既可治病，又不会对身体和胎儿造成伤害。

葱还有个好处，它可以通气解毒。古人认为葱可以解鱼肉之毒，所以在做鱼做肉时多放一些葱是非常好的。在菜中放葱对人体也有好处，会利耳明目。

但古人认为大葱不可与蜜、枣同食，大概是因为甜味能滞住大葱的通窜力吧。再者，葱有益而亦有损。益者，通气而散邪。损者，易昏目而神夺，凡事，都不可过。

再说姜。

姜的特性是辛温、散寒、发表的。它分生姜和干姜两种。

先说生姜。生姜，味辛、辣，大热。通畅神明，辟疫（所以防瘟疫的良法就是晨起口含生姜一片），且助生发之气，能祛风邪。

生姜主表，体表被憋住时，可用含生姜的方子来疏通气机。如果手足厥逆，腹痛绕腹而不可止，不妨多用生姜，捣碎炒热，热敷于心腹之外，以祛内寒。

生姜还有个绝顶的妙用，就是可以止呕，所以又称其为"呕家圣药"。生姜可以把痰邪、湿邪都散掉。姜皮还可以消水气，消水肿，利湿的效果特别强。

古代认为，生姜可以通神明，用于暴卒、中风以及痰性中风、窍被憋导致的突然晕倒昏迷等病症。中医里有一个方子，用姜汁和童便来降火，救治突然晕倒的人，就是因为姜可以开痰，姜汁能够把痰宣开，窍也就不再被憋了。童便因为是从人体出来的，用它时就会走熟路，向下走，对人体的损伤也小，可以降火，把上面壅滞的火邪给拽下来。

生姜还有个作用，可以解野禽的毒。古人认为野禽非常喜欢吃一种中药——半夏，由于半夏具有一定的毒性，所以野禽身体内也会带有某种毒性。而生姜是最好的解药，能够解野禽身体内的毒。因此，炖制野禽的时候一定要加生姜。

如果外出突然冻着了，刚有感冒的症状，最好用生姜、大枣、葱白一起煮成姜汁汤，上边喝姜汤，下边泡脚，上床后就会发汗，到第二天就基本好了。如果是内伤而致的感冒，这么吃也有一定的好处，因为枣和姜能起到固摄脾胃的作用，葱白可散去肺寒。

生活中有的人有一个不良习惯：他们不知道从哪学的，喜欢往黄酒里放些姜丝，或者在其他酒里放些姜丝。中医认为，久食生姜同时再喝酒，人体内会形成积热，容易使眼睛出问题，此外还会使痔疮加重。所以还是尽量不要这么做了，什么事情都是怕过度，一过度就会出问题。

民间有两种说法，"冬吃萝卜夏吃姜，不用医生开药方"，"上床萝卜下床姜，不用医生开药方"，意思是一年四季、每天都要用姜，道理何在呢？

夏天，人的阳气像大树一样，会浮在外面，而此时人体的五脏六腑很虚弱，内脏恰恰是最寒湿的，所以夏天一定要吃温热的东西。因此，汤里加上姜这种辛温的东西，会对人体起到保护的作用。

人在冬天也有自保功能，身体把阳气全部收回来，用以保护内脏，这时候容易造成五脏六腑郁热，吃些清凉顺气的萝卜就可理顺气机。

上床萝卜下床姜的道理又是什么呢？人每天晚上上床睡觉时不能带有思想负担，也别让脾胃带着很大的负担去睡觉，所以上床前吃点清凉顺气的东西，让身体保持清爽，有利于睡眠。所以不妨把晚上吃水果的习惯改成吃几片萝卜，会对身体很有好处。起床时之所以要吃姜是利用姜的生发之机，起床就是要生发起来，用姜可再助一把力。

还有人说，那中药里有姜，晚上服用，会不会对身体有影响啊？当然不会，一方面，药性在煎煮中已然发生了变化；另一方面，病人不属于正常人，吃药和平时吃姜是两回事。

干姜是母姜，是经过炮制的。所以干姜入里，走而不守，能通脉散邪于外。另外还有炮姜，炮姜止而不动，能固正于内。所以，同是姜，也要看医生对其药性的把握。

四逆辈，多用桂附回阳，多用干姜、甘草调中，用上下之气机治病，药品虽少，但三气同调，可以说是治病之上上法。这就给了我们一个重要的思路，学会利用药之性味与人身气机之关系，才是中医理论最重要的东西。

再说说蒜。

一般来说，大蒜是不入药的。从药性上讲，大蒜属辛温类，开胃健脾，但是由于其味道过浓，一般不把它放在药里。现在的人已经逐渐认识到，大蒜具有很高的营养价值，经常吃生蒜，对预防很多疾病都有好处。

大蒜，味辛，气大温。入五脏。解毒去秽，除疟辟瘟，消肉消食，止吐止泻。此物亦可救急，但不宜多食，过伤损胃脾之气。尤其损眼睛，因为蒜是走清窍的，走眼睛，过食蒜容易造成眼睛的损伤，所以古人云：蒜有百益，其损在目。然而损不止在目也。耗肺气，伤心气，动胃气，消脾气，伐肾气，触肝气，发胆气，因此，食蒜不可太过。

另外，吃蒜和葱还可以化肉食，我们做肉菜的时候放葱蒜的道理就在于此。

有的人经常流鼻血不止，民间有个方子，就是把大蒜捣成汁，贴在脚心的涌泉穴上。这样可以引壅在上面的火下行，达到止鼻血的目的。

此外，如果腿上出现水肿，民间也有个方子，把蒜捣成汁敷在肚脐上，这种方法可以通下焦、利水，同时可以通便。

大蒜还可以用来做隔蒜灸。最好用很辣的独头蒜，把它切成厚片放在肚脐上，然后灸，这对治痈疽、痈疮非常有好处。

6. 其他食物的药用

辣椒不入药。生活中，有的人特爱吃辛辣的、味道特别浓的或具有某种极端性味道的食物，比如臭豆腐，这其实说明这些人正处于一个郁滞、窍不通的状态，需要吃这些东西帮助宣窍。中医认为奇臭或奇香的东西能通窍，比如在窍被憋住的情况下，可用苏合香丸来开窍。

韭菜，味辛微散，气温性急。可以温中下气，归心益阳，暖膝胫，和脏腑，除胸腹癖瘤冷，止白浊遗精，活血解毒。少用则有益于肾，多食能令人神昏，则有损于心。

乌梅味酸，气平，可升可降。可以收敛肝气，固涩大肠，止血痢，安虫痛。现在人们喜欢夏日将乌梅作汤以止渴，需要注意的是：腹中无暑邪者，可以敛肺而止渴。倘有暑邪未散，而结闭于肠胃之中，及至秋冬，就有可能变为痢疾。

莲子，味甘涩，气平、寒，无毒。入心、脾、肝、肾四脏，养神定志，能交君相二火，善止泄精，清心气，去腰疼，禁痢疾。莲子最好不去莲心，莲子心单用入之于参、苓、术之中，治梦遗尤神，取其能交心肾也。故用莲子断不可去心，一去心，则神不能养，而志不能定，精泄不能止，而腰痛不能除矣。

藕，甘寒。主治瘀血，止吐止鼻血，破产后血积烦闷，解酒湿热。

甘蔗，味甘，气平，无毒。入脾、肺、大小肠。绞汁入药，养脾和中，解酒毒，止渴，利大小肠，益气，驱天行热（瘟疫），定狂。甘蔗，世人皆以为性热，不敢多食。不知甘蔗甘平而兼微寒，能泻火热，润燥之妙品也。另，赤砂糖补血、行血。红糖热性，白糖凉性。

小建中汤会用到饴糖，饴糖，味甘，气大温，无毒。味厚，守而不生，补中宫。

酒，味苦、甘、辛，气大热，有毒。无经不达，为引经药，势尤捷速，可通行一身之表，高中下皆可至也。其中，白酒，升而不守，入气分；醪糟：能升能守，入血分，但易生痰湿。当归四逆加吴茱萸生姜汤和炙甘草汤会用到清酒，瓜蒌薤白白酒汤会用到白酒，都有引经的作用。

中国的酒主要是由谷物酿造的，属于水谷之精华，古代很少有烈性酒，一般是薄酒一杯，并且讲究冬天饮酒要烫过再喝。酒呢，少饮有节，每天稍微喝一点点，对脾胃是有好处的，因为酒可以通血脉、厚肠胃、御风寒，同时还可以消愁，因为酒有宣散的作用。但如果喝得太多，就成了借酒消愁愁更愁，那就会加重情志的问题。酒不仅可以养脾扶肝，驻颜色，荣肌肤，通血脉，还能够抵御露雾瘴气、风雪严寒。但若恣饮助火，则乱性损身，烂胃腐肠，蒸筋溃髓，伤生减寿，这就是酒之过了。

"无酒不成席"其实是说两点：一是酒能助兴，调节吃饭时的气氛；二是酒有化肉食的功效。有的人说吃山楂丸可化掉肉食，我没见哪个古代文献记载过一摆宴席就每人先发个大山楂丸的，都是吃肉喝酒。

我们会发现，吃生鱼片的时候，一定要喝清酒，以及蘸芥末，因为这两样东西都有宣散和化肉食的作用。

醋，又称"苦酒"，醋乃食物中必需，用之入药绝少。但《伤寒论》中有"苦酒汤"，专治喉痹证，"少阴病，咽中伤生疮，不能言语，声不出者，苦酒汤主之"。这时已经不是咽痛了，而是咽喉生疮，有脓血了。苦酒就是醋，可以活血行瘀，可清除疮上的分泌物。

醋，味酸、寒，气温，无毒。入胃、大肠，尤走肝脏。散水气，杀邪毒，消痈肿，敛咽疮，祛胃脘气疼，祛腹中坚积，治产后血晕及伤损金疮。

醋必米造，始得温热之气；否则，味过于酸，过于收敛，会导致筋缩涩，故入药必取米醋。凡吐血，或肢体毛孔出血，肚脐出血的，可以用醋二升煮滚，倾在盆内，双足心泡之，少顷即止血。取其过酸，有敛涩之功。

蜜，味甘，气平、微温，无毒。有甘缓之力，益气温中，润燥解毒，养脾胃，止肠癖，除口疮、治疗心腹猝痛，补五脏不足，通大便久闭。蜜有黄、白之分，据说蜂采黄花则蜜黄，采白花则蜜白。花黄者得中州之气，花白者得西方之气。

吃的东西讲不完，就先讲这些吧。

7. 中医用药奇观

食物和药物的区别，食物之本性在于平和，药物之本性在于偏性。平和的，可以天天吃，且养人；偏性的，必不能常服，而且可能害生。

药呢，最好放在方子里说，我们在《伤寒论》中已经认识了很多药，中药，就是用药的偏性来纠正人气血的偏性。

中医用药原则：以五毒攻之，五谷养之，五药疗之，五味节之。

"五毒攻之"。中药的毒性指偏性，偏性越大，药性越强，治病效果越好，但越要谨慎用之。比如附子、半夏、大黄等。药书上说附子等通十二经脉，凡通十二经脉者，必能作用于关元。通十二经脉怎么通啊？不是说我先通完肺脉，再去通别的什么脉。而是关元就像核基地，附子的作用如同引爆，它一旦引爆了，十二经脉就足了。

"五谷养之"，五谷皆是平性，平和、无偏，才养人。

"五药疗之"，指用偏性不太大的药物来调气血、通经脉。比如大枣、茯苓、当归等。

"五味节之"，指用药的五味来相互制约，比如"春多酸，夏多苦，秋多辛，冬多咸。调以滑甘"，即春天多用酸味药来收敛气机；夏天气机多宣散，用苦味药来肃降；秋气沉降，多用辛散药来疏通经脉；冬天阴寒，多用咸味药来调元气以散阴寒，并软坚散结。一年四季，都要用滑甘之品来养护，滑能通窍，甘能缓急，濡润。

说几味常用药。

凡药物，讲究形、质、气、色、味、性。

形，指药物之外形，比如白术，剖面极似脊髓，故其可以利腰脐，要注意的是，白术利腰脐之气，不是利腰脐之水，腰脐之气利，则气可以通膀胱，由此水湿之邪，俱不能留，尽从膀胱外泄，所以利气就是利湿，湿去则精壮。

药又分根、茎、叶、花、果。

其中，根主里，比如山药可以益精。山药，味甘，气温平，无毒。入手足太阴二脏，亦能入脾、胃。治诸虚百损，益气力，开心窍，益知慧，尤善止梦遗，健脾开胃，止泻生精。脾胃之气太弱，必须用山药以健之，但若脾胃之气太旺，再用山药，则容易胸腹饱闷，反而不美。

芍药味苦、酸，气平、微寒，可升可降。入手足太阴，又入厥阴、少阳之经。能泻能散，能补能收，其功全在平肝，肝平则不克脾胃，而脏腑各安。但也要防范产后病人，因其过于酸收，有引邪入内之嫌。且有赤白两相，一般而言白芍性凉、赤芍性温，要依据对病症的判断而定用赤、用白。

茎，主调达，比如肉桂是皮，有包敛、收藏之性；桂枝是梢头，可以有生发之性。

再比如，紫苏一物，有叶、梗、籽之分，紫苏，味辛，气微温，入心、肺二经。可以发表解肌，疗伤风寒，开胃下食，消胀满，除脚气口臭。而苏子降气定喘，止咳逆，消膈气，破坚症，利大小便，定霍乱呕吐。但叶与梗宜少用，而苏子可多用，为什么呢？因为叶与梗散多于收，而子则收多于散，所以一定要临症斟酌才是。

比如艾叶，味苦，气温，阴中之阳，无毒。入脾、肾、肺三经。祛寒气而逐湿痹，安疼痛而暖关元。胎漏可止，胎动可安，月经可调，子宫可孕，且灸经穴，可愈百病。

青蒿，味苦，气寒，无毒。入胃、肝、心、肾四经。专解骨蒸劳热，泻暑热之火，愈风瘙痒，止虚烦盗汗，开胃，安心痛，明目辟邪，养脾气。另外，青蒿气香，其气能辟苍蝇等，苍蝇追逐腐气，有青蒿，苍蝇就不来了。

花主散，比如今人喜欢用金银花解感冒之病毒，古人是怎么看这个药的呢？金银花，味甘，温，无毒。入心、脾、肺、肝、肾五脏，无经不入。古人认为其为解毒之神品，但不过是解痈疽之毒，据说发背痈，金银花，加入甘草五钱、当归二两，一剂煎饮，未有不立时消散者。其余身上、头上、足上各毒，减一半投之，无不神效。

半夏，生于夏至日前后。此时，一阴生，天地间不再是纯阳之气，夏天也过半，故名半夏。半夏以果为药。生半夏多外用，消肿散结；清半夏（由白矾炮制）长于燥湿化痰；姜半夏（由白矾和姜汁炮制）偏于降逆止呕；法半夏（由白矾、甘草、生石灰等炮制）善和胃燥湿。主要用于燥湿化痰，降逆止呕，消痞散结。半夏，味辛、微苦，气平，生寒，熟温，沉而降，属于阴中之阳。入胆、脾、胃三经。统治痰涎甚验。无论火痰、寒痰、湿痰、老痰与痰饮、痰核、痰涎、痰结、痰迷，俱可用。但不可治阴火之痰和孕妇。用于痰多咳喘，痰饮眩悸，风痰眩晕，痰厥头痛，呕吐反胃，胸脘痞闷，梅核气；生用外治痈肿痰核。

人身原本无痰，饮食入胃，化成精而不化成痰。痰，要么积湿而成，要么肾阳虚，水泛而为痰。积湿为痰与水泛为痰，都留于脾，所以"脾为生痰之源，肺为贮痰之器"。半夏性燥，正治寒湿之痰。

药之质，指内涵，比如人参，形似人形，质又丰富，生于至阴，而为至阳，故独参汤一味，就可以救脱救绝。

药之气，指温凉寒热，比如甘草气平、味甘，一味即可缓急、解毒。其中，生甘草，主治心包络有热，心肾不交。甘草梢引心阳下潜于肾水，通利膀胱，泻心经阴火。炙甘草，主治心阳不足之症。炙，化甘味，而略带焦苦，焦苦消导脾胃。

再比如大枣，纯和凝重，具土德之全，直走中宫，味甘宜胃，气香宜脾。

药之色，指颜色，也与五脏之色对应。比如甘菊花色黄，可一味以降胃火。

药之味，指五味，也与五脏相应，附子色黑、味咸，可以治阴虚之喉痛。

药性有归经，当归入肝经，可以治血虚头晕。

中药就谈这么多吧，否则能写一本书呢。

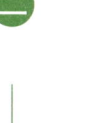

五色

咱们讲下一段。这一段可以分为三小节，一是"五色之见死也"，一是"五色之见生也"，再一节就是"五藏所生之外荣也"。

五藏之气，故色见青如草兹者死，黄如枳实者死，黑如炲（tái）者死，赤如衃血者死，白如枯骨者死，此五色之见死也。

青如翠羽者生，赤如鸡冠者生，黄如蟹腹者生，白如豕膏者生，黑如乌羽者生，此五色之见生也。

生于心，如以缟裹朱；生于肺，如以缟裹红；生于肝，如以缟裹绀（gàn）；生于脾，如以缟裹栝楼实；生于肾，如以缟裹紫。此五藏所生之外荣也。

咱们先讲"五色之见死也"。"五藏之气，故色见青如草兹者死"，草兹，有人说是草出生的样子，我认为"兹"也许通"籽"，草籽一般都青黄、青黑，最关键的是干枯无神，只要无神，就沾死相。也就是不怕脸色"青"，青，且沉暗、无神，就不好。

记得曾见一个来看月经过少的38岁女病人，其面色青中带暗黄，让我心惊。于是便问她几天前曾发生了什么事，她说几天前曾汗出不止，昏倒欲死，她描述昏死的那一瞬间的语言，让我永生难忘，她说：死亡，真是件温暖的事啊！如果她当时贪恋那种温暖，也许就回不来了……其实此人内耗甚重，月经精血之虚只是为了保命。这种人送到西医处查不出任何器质性疾病，因为精血严重不足者，都形不成疾病，只有慢慢衰竭。这种人，就是做梦也做不出故事，要想形成"故事"，形成逻辑，也要生命有力量才行。

关于做梦：有的人气血不足，做的梦都没个故事，只是乱糟糟的，像水墨画。方子以当归四逆汤为主。有的人，不做梦就觉得自己没睡觉，睡意轻浅时，一做梦就踏实了，一夜刀枪剑戟，忙得不亦乐乎，这种人，精尚可，但肺气不降。方子以白通汤为主。还有的人胃脘消化力弱，辗转反侧，难以入眠，方以理中为佳。

"黄如枳实者死"。枳实是一味中药，也是枯黄沉暗，枯萎暗沉者死。所以大家一定要记住，好脸色就一条标准，叫作"如以缟裹朱"。缟是什么？白绢。就好比素绢如纱一样蒙着脸，有光泽。里边什么颜色无所谓，只要带柔和的光就可以。

"黑如炲者死"。炲，当指煤灰，黑白混杂，无神。望诊的第一步就是望神，望色还在其次，无神且颜色暗淡，就是死相。比如肾病的"面如漆柴"。什么叫漆柴呢？在古代，有一风俗，尤其是皇帝，一登基就开始盖陵墓，有钱人也会早早地给自己备棺材，棺材要年年打磨年年涂漆，最后油亮亮的能照出人影才好。涂第一遍漆的时候，一点光泽都没有，就叫漆柴。

"赤如衃血者死"。衃血，指凝聚成紫黑色的瘀血，就是死血、乌血。

"白如枯骨者死"。我先前说的晄白也有点像枯骨。惨白，灰暗，也是死相。

"此五色之见死也"，是说见到这五种颜色，就是死相。

那见到什么颜色是生相呢？写了死法，一定要写生法。"青如翠羽者生，赤如鸡冠者生，黄如蟹腹者生，白如豕膏者生，黑如乌羽者生。""青如翠羽者生"，翠羽，就是孔雀羽毛的那种绿汪汪，说句实话，凡生者必有光、有神。"赤如鸡冠者生"，鸡冠，在阳光底下红得锃亮。"黄如蟹腹者生"，这个大家都见过，蟹黄油乎乎、黄澄澄。"白如豕膏者生"，豕膏就是猪油，白腻、油亮。这都是有营养的东西，凡是生者都是有神、有营养的。"黑如乌羽者生"，乌鸦的翅膀亮得发蓝，喜鹊的羽毛也是这样。看来写《黄帝内经》这帮人都挺高级，什么都吃过，什么都见过，好东西全见了，坏东西都见了，我们也要多见多识，读起书来就容易懂。

"此五色之见生也"。这其实就是告诉我们，不怕脸青，不怕脸黑，就怕脸无光、无神。

《内经》怕我们不懂，又接着解释。

生于心，如以缟裹朱；生于肺，如以缟裹红；生于肝，如以缟裹绀；生于脾，如以缟裹栝楼实；生于肾，如以缟裹紫。此五藏所生之外荣也。

这，就是在讲脸上的光彩。

"生于心，如以缟裹朱"。心是红色，什么是正红？朱和紫，大家一定要清楚，朱紫相亲，什么意思？在红色里，朱是正色，紫是邪色。但紫禁城之所以用"紫"，当与天象有关。《广雅·释天》曰："天宫谓之紫宫。"因此皇帝住的宫殿就被称为紫宫。还有一种说法认为紫禁城的来历与古代"皇垣"学说有关。古时，天上星垣被天文学家分为三垣、二十八星宿及其他星座。三垣指太微垣、天市垣和紫微星垣。紫微星垣是代称天子的，处于三垣的中央。紫微星即北斗星，四周由群星环绕拱卫。古时有"紫微正中"之说和"太平天子当中坐，清慎官员四海分"之说。

朱，才是心脏正色。这个朱是什么颜色？应该像朱砂吧。缟，就是素练、素绢、白纱。以缟裹红、以缟裹绀、以缟裹紫等，看来中国文化还是鼓励白，一白遮百丑。所有的好颜色都得是白、润、光、柔。

"生于肺，如以缟裹红"，也就是用白纱裹着红，肺气，应在两颧，两颧应有淡淡的红润，过红，则肺有病。

"生于肝,如以缟裹绀;生于脾,如以缟裹栝楼实;生于肾,如以缟裹紫。此五藏所生之外荣也。"从肝泛出颜色,好似白绢蒙住的黑红;从脾泛出的明黄色,好似白绢包裹的栝楼实,栝楼实是一味中药,瓜蒌薤白白酒汤,对后背紧痛的心脏疾患疗效甚好;从肾泛出的紫色,好似白绢裹住的柔和的紫色。这些,就是正常的五脏应该有的颜色。

前面提到了瓜蒌薤白白酒汤,其实真救命的是伤寒方。心脏不舒服,炙甘草汤、苓桂术甘汤、通脉汤、瓜蒌薤白白酒汤、白通汤、独参汤等,都特别管用。而电视里的广告方,总说用了多少昂贵之品,如果昂贵之品能救命,有钱人就死不了了。为什么说死亡面前人人平等?就是告诉我们,唯有正确的理念和正确的辨证可以救人于危难,而不是靠什么十全大补。

附:《灵枢·五阅五使》

为了更细致地讲五脏、五色,我们可以用以经解经的方法,再看一下《灵枢·五阅五使》篇。

黄帝问于岐伯曰:余闻刺有五官五阅,以观五气。五气者,五藏之使也,五时之副也。愿闻其五使当安出?岐伯曰:五官者,五藏之阅也。黄帝曰:愿闻其所出,令可为常。岐伯曰:脉出于气口,色见于明堂,五色更出,以应五时,各如其常,经气入藏,必当治里。

黄帝问岐伯道:我听说治疗法中有通过面部五官观察反映五脏变化的五种气色来诊断病症的方法。五气,是五脏变化的外化,又与五时相配合,我想知道五脏外化是怎样的。

岐伯说:人的五官五气,是五脏在外的反映。

黄帝说：我想知道它们是怎样外显的，并且想掌握诊断的常规。

岐伯说：脉象在气口反映，气色在明堂处显现。五色交替显现，与五时相应，各自反映其藏象。如果邪气沿经络传入内脏而致病，一定要从内脏来治疗。

明堂，中医指鼻子，道教称两眉之间为天门，入内一寸为明堂。所以明堂应该包括鼻子及两眉之间。

帝曰：善。五色独决于明堂乎？

黄帝说：讲得好。五种气色仅仅取决于明堂吗？

岐伯曰：五官已辨，阙庭必张，乃立明堂。明堂广大，蕃蔽见外，方壁高基，引垂居外，五色乃治，平博广大，寿中百岁。见此者，刺之必已。如是之人者，血气有余，肌肉坚致，故可苦以针。

岐伯说：五官各自的气色分辨清楚后，眉与颜额之间的气就看清楚了。如此，明堂（鼻）也清晰明确。明堂广大，蕃蔽见外，脸盘方正，颏下丰厚，齿龈丰满，牙齿坚固，五色协调正常，五官平正广大，这样的面相，寿命可达百岁。遇到这样的人，疾病就好治。因为这种人，血气有余，肌肉坚实细密，因此可以迅速针刺治疗。

阙庭，指眉之间和额部；蕃蔽，指两颊外侧和耳门部位，蕃蔽见外指脸颊侧部和耳门显现于外。

黄帝曰：愿闻五官。

黄帝说：我想要了解五官与五脏的关系。

岐伯曰：鼻者，肺之官也；目者，肝之官也；口唇者，脾之官也；舌者，心之官也；耳者，肾之官也。

岐伯说：鼻是反映肺象的器官；眼睛是反映肝象的器官；口唇是反映脾

象的器官；舌是反映心象的器官；耳是反映肾象的器官。

黄帝曰：以官何候？

黄帝问：疾病反映在五官上是什么征候呢？

岐伯曰：以候五藏。故肺病者，喘息鼻张；肝病者，眦青；脾病者，唇黄；心病者，舌卷短，颧赤；肾病者，颧与颜黑。

岐伯说：用五官来诊察五脏。患肺病的人，喘息不止，鼻孔翕张；患肝病的人，眼内外眦发青；患脾病的人，嘴唇发黄；患心病的人，舌头捋不直，舌头短缩，颧骨部发红；患肾病的人，颧骨部和额头部发黑。

这也是望诊的内容。

黄帝曰：五脉安出，五色安见，其常色殆者如何？

黄帝问：有的人五脉是平安的，五色是正常的，但这种气色正常的人，一得病却很危险，这是什么原因呢？

岐伯曰：五官不辨，阙庭不张，小其明堂，蕃蔽不见，又埤其墙，墙下无基，垂角去外，如是者，虽平常殆，况加疾哉！

岐伯说：那种五官的气色不分明，眉、额部不开阔，明堂狭小，而颊侧部和耳门从正面显现不出来，脸盘、颊部窄小，颊下无肉，额角下垂，牙床外露的人，即使在平时，体质也很差，更何况得了疾病呢？！得病后身体会更差。

黄帝曰：五色之见于明堂，以观五藏之气，左右高下，各有形乎？

黄帝说：五色显露在鼻部，凭借五色来观察五脏之气，那么五脏之气在鼻部的左右高下，各有各的形吗？

岐伯曰：府藏之在中也，各以次舍，左右上下，各如其度也。

岐伯说：五脏在体内，各有各的位置，所以，五脏之气反映在明堂的上下左右，也是各有其分度的。

至此《灵枢·五阅五使》讲完了。但要把这一段理解清楚，还要看《灵枢·五色》篇。

附：《灵枢·五色》（节选）

雷公问于黄帝曰：五色独决于明堂乎？小子未知其所谓也。

雷公是黄帝的学生，雷公说"小子未知其所谓也"，是说雷公自称小子，说我这熊孩子没听懂。

黄帝曰：明堂者，鼻也；阙者，眉间也；庭者，颜也；蕃者，颊侧也；蔽者，耳门也，其间欲方大，去之十步，皆见于外，如是者，寿必中百岁。

黄帝解释说：明堂，指鼻子；阙者，指两眉之间；庭者，指颜，也就是脑门。蕃者，指颊两侧；蔽者，指耳门。"其间欲方大"，就是明堂、阙、颜、脸颊两侧、耳门这些地方都要方正广大，哪怕相隔十步之遥，这些都能看得清清楚楚，这样的人，寿必百岁。可见瘦小就不好。

在传统文化中，人，首先要长得堂堂正正，堂堂正正也是一种寿相。《新闻联播》主持人很多都是国字脸，因为要代表国家形象，国字脸大气。过去的演员也是国字脸居多，现在有的是狐狸脸，这个就不好，最起码"气"不太足。

咱们再详细解释一下这句：明堂者，鼻也；阙者，眉间也；庭者，颜也。

"明堂者，鼻也"。古人看人先看鼻子，也就是先看明堂，就好比看一个家先看客厅、门厅，这里要乱糟糟的，别的就不用看了。鼻子的重要性，我在《上古天真论》里讲过，人，都是从父母一念"淫根"而来，从动物性而来，所以永远不要把人的动物性看低了。而受精卵由母血腥气形成的第一个器官就是鼻子，所以又称为"鼻祖"。中国人的脸通常很扁，只有鼻子鼓溜溜的，所以是第一看点。所谓"三庭五岳"，三庭，就是眉毛之上为上庭，眉毛到嘴唇为中庭。下巴为下庭。五岳，就是好像脸上有五个小山包，鼻子为中岳，外加两颧和脑门、下巴。"三庭五岳"，都以饱满、明润为佳。

"阙者，眉间也"。阙是什么呢？道路，所以为什么说两眉相交不好？两眉相交就是这条道被堵了，这条道路通到哪里？冲天，所以就是天道被堵。过去说小孩子聪明绝顶有一个词，叫"伏羲贯顶"，就是前额好像有一块软骨，从头顶一直接鼻梁，长大后会慢慢消掉，这就是明堂阙庭最好的相。

"庭者，颜也"。"阙"的两边为颜，就是额头的两边叫作颜。所以颜字是从"页"的。鼻子是明堂，印堂是道路，两边是颜。胃经病的一个表现是"颜黑"，就是额头两边黑。肾水上泛则是额头全黑，尤其是阙庭黑。

雷公曰：五官之辨奈何？

雷公又问：怎么辨别五官呢？

黄帝曰：明堂骨高以起，平以直，五藏次于中央，六府挟其两侧，首面上于阙庭，王宫在于下极，五藏安于胸中，真色以致，病色不见，明堂润泽以清，五官恶得无辨乎？

黄帝回答说：首先鼻子要高挺。"五藏次于中央"，"次"的古意是驻扎之意，五脏依次在脸部中央，六腑则表现在脸颊两侧。"首面上于阙庭"，指天庭饱满，主人少年聪慧；王宫在于下极，指地阁方圆，主人老来安详（下极指下巴，下巴主老来福气，下巴最怕小和后凹，最喜翘翘的，号称能兜住福气）。"五藏安于胸中，真色以致，病色不见，明堂润泽以清，五官恶得无辨乎？"，指五脏安定于内，真色表现于外，全然不见病色，鼻子与两眉之间都润泽明朗，就是好相。"五官恶得无辨乎？"是说看人怎么能不看五官呢？！

雷公曰：其不辨者，可得闻乎？

雷公追问：五官不好的相，又是什么样呢？

黄帝曰：五色之见也，各出其色部。部骨陷者，必不免于病矣。其色部乘袭者，虽病甚，不死矣。

黄帝回答说：五色各自表现在脸部所属。各部位出现塌陷，就是病态。如果各部位的气色显现在其相生的部位，即使病重，但不至于死亡。

雷公曰：官五色奈何？

雷公又追问：五色都所主什么病症呢？

黄帝曰：青黑为痛，黄赤为热，白为寒，是谓五官。

黄帝说：青黑代表痛，黄赤代表热，白代表寒，这就是五官色。

后面还有一句关于五官色的进一步的解释：黄赤为风，青黑为痛，白为寒，黄而膏润为脓，赤甚者为血；痛甚为挛（痉挛，面神经痉挛），寒甚为皮不仁（皮肤麻木不仁）。

雷公曰：以色言病之间甚，奈何？

这句中的"间"，指病愈；"甚"，指加重。所以翻译过来就是：雷公问：怎样通过面部气色来判断病情的轻重？

黄帝曰：其色粗以明，沉夭者为甚。

如果病人面部气色略为明亮，病轻；病人面部气色沉滞晦暗，病重。

其色上行者，病益甚；其色下行如云彻散者，病方已。

如果面部病色向上发展，表明病情日益严重；如果病色向下行，好似浮云散去，表明病将痊愈。

五色各有藏部，有外部，有内部也。

五种病色，各自反映在面部脏腑所属的部位，有的反映在鼻两侧，即外部，是六腑的病色；有的反映在鼻中央，即内部，是五脏的病色。

色从外部走内部者，其病从外走内；其色从内走外者，其病从内走外。

病色从外部向内部发展的，表明病邪从表入里；病色从内部向外部发展的，表明病邪从里出表。

病生于内者，先治其阴，后治其阳，反者益甚。

病生于五脏的，先治其脏，后治其腑，如果治反了，病情就日益严重。

其病生于阳者，先治其外，后治其内，反者益甚。

病生于六腑的，先治其表，后治其里，如果颠倒而治，病情就会日趋严重。

其脉滑大以代而长者，病从外来，目有所见，志有所恶，此阳气之并也，可变而已。

如果脉象滑大或脉代而长的，表明病邪外侵而来，病人目有所妄见，心有所妄想，这是阳气过盛而致的病，治疗应泻阳补阴，病就会好的。

雷公曰：人不病卒死，何以知之？

雷公问：有的人没显什么病象却突然死亡，怎样才能预知呢？（这真是个好问题。）

黄帝曰：大气入于藏府者，不病而卒死矣。

黄帝说：元气大虚，大邪之气侵入脏腑，虽然没有病象，也会突然死亡。

雷公曰：病小愈而卒死者，何以知之？

雷公问：有人病稍微好转，却突然死亡了，怎样才能预知呢？

黄帝曰：赤色出两颧，大如母指者，病虽小愈，必卒死。黑色出于庭，大如母指，必不病而卒死。

黄帝说：如果赤色显现在两边颧骨上，大如拇指一般，病虽稍微好转，病人肯定会突然死亡。这是心火收敛不住了。如果黑色显现在天庭上，大如拇指一般，肯定也会不显病象而突然死亡。这是真阳已绝之象。

总之：

五色各见其部。察其浮沉，以知浅深；察其泽夭，以观成败；察其散抟，以知远近；视色上下，以知病处；积神于心，以知往今。故相气不微，不知是非，属意勿去，乃知新故。

翻译过来就是：五种病色各自显现在所属面部部位上，观察它们的沉浮，可以知道病邪的深浅。观察五色的润泽或晦暗，可以知道此病能否治愈。观察五色的离散或聚集，可以知道病期的长短。观察五色的上下，可以知道病的部位。聚集神明而用心观察，可以知道疾病的来路和去路。因此，观察面部气色不细致入微，就不知道病情的好与坏；唯有专心致志，聚精会神，才能了悟疾病的过去和现在。

《灵枢·五色》讲至此。总之，望诊，可以预知生死。

三

—— 诸脉者，皆属于目

我们接着讲《五藏生成》篇。

色味当五藏：白当肺、辛，赤当心、苦，青当肝、酸，黄当脾、甘，黑当肾、咸。故白当皮，赤当脉，青当筋，黄当肉，黑当骨。

从第十篇开始，有很多归纳性的东西，按五行去归纳就可以了。这一段就是：白—肺—辛味—皮，是一类；赤—心—苦味—脉，是一类；青—肝—酸味—筋，是一类；黄—脾—甘味—肉，是一类；黑—肾—咸味—骨，是一类。类别归纳好了，望诊、判断、治疗，都好办了。

比如你脸上出现了青色，首先要知道这是肝的反应，肝病，则筋病，筋，指身体里弹性的东西，比如筋结、脉管、子宫、手爪之开合等，而血不荣则伤筋，如此这般，掌握了中医思维，病就好治。

诸脉者，皆属于目；诸髓者，皆属于脑；诸筋者，皆属于节；诸血者，皆属于心；诸气者，皆属于肺。此四支八溪之朝夕也。

"诸脉者，皆属于目"。如果说背为胸之腑，那么脉为血之腑，也就是脉络藏血，肝主血，所以脉络，都属于目。"目者，五藏六府之精也。"养眼睛，就是养五脏六腑，也养全身脉络。

"诸髓者，皆属于脑"。脑为髓之海。精髓不足，则大脑失养。脊髓上脑，全靠督脉阳气足。脑为"奇恒之府"，奇就是独特，恒就是永久，脑之所以有奇恒之性，就在于脑髓都是经过督脉气化的髓。不知大家发现没有，人类最持久的回忆大多是二七一十四岁之前的事，因为那时人处于无漏境，精满气足。一有漏,人的回忆就也有漏了,再兼青春期后的人生有点千篇一律,而且辛苦,所以,人到老时,最爱回忆的就是少年期。

所谓"傻",有一种是真的脑髓不足,还有一种不是脑髓不足,而是肾藏精的能力过强,这种人不叫"傻",而叫"愚"。大家都知道《愚公移山》的故事,精足,才有意志力来完成一个天下人认为不可能完成的事情。聪明人是什么?聪明人认为这事不可能就不干了,愚公就没想过不可能,人问他说你怎么可能移走这座山?他说我有儿子,儿子死后还有孙子。精足,就会代代相传。学医也一样,特别聪明的,未必能学成,反而傻傻憨憨像愚公的,不懂就问,天天不懂天天学,突然有一天就开悟了。

"诸筋者,皆属于节"。《灵枢·九针十二原》说:所言节者,神气之所游行出入也,非皮肉筋骨也。《灵枢·小针解》接着解释说,"节之交三百六十五会者,络脉之渗灌诸节者也"。即,古代人认为我们身体一共有三百六十五个大穴,筋络于节,节就是气血的汇聚处,神气的汇聚处。

"诸血者,皆属于心"。心主血脉而已。

"诸气者,皆属于肺"。肺主一身之气。

"此四支八溪之朝夕也"。指气血朝夕运行,不离四肢八溪。治病,就是把腔子里的病往四肢赶。八溪指什么?指八个地方,手臂的肘和腕,腿上的膝和脚腕,这些都是气血聚集和拐弯的地方,疾病赶不赶得出去,全看这些地方。

故人卧,血归于肝,肝受血而能视,足受血而能步,掌受血而能握,指受血而能摄。卧出而风吹之,血凝于肤者为痹,凝于脉者为泣,凝于足者为厥。此三者,血行而不得反其空,故为痹厥也。

这句先前讲过。"人卧,血归于肝",是说人一睡下,人体气血便开始集中力量代谢。肝血充足，人的视力就好，眼睛就亮。足部得肝血滋养，就能走路。手掌得肝血滋养，就有握力。手指得肝血滋养，就灵活能摄取东西，所以老人的晨僵，手指屈伸不力，都与肝血不足有关。而小孩子飞跃的进步就是从抓东西到用手指拿东西，这是精细度和敏锐度的一个飞跃。

"卧出而风吹之"这句，提醒我们睡醒之后千万不能马上吹风，因为人睡着的时候，气脉、血脉流动缓慢，孔穴里面气血也不足，这时若着了邪风，出去就很难。这时，"血凝于肤者为痹，凝于脉者为泣（涩），凝于足者为厥"，就是血寒凝于皮肤则为痹证，身上麻酥酥的，或皮毛没有知觉。邪风凝聚在血脉上就是凝涩，血流变慢。邪风凝于足，则为厥，就是寒厥，四肢冰冷。

"此三者，血行而不得反其空，故为痹厥也"。此三者，指痹证、血脉凝聚和厥证，都是气血运行不畅，被风邪阻滞，而不能濡润孔穴，造成痹证、厥证。

人有大谷十二分，小溪三百五十四名，少十二俞，此皆卫气之所留止，邪气之所客也，针石缘而去之。

"人有大谷十二分"。所谓大谷十二分，当指十二经脉。关于"谷"，我们要解释下，《说文解字》："谷，泉出通川为谷"。本义指两山间的夹道或流水道，或指两山之间。如：山谷、河谷。《道德经》所言"谷神不死"，实际上，"谷神"就是"空神"。人体经脉看不见、摸不着，气脉也如同空神。

"小溪三百五十四名，少十二俞"。小溪，当指经脉之孔穴，以天人相应说法，人体当有三百六十五穴，减去十二腧穴，当有三百五十三穴，所以这里说三百五十四，也许是数之误算。十二腧穴，指肺俞太渊、大肠俞三间、心包俞大陵、三焦俞中渚、心俞神门、小肠俞后溪、脾俞太白、胃俞陷谷、肝俞太冲、胆俞足临泣、肾俞太溪、膀胱俞束骨。但十二腧穴多位于掌指或跖趾关节之后，喻作水流由小而大，由浅注深，是经气渐盛，由此注彼的部位，即"所注为输"。"注"就是灌注的意思，几条溪流汇聚到一起的那个交叉点叫"输"。"输主体重节痛。"凡是身体的疼痛、沉重的毛病，也得通过这些腧穴治，因为好调元气，也好让气机变化。

这里的腧穴，我认为当指背俞穴，在人体的背部，脊柱正中线旁开1.5寸（两横指），是足太阳膀胱经循行的部位，这里自上而下分布着十二个腧穴，我们称之为背俞穴。其歌诀是："胸三肺俞四厥阴，心五肝九十胆俞，十一脾俞十二胃，腰一三焦腰二肾，腰四骶一大小肠，膀胱骶二椎外灵。"

这十二个背俞穴，是与募穴（脏腑之气汇聚于胸腹部的腧穴）相对而言。即，胸腹曰募，背脊曰俞。

背俞穴是五脏六腑之气输注于腰背部的腧穴，与相应脏腑位置的高低基本一致，与人体内脏呈相互对应关系。脏腑有病时其相应背俞穴往往出现异常反应，如敏感、压痛等；而针灸按摩这些穴位，又能治疗其相应脏腑的病变及与该脏腑有相关联系的五官病、肢体病。

"此皆卫气之所留止，邪气之所客也，针石缘而去之"。这些地方都是卫气留止的地方，卫气就是阳气，卫气所留止的地方主要在后背，这些地方也是邪气容易侵犯的地方，即"此皆卫气之所留，邪气之所客也"。邪气之所客，就是指邪气是不请自来的客人。《内经》讲"生门即死门"，把这句话真是通透，正气待的地方，只要正气一虚，邪气就会占领。女子最重要的就是子宫。子宫就是藏真阳元气的地方，子宫真阳元气一伤，邪气就丛生了。

此处专门提出十二背俞穴，说这里既是阳气待的地方，又是特别容易被邪气占领的地方，这个邪气就指的是"寒邪"，太阳之上，寒气制之。被寒邪伤害了怎么治？"针石缘而去之"，通过扎针和按摩，让邪气离开。

这里有一个话题顺道说一下。现在爱中医的人多，喜欢把孩子送中医院校，学哪个专业好呢？应该这么说，现在只有一个系还保持原汁原味的中医，就是针灸推拿专业，因为经络学说目前还没办法西化，所以只能按古意讲。医理、药理都西化了，培养不出真正的中医思维了，也就没有真正的中医师了。有人说：孩子毕业后再找您学习成不？不成，因为他已经被很多观念固化了，想改，比登天都难。不如一张白纸来得更好。

所谓白纸是指原先医学方面是张白纸，但其他人文的底子要好，学起中医来就容易出成就，比如古代的朱丹溪，原来只是跟老师学宋明理学，后来在老师鼓励下立志学医，成一代名医。再比如我线下课有个三期学员，原先是中文教员，后来当律师，被他的学生拉来听课，一下子就入迷了，现在他去广州中医药大学义诊，学生和教员会排队来看病。此前，他从未接触过中医，但他人文底子好，精通易学、奇门遁甲，医学上又极为精进，所以现在律师都成了副业。

说这些，也是鼓励大家精进，别人都传我祖上有名医，我告诉大家，我祖上未有习医者，我也庆幸不是祖传，因为传承经典比传承祖上要重要多了，传承祖上可能还是人生的桎梏，而传承经典，则会让人的精神飞扬。

四

诊病之始，五决为纪

> 诊病之始，五决为纪，欲知其始，先建其母。所谓五决者，五脉也。是以头痛巅疾，下虚上实，过在足少阴、巨阳，甚则入肾。徇蒙招尤，目冥耳聋，下实上虚，过在足少阳、厥阴，甚则入肝。腹满䐜胀，支膈胠胁，下厥上冒，过在足太阴、阳明。咳嗽上气，厥在胸中，过在手阳明、太阴。心烦头痛，病在膈中，过在手巨阳、少阴。

"诊病之始，五决为纪，欲知其始，先建其母。所谓五决者，五脉也"。诊病开始，要用"五决"为纲纪。想要了解疾病，一定要探索疾病的原因。所谓"五决"，就是五脏之脉。

治病，先说纲领，再探究原因，一定要先讲"理"，后讲"病"。

"是以头痛巅疾，下虚上实"。"巅"，指头顶，头顶痛，就是"下虚上实"证。"过在足少阴、巨阳，甚则入肾"。这种"下虚上实"证，病变在足少阴肾经、足太阳膀胱经，（少阴肾与足太阳膀胱相表里。膀胱经气不足，人就成天到晚怕风怕冷，就有可能像感冒一直未愈。治好了，人体就不怕风，最起码风来了，体表能关得紧紧的，风邪进不来。）严重时，就内传于肾。

为什么每年感冒会死很多人？其实就在于上面这句话，"过在足少阴、巨阳，甚则入肾"。太阳膀胱经阳虚，固摄阳气的力量就变弱，皮肤是玄府，这个玄府能够抵御风邪，说明太阳气足。太

▶ 汗收不住，抵挡不住寒邪，这两个问题一出现，人就有感冒症状。

阳气虚，会有两个症状，一是汗收不住，二是抵挡不住寒邪。这两个问题一出现，人就有感冒症状。西医认为每年流行的感冒是流感，是由病毒引起的，于是只能猜着打疫苗，尽量减低流感对人体的侵害。

中医则认为感冒是因为表虚、阳虚。里虚就要固摄少阴、表虚就要固摄太阳。少阴有劲儿，就能把寒邪拱出去，如果感冒久久不愈，就是"甚则入肾"，不是感冒会死人，而是"甚则入肾"，就是病入里了，入脏了，也许会导致心脏病或肾病，少阴心与肾病了，会死人。

所谓虚实，只要虚，就是正气虚，只要实，就是邪气实，关键点在于主语。人生，什么情况下正气都不可以虚，所以保持生命的正能量特别重要。我们要坚持用正气来支撑我们的生命，如何在正气虚、邪气实的情形下安顿我们的生命就是一个严肃的话题，如何不损耗正气，如何祛除邪气，就是我们学习的要点和努力的方向。这一段，其实是在告诉我们，先看清症状，然后找到病根，再沿着病变所在之经脉，想办法祛除疾病。

下虚上实证，就是邪气都壅在头上，人体的下部就越来越没劲了。现在这种人特别多，把到这种人的脉，我就笑，说你这人就是靠精神活着的人啊。这种人什么样呢？有事干的时候就特别有劲，没事干的时候人就瘫了，马上就得病，全身各种不协调就出现了。

"徇蒙招尤，目冥耳聋"。什么叫徇？徇，一作眴，与眩字古通用。什么叫蒙？蒙就是头昏沉。"招"就是摆动，上下抖，"尤"，通"摇"。头晕、头晃动这个毛病现在特别多，社会环境越糟糕，人越来越想不通，脑子受刺激，脑病就多。头为诸阳之会，阳虚，则气化无力，再加上性格"轴"，脑胶质瘤的病人就会越来越多。人家北大清华老教授想的事比我们多，还长寿，还少生病，为什么啊？人家多思，且思维圆融，关键在于能想明白事，内心通透，自然脑子没病。普通人是老想事还想不明白，最后只能得病。作为普通人，想不明白索性就别瞎想，真遇上事儿再说。不是都说嘛，年年难过年年过，天无绝人之路。

大家不要小瞧阳气的固摄作用。从物理学上讲，人直立，为什么五脏六腑都不下垂，脑浆子也没有往下流？全靠的是看不见、摸不着的阳气的固摄作用。人死时，一亡俱亡，一损俱损，五脏六腑全部塌陷，气亡身亡。

凡头晕眼花、视物不清、耳聋耳鸣的，属于"下实上虚"，其病变在于足少阳胆经、足厥阴肝经，严重时，就内传于肝。

凡头晕眼花、视物不清、耳聋耳鸣的，一定是虚证。这个病的病根在哪？在足少阳胆气不足和足厥阴肝血虚。厥阴肝经直入巅顶，所以巅顶的疼痛也是大虚证。

"腹满瞋胀，支膈胠胁，下厥上冒，过在足太阴、阳明"。如果胸腹胀满、两胁和膈肌撑胀的人，属于"下厥上冒"，也就是下面冷厥，逆气上犯，病变在足太阴脾和足阳明胃。

"咳嗽上气，厥在胸中，过在手阳明、太阴"。凡咳嗽上气的，其逆乱在胸中，病变在手阳明大肠和手太阴肺。

咳嗽病变在肺经好理解，在手阳明大肠经，就不好理解，《华佗传》里专门记载了一例肠痈造成的咳嗽，故事蛮曲折的。"军吏李成苦咳嗽，昼夜不寤，时吐脓血，以问佗。佗言：'君病肠痈，咳之所吐，非从肺来也。与君散两钱，当吐二升余脓血讫，快，自养，一月可小起，好自将爱，一年便健。十八岁当一小发，服此散，亦行复差（病愈）。若不得此药，故当死。'复与两钱散，成得药去。五六岁，亲中人有病如成者，谓成曰：'卿今强健，我欲死，何忍无急去药，以待不祥？先持贷我，我差，为卿从华佗更索。'

成与之。已故到谯，适值佗见收（被抓），匆匆不忍从求。后十八岁，成病竟发，无药可服，以至于死。"

西医认为感冒最难治，中医认为咳嗽最难治，为什么？因为"五脏六腑皆令人咳"，所以要判断咳嗽到底因何而起最见医生功底。一个最简单的方法是五脏对应五味、五臭法，闻口气及痰味。所以，做医生真不容易啊。关于咳嗽，我在《伤寒论》讲了好几节，大家要好好去听、去看。

为什么咳嗽不好治？因为有可能出现方向性错误，现在很多人治咳嗽，喜欢用金银花、竹沥这些寒凉药。比如昨天有个1岁的小孩流鼻涕，医生开了金银花、连翘、桔梗、薄荷、淡竹叶、淡豆豉、牛蒡子、芦根、猪牙皂、香薷等，这些就是外面大多数医生的路数，认为可以消炎，其实这不仅是西医思路，而且用力过猛，1岁的小孩不至于上这么多药。

而张仲景的《伤寒论》治疗咳嗽，必用干姜、细辛、五味子等辛温的药。有人说我已经干咳不已了，还敢上干姜？殊不知干姜有辛润之性，即只有辛味的药物才会产生"润"的效果，而且驱邪有力。而嗓子痒，细辛一上就不痒了，但可惜现在细辛没人敢用了。

"心烦头痛，病在膈中，过在手巨阳、少阴"。凡心烦头痛，病根在膈中，病变在手太阳小肠和手少阴心。

总之，普通人呢，只会描述症状，比如头晕啊，耳鸣啊，腹满啊，头痛啊，而医生要看到病根和病变所在经脉。

下一段，具体指出如何判断疾病。

夫脉之小、大、滑、涩、浮、沉，可以指别；五藏之象，可以类推；五藏相音，可以意识；五色微诊，可以目察。能合脉色，可以万全。

翻译过来就是：脉的小、大、滑、涩、浮、沉，可以通过医生手下辨别。

五脏的内藏与外荣,也可以以象类推。五脏音声,也可以以意相推。五色的微小变化,也可以用眼识察。医生能够脉与色合参,才能够万无一失。

把脉这事啊,八个字:心中了了,指下难明。现在大家都急着学脉法,可一上手,觉得大家都差不多,既心中不了了,指下也难明。所以还得多跟临床。

这一段其实就是在讲中医四诊:望闻问切。面诊比网诊有趣的是,你可以看到人性的问题。比如把脉后,你问:最近是不是跟太太生气了?对方下意识地摸了下鼻子,说:没有吧。就这一个动作,就是在撒谎。外加那个"吧",也是在掩饰,所以别小瞧望闻问切,这一套东西真的可以和美国联邦调查局的审讯系统媲美。

赤,脉之至也,喘而坚,诊曰有积气在中,时害于食,名曰心痹,得之外疾,思虑而心虚,故邪从之。

翻译过来就是:外见赤色,同时脉见急促和坚硬的,主有邪气积聚在胸中,且妨害进食,这个病叫"心痹"。这个病是因为外邪内侵,思虑过重而导致心力衰弱,所以病邪从外而入。

面有赭红之象,要么是心脏病,要么是高血压,总之就是被憋了。这时的脉象"喘而坚",喘,只是在形容脉象的急促,坚,指坚硬。这个脉象出现在寸关之间时,就是"心痹"。临床上使用《伤寒论》之"通脉汤加葱白九茎"即可。

白,脉之至也,喘而浮,上虚下实,惊,有积气在胸中,喘而虚,名曰肺痹,寒热,得之醉而使内也。

外显白色,脉象见急促而浮,属于上虚下实,有受惊的样子,是邪气在胸。如果再有虚喘,就叫作"肺痹"。常有寒热发作,一般因醉后行房而发作。

青，脉之至也，长而左右弹，有积气在心下，支胠，名曰肝痹，得之寒湿，与疝同法，腰痛足清头痛。

肤色发青，脉象长而左右弹是什么意思？肝脉当"弦"，左右弹，不是真弦，而是弦脉的变态，主肝病。这时有邪气在心下，撑胀两胁，叫作"肝痹"。这个病的病根在于寒湿，治疗和治疝气同法，其症状多腰痛、两足冷，以及头痛。

黄，脉之至也，大而虚，有积气在腹中，有厥气，名曰厥疝，女子同法，得之疾使四支，汗出当风。

肤色发黄，且脉象大而空虚，是有邪气在腹中，此逆气，叫作"厥疝"。女子也有同样的病症，是因为四肢剧烈运动后，出了汗又吹了风造成的。

黑，脉之至也，上坚而大，有积气在小腹与阴，名曰肾痹，得之沐浴清水而卧。

肤色变黑，脉象坚硬而且大，这是病邪积聚在小腹和阴部，叫作"肾痹"，是冷水沐浴后睡卧着凉导致的。可见沐浴后湿着头发睡觉对身体是个伤害，容易头疼或腹痛。而且肾不好的人最怕洗冷水澡。

最后一段。

凡相五色之奇脉，面黄目青，面黄目赤，面黄目白，面黄目黑者，皆不死也。面青目赤，面赤目白，面青目黑，面黑目白，面赤目青，皆死也。

大凡观察五色以及奇怪的脉象，都要注意以下几点：如果面黄而眼发青，面黄而眼发红，面黄而眼发白，面黄而眼发黑，都是不死之象。为什么啊？因为面黄，是尚有土象，从脉象上说，就是无真脏脉，就可以活下来。

如果面青目赤，面赤目白，面青目黑，面黑目白，面赤目青，就是死相，因为已经没有面黄，无土色，在脉象上就是出现的真脏脉，就不好救治了。

我们每个人先天都有不同的肤色，比如我天生脸黑，有的人天生白皙，有的人天生脸青，这些都不是病，但如果人生病了，出现了脸色的变化，就要警惕了，而且要关注眼睛的病变，因为五脏六腑的病，都会在眼睛上有反映。

好，第十篇就此结束。我们进入下一篇。

五藏别论

第十一

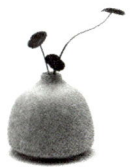

题解

这篇目叫《五藏别论》，就是关于五脏六腑的另外的论述。五脏为阴、六腑为阳，本已是定论，但这篇又提出"奇恒之府"的概念，让人对五脏六腑又有新的认识，极开思路。

本篇极短，应分为三节，一节讲"奇恒之府"，一节讲"气口为五藏主"，一节讲治病要防范什么。但这三个问题都是大问题：一个是脏与腑的再认知；一个是气口是五脏之外显；最后讲哪些人不能治。而为了便于理解中医中脏与腑概念的形成，有必要先讲一下医学的起源。

一

关于医学起源

1. 医源于巫说

黄帝问曰：余闻方士或以脑髓为藏，或以肠胃为藏，或以为府，敢问更相反，皆自谓是，不知其道，愿闻其说。

先是黄帝发问：我听说方士之中，有人以脑髓为脏，有人以肠胃为脏，也有人把这些都称为腑，如果向他们提出相反的意见，他们却都坚持自己是对的。我不知哪种理论是对的，希望听听您的看法。

在这里，出现了"方士"一词，我们终于可以借此来梳理一下中医体系之源流了。中国医学体系可以说经历了医与巫、医与哲学的两次分化。

关于医学的起源，至今没有定论，大致有：①本能说；②劳动说；③大脑结构进化说；④巫术说；⑤圣人说；等等。关于中医的起源，目前学术界基本的认识是"医源于巫说"和"医源于圣人说"。从某种意义上说，两种说法并无本质的区别，中国文明开创于圣人，而圣人就是上古的大巫。

巫，甲骨文写作一横一竖两个"工"，两工，即是规和矩，规以成圆，矩以成方，圆以测天，方以测地，如此，掌握了规与矩的人就是掌握天地的专家，就是最早的大巫。最初的大巫，是远古时代最重要、最全能的百科全书式的人物，就像"伏羲女娲交尾图"表现的那样，伏羲女娲各持规矩，表明他们既是人类的始祖，又是持矩持规的先知；既是人神交流的沟通者，又是文化经验的创造者和传播者。他们具有"精爽不携贰者"的能力，集"智能""圣能""明能""聪能"等于一身，同时是世界万物的解释者。

巫文化的表述方式：神话。有创世神话，即世界是怎么来的；感生神话，即生命是怎么来的；等等。

巫文化原始思维的出发点：生命本体的感受。

首先我们应弄清楚巫术与宗教的区别。人类学家认为巫术是企图直接控制自然力，是建立在错误的知识基础之上的一种努力，但它比宗教更接近现代科学，因为宗教是通过祈祷和其他手段求得神赐的恩惠。（弗雷泽《金枝》）

上古巫医的主要手段是祝由，即祝说病由。当时的病因主要有三：一是鬼神致病，二是食物致病，三是情欲迷惑致病。

《说文解字》训"医"有两个写法：毉，醫。毉为"治病工也，古者巫彭初作医"，"醫"字从"匚"（音"方"，段玉裁释为"矩"意，代表工匠，医为治病工）；从"矢"（箭头，以其锐利之象代指砭石或针具），从"殳"（音"书"，古兵器。一说为像驱赶敌人一样来驱赶病魔；一说"殳"为水下摸物之意，为"摸"的古字，指按摩疗法）；从"酉"（酒器之形，许慎曰：酒所以治病也，代指汤剂）。或从"巫"。"医"字乃匚、矢、殳、酉（巫）有机的结合，从文化的视角体现了古代医学手段的多样性和对疾病的态度，可谓独具匠心。

总之，"医"字从"酉"，或从"巫"，从"巫"的字还有"靈"，古有"靈台"，是巫师祭天通神之地。医与巫的最初职能都是通神。因为巫术的生命观是建立在人神交通的灵感思维上，并且认为超自然的精怪厉鬼是引起疾病的原因，因而发展出各种驱除病魔与疫鬼的方法与技术，来达到驱魔、健身与治病等生存目的。比如药酒最初用于通神，"药不玄瞑，其疾不瘳"，就是说，喝了药酒后人若没有眩晕的感觉，这病都不容易好，为什么啊？因为只有眩晕能达到心肾相交而治病的目的。针刺、砭石则来源于驱鬼；气功源于巫舞（禹步）。

巫文化的结束以具体职能的分化为标志。随着巫与王室的结合，远古大巫司管天地、鬼神、人间的职能开始分化，而中国天地人神的关系，则可以通过追溯职官起源的方式来表达。

中国古代职官分天官、地官，如西周金文有太史寮（天官）和卿士寮（地官）。

天官者，祝宗卜史之属，只管通天降神，只关心"天人之际"和"古今之变"，不参与政事。中国的天官与西方僧侣祭司不同，不仅对朝政管理无支配权，且地位随着地官系统的不断膨胀而呈下降趋势，比如司马迁当为天官，但汉武帝待司马迁如同"倡优"，说阉割就阉割，说杀就杀，毫无尊重。

地官者，三有司之属（司土、司马、司工），管土地牲畜和匠人。

殷商以后，随着王事工作的复杂性，更有了百工与百官的分化，如"祝""宗""五官"等，百工与百官虽分工细腻，但多少还是带有人神交通的作用与功能，其中影响中国文化较深的，主要有"史"与"医"等。比如孔子与老子都出身于史官，"子不语乱力怪神"，他们皆罕言鬼神。

这时的"医"则着重于巫术的改良与提升，将通天事鬼神的巫术活动，转向针对生命的医治手段。这时的医是在巫术治疗的基础上，累积经验发展出某些特定的医疗技术，但其医技在生活实践上与巫术有着共轨并存的现象，如这时的"医"写作"醫"，与酒相关，酒既能治病，又可因微醺而通神。如《汉书·食货志》云："酒，百药之长，嘉会之好。"酒虽常运用于通神祭祀等巫术活动，也用来疗疾治病。《礼记·射义》云："酒者，所以养志也,所以养病也。"《说文解字》释"医"字云:"医之性然,得酒而使。"总之,医学是经过漫长的错综演化过程,才逐渐形成自身完整的医术体系。

2. "医源于圣人说"

众所周知,我们是文明古国,因为我们是世界上最早实行"专家开国"和"专家治国"的民族。如,钻木取火为燧人氏,构木为巢是有巢氏,发明文字为仓颉,发明指南针是轩辕氏,治水专家为大禹……其中,中医药的发明与下列三圣人有关。

太古民族分三系。①燧人伏羲为海岱民族(泰族),伏羲氏有两大功劳,一是钻木取火,二是创立八卦。其民"生食而致疾病,燧人取火,以化腥臊"。"伏羲划卦,所以六气、六府、五藏、五行、阴阳、四时、水火升降得以有象,百病之理得以有类,乃尝百药,而制九针,以拯夭枉。"(《帝王世纪》)其要旨是重"火"。火的使用显然使人类生活进入了一个崭新的时代。②炎帝神农为江汉民族(炎族),"神农一日遇七十毒,神而化之,遂作方书,以疗民疾,而医道立矣"。神农代表着人类认识的扩大与发展,人类开始更广泛地利用自然。③黄帝颛顼为河洛民族(黄族),后世医书皆托黄帝名。故"神农所创之医,为医之经验;黄帝所创之医,为医之原理"。这是人类从直觉进入理性,医学从经验逐渐进入"道"的层面。

因此,不仅中国文化有着循序渐进,且从多元而归于一统的特性,中医文化亦如是。

医与巫的分化,意味着医学理性的增强。此时的"巫"已不具备原始文明那种部落领袖般的风范及百科全书式的睿智。他们只是掌握某些术数的方士之流。随着理性的增强,医巫之争自然显现。如《史记·扁鹊仓公传》

曰:"信巫不信医,则重难治也。"

比如,关于病因学,巫认为是鬼、食、蛊三原因,即,巫认为人得病首先是鬼病。最早的关于医生的记述在《左传》里,说:晋侯梦大厉(恶鬼),被发及地,搏膺而踊,曰:"杀余孙,不义。余得请于帝矣!"坏大门及寝门而入。公惧,入于室。又坏户。公觉,召桑田巫。巫言如梦。公曰:"何如?曰:"不食新矣。"巫师告诉晋侯吃不到新麦子了。当新麦子做成麦饼放到晋侯面前时,他招来巫师说:你看,我马上就要吃到新麦子了,但吃之前我要先杀掉你。巫师是杀掉了,晋侯刚要吃新麦饼时,突然闹肚子,然后就死在厕所里了。《左传》里另外记述了一个晋侯,得了"非鬼非食"——既不是因为食物,也不是因为鬼附体,而是因为过度接近女色,得了"惑以丧志"的蛊病。

到了张仲景《伤寒论》时期,病因学就是另外三条了,张仲景说:"千般疢难,不越三条:一者,经络受邪,入脏腑为内所因也;二者,四肢九窍血脉相传,壅塞不通,为外皮肤所中也;三者,房室、金刃、虫兽所伤。以此详之,病由都尽。"

但医与巫的分化此时并未泾渭分明,比如"若药不瞑眩,厥病不瘳"——如果喝了药人没有头晕目眩,这个病也好不了。从中依然可看到药酒源于通神的功用,而针刺最初也是用来刺邪驱鬼,以及气功脱胎于巫舞等,这些依旧有原始巫术的影子。

从先秦到汉初的医术,既不叫内经之学,也不叫神农之学,而是叫方技,或方士医学。

在这里,得说一下中国社会所独有的一个特殊阶层——士。无论是古代社会的"士农工商",民国的"商士工农",还是毛泽东时代的"农工士商",

"士"作为其中的一分子，虽然地位不很稳定，但士的存在始终是我们社会无法回避的重要现象。作为社会独特的一群人，他们超越了小农经济的分散性和闭塞性，而处于流动之中，进行着全国性的广泛交往。所以士阶层注定是社会中较为敏感的人群，文士更是具有人类社会敏感的神经，他们对社会的感知和反应极为敏锐，有时具有超前性，是最投入的演员和最清醒的看客。他们"达则兼济天下，穷则独善其身"，他们的这种人生观使他们进而为政，退则修身，并由此形成中国文化颇具特色的两套系统：一是政治文化，一是养生文化。

因此，生命之学对古代知识分子来说是一门必修课，"气一元论"是道德教化中的要点，修养体内之气以达到浩然和谐的表象，是每一个知识分子超越世俗的最高手段。医道也由此不再仅仅是治病之道，它关涉每个人的精神内涵和人格确立，关涉我们对宇宙万物整体的认识。于是一个独特的、不同于其他医学的新型医学就在这样的文化背景上产生了。它不对生命做抽象的、纯思辨的理论探索，而是从对春生、夏长、秋收、冬藏等自然节律的尊重中，对人的生老病死做一种直观的，甚至是诗意的把握。

其中，有一群人被称为方士，他们可以说是宗教化的巫，他们追求的是长生不死的神仙信仰，并发展出各种求仙成仙的方术，有不少方士出身的医者，称为方士医。在战国时代燕齐一带的方士将神仙学说、方技、术数与阴阳五行说融为一体，形成了方仙道，盛行于世，到了秦汉其与黄老道会合更趋于成熟，主要以长生不死与得道成仙为宗旨，与原始巫术医学有一定的关联性，这也是山东出现蓬莱、瀛洲这些"仙境"的原因。周晚期的仙道，主要可以分为行气、药饵、宝精三种系统，即导引行气、服食炼养与房中益精等养生技术，着重于内修与外养，有了成套的养生思想，为医疗经验的建构打造出雏形,并形成了后来我国皇帝们求仙求寿的蔚为大观。

最终,医道与方仙道分化,形成了《内经》自己的哲学体系,其内涵包括:

①以人为生命学的中心。

②强调宇宙的统一性(气一元论)。

③注重事物的功能、结构、平衡。

④扩大了气、形、神、阴阳五行等范畴。首先是对阴阳双方进行了具体的量、性的分别,提出三阴三阳理论。其次是六气、元气说等扩大了中国哲学对气的认识。此外,它将五行的类比搞得更为完备,虽有些烦琐,但其以人及人体为核心的医道观也大大丰富了中国哲学的视野和疆域。

3. 医学体系的建立

医学体系的建立始于汉代,这时中医经书已初具规模。据《汉书·艺文志》载汉刘向、刘歆父子《七略·方技略》记述,这时有医经7家,经方11家,房中8家,神仙10家,共计36家,868卷。大多托黄帝、神农之名所作。此时当为医家的百家争鸣时期,而《黄帝内经》作为汉代大一统的产物,它了断了各家之说,或是各家学说的一种总结,同时,又成为未来各家学说的开端。

《七略》将医学定义为"方技者,皆生生之具",即方技是让生命长生的工具。此定义则以守护生命和提高生命的价值为关注要点。到了《后汉书·郭玉传》里,定义变成"医者,意也",这句还真不好翻译,因为越精简的定义中包含的内涵越广大,但无论如何,这个定义涵盖了中医医道的思维方式,是关于中医的一个特别别致的定义。

《七略》中说方技有四种：医经、经方、房中、神仙。现在中医药大学从名称上只用了前两项：医经和经方，房中和神仙显然因为其迷信色彩而被丢弃了。

那么，这四种方技的真正内涵又是指什么呢？

医经者，原人血脉、经络、骨髓、阴阳、表里，以起百病之本、死生之分。而用度针石汤火所施，调百药齐和之所宜。至齐之得，犹磁石取铁，以物相使。拙者失理，以愈为剧，以死为生。

翻译过来就是：医经，是用来推原人的血脉、经络、骨髓、阴阳、表里的，用来说明百病之根本、死生之分别的。同时，医经有揣度针、石、汤、火各种疗法的施用，调整百药之剂的合适与不合适。最好的药剂配伍，可以有好似磁石吸铁、君臣佐使的良好作用。而笨拙的医生弄不懂医理，通常会把病愈当作病情加重，把死亡当作还可以活着。

"以愈为剧，以死为生"这句通常翻译成：会把轻病误治成重症，把能存活者误治致死。这就是没有临床经验的人翻译的。事实是临床上有时病情出现强烈发病反应时，有可能是在冲关，是马上要痊愈的表现。还有一种情形：病人已经无胃气，而显现真脏脉，意味着要死了，可是医生看不出来，以为病人还能活着。所以，翻译古文，既要有训诂基础，也要有临床经验。

而关于经方的定义是：

经方者，本草木之寒温，量疾病之浅深，假药味之滋，因气感之宜，辨五苦六辛，致水火之齐，以通闭解结，反之于平。及失其宜者，以热益热，以寒增寒，精气内伤，不见于外，是所独失也。故谚曰：有病不治，常得中医。

所谓经方，是依准草木的寒温之性，衡量疾病的轻重浅深，凭借药物的性味，顺着四气感应之所宜，辨明苦辛等种种不同的药味，配制成水火寒热等不同的药剂，用来疏通郁结，解除症结，使身体恢复正常。所以，大家一定要记住，方剂主要是用来"通闭解结"的，是用来疏通经脉的。

所谓施治失当，指的是用热药加重热证，以寒药增剧寒证，这样就致使精气受伤于内，又未在外部表现出来，这是治疗上的重大失误。所以民间谚语说："有病不治，常得中医。"这句的"中"是四声，是"符合"的意思，这句翻译过来就是：有病，与其找庸医治疗，不如不治，自养，反而常常符合医理。

这句真的很重要哦，人体有自愈力，与其中工乱经，不如不治，休息几天，推推经脉，也许就好了。我说过，"病"字从"床"部，得病后的第一件事是上床休息，而不是乱用药。

经方一派源自伊尹《汤液》。《汤液》的出现表明药物的使用已经告别了单味药"单枪匹马作战"的时代，开始转向"大规模集团军作战"。

中医常常把用药之法比喻成用兵之道。古文有《用药如用兵》一篇，说：病患有大有小，小病可以耗精，大病可以伤命，就像一个敌国。药物就是攻打敌人的士兵。一定要知己知彼，在多种攻打战术中选取一种最佳战术。邪气传经，要先夺取敌人还未到达之处，斩断敌人的要道；横暴的疾病，要保住我方还没有丧失的疆土，守住我方的城堡。而《孙子兵法》十三篇，其实已经说尽了用药治病之法。用药用兵的精妙，是五千年来中国人苦苦求索的结果。

在托名黄帝的中医学第一经典《黄帝内经》和托名神农炎帝的中药学第一经典《神农本草经》里，已经阐述了运用药物"集团作战"的道理，至张仲景之《伤寒论》，则达到了君臣佐使、七情和合、四气五味的巅峰。

要想懂方剂，先要明药性药理，比如，白术可以利腰脐之湿，当归可以治血虚头晕，川芎可以治头风，生地可以止血，人参可以救脱救绝，艾叶可以温脾，茯苓可以止泻，菟丝子可以止梦遗，甘菊花可以降胃火，杜仲可以除腰疼，大黄可以攻坚等。

还要懂药之配伍。比如，人参与当归并用，可以治气血之虚；人参与肉桂同用，可以治心肾之寒；人参与黄连合剂，可以治心胃不舒；人参与川芎并下，则头痛顿除；人参与菟丝并煎，则遗精顿止；等等。

最后、最重要的是要明医理、懂气机。该通者，不能堵，通营卫，则用麻黄、桂枝；通筋骨，则用木瓜、仙灵脾；通内外，则用柴胡、薄荷；通肺肾，则用苏叶、防己；通膀胱，则用肉桂、茯苓；通脾胃，则用通草、大黄；通阴阳，则用附子、葱、姜。

原理上讲虚者宜补，但中医又讲虚不受补，有愈补愈虚的人。所以补法最需要医生的理性判断。补法有四：补气，可以生阳，但要知道脏腑的差别，腑不通，则补不进去。补血，可以生阴，但要知晓老少的差别，老人可用肉补精血，小孩用饭补精血；妇女产前、产后，所补也有差异。补味，可以生精，五味有温凉寒热的差别，有不同炮制法的差别。补食，可以生形，但食物也有南北的不同、五谷的不同、禽与兽的不同，这些都是医生要明白的。

好，下面我们讲一下房中和神仙。

房中者，情性之极，至道之际，是以圣人制外乐以禁内情，而为之节文。《传》曰：先王之乐，所以节百事也。乐而有节，则和平寿考。及迷者弗顾，以生疾而殒性命。

所谓房中，是情性的终极，大道的边界。因此圣人制作音乐来约束内在的情欲，并为此而做文章，《左传》说：先王的音乐，是用来节制百事的。人快乐但有节制，就会性情平和而长寿。至于受到情欲迷惑的人，是不管这些的，也会因此而得病并且丧命。

关于房中这一支，古代有《素女脉诀》及《素女经》，相传素女是黄帝的房中老师，所以素女派是房中派的开始，后游离出医家，为道教所用，且体系庞大，且属于秘密相传。

房中术可以上推至远古时代。早在殷周时期，就有有关房中术的记载，比如《易经·咸卦》就描写了性交前的具体爱抚动作。春秋、战国时代，房中术作为四种方技之一，已经开始大流行。至葛洪时"房中之法十余家，或以补救伤损，或以攻治众病，或以采阴益阳，或以增年延寿，其大要在于还精补脑之一事耳"。（《抱朴子内篇·释滞》）房中术将"房事"视为夫妻极为神圣的大事，强调夫妻合气就像天地交合一般，要谨守阴阳之理，使全身气血通畅，五脏六腑都获得阴阳补益，才能达到祛病延年的养生目的。因此，中国古代房中术理论的主旨，不只是在帮助人们享受性爱，更重要的是，它是一种健身、养生之术，甚至是一种长生不老之术。道教中的其他许多方术，如导引、行气、服食、辟谷等，都有相同的主旨，即，以延年益寿、长生不老为最终目标。

1973年长沙马王堆汉墓被发掘，出土了大批竹简、帛书，其中有早已失传的医书十多种，房中术的专著就有六种：帛书《养生方》《杂疗方》《胎产书》，竹简《十问》《合阴阳》《天下至道谈》等，这些著作介绍了房中术的知识，包括性交前至性交结束后全部过程中男女表情、反应、姿势、动作的情况，强调了"七损八益"对人体利害关系，还涉及男性阳痿、茎软等性功能疾病的治疗方法，房中补益的方剂收集，以及求子方法、女子胎产方法。

既然古代方技包含房中一支，最起码说明房中是致病的因素之一，现如今，因性生活不幸导致的疾病很多，比如大量的手淫患者，大量的子宫疾患也与此相关，还有无性婚姻及纵欲者。我在《情到深处是中庸》里讲到《召南·草虫》篇时说过，远古时代，人们就把宁静源于情爱的秘密说透了。现如今，人们追求用各种方法来寻觅平静，打坐啦，练功啦，却忘记了最现成、最径直的这种方法，男女情爱深厚，是通人体中脉最走捷径的方法，那种会阴直通百会的销魂，不消多，也许只一次，就能让人从肉身的臣服与绽放直达心灵的平静。但这种体验也是可遇不可求的，人世间的事呢，没遇到只是没遇到，但不是没有。

其实，在男女关系中，不懂得臣服的，也难懂得幸福。这种臣服不是源于精神上的势差与较量，不是臣服为奴，而是一种甘愿消解自身的忘我。"忘我"这个词很深刻，人最难的是忘我，理性总在那儿支棱着，我们就无法柔软，也无法"奋不顾身"，不忘我，就无法回归本性，也无法启动天性里的良知，而所谓"舍得"，"舍"的根底其实就是"忘我"，忘我，才能"舍"，这种"舍"不是有意为之，而是真的什么都不要了。"我"都没了，"皮之不存，毛将焉附"？！不懂"忘我"，人便不知所以地拧巴、痛苦，并且总抱怨自己不幸福。男女亲密关系中的秘密就是，会给你一次无意识的体会"忘我"的机会，生命完全沉醉在身体的水乳交融之中，只有生命的呼应与和合，而全无理性的强迫与掠夺，犹如荒蛮的大地正在被开垦，而天光雨露也强烈地照耀着、滋润着，然后，有个新生命，在大地上生了根、长了枝杈，因满足、因丰富、因陶醉，而宁静地怒放了……这，大概就是"男女媾精，万物化生"的真义吧，也是房中是"情性之极，至道之际"的真义。

神仙者，所以得性命之真，而游求于其外者也。聊以荡意平心，同死生之域，而无怵惕于胸中。然而或者专以为务，则诞欺怪迂之文弥以益多，非圣王之所以教也。孔子曰：索隐行怪，后世有述焉，吾不为之矣。

所谓神仙类的技术，是用来保全生命的真元，并且向身外的天地山川广求养生之道的，同时赖以净化思想、安定心神，让人把生死两界等同看待，进而使人在心中去除对死亡的恐惧。虽然这样，还是有人专门把它作为一种事务去做，于是荒诞、欺诈、怪异、玄虚的书籍就日益增多，这实在不是圣人用来教化万民的东西啊！孔子说：追求神秘之事，奉行怪异之道，后世会有人专门讲述，我是不去做这件事的。

果然，神仙道至今都有人奉行和讲述，荒诞、欺诈、怪异、玄虚之说屡禁不止。

总之，此方技四种，实际上并非毫无关联，当是以医经为基础，经方为自然之用，房中是以自身为用，神仙则为最终所求之真境。古代方技四种，比现在中医、中药两种要宽泛得多，但房中和神仙两种，要谨慎从之。

4. 方士术数六种

众所周知，古代对医学影响最大的应为阴阳家、方士神仙、道家和《易经》。

其中，方士学术在我国由来已久，体系庞大，与医学关系犹为密切。方士学术从内涵上要大于医学，其术数，可以称之为医家学问的基础。据《汉书·艺文志》引刘歆考，术数有六种：天文、历谱、五行、蓍龟、杂占、形法。

这六种，是如何影响医家的呢？

术数六种是古代医家的基础理论，现代医家很少有具备这些理论基础的。有此六种术数，可以"神乎其技"矣！

第一是天文。

"天文者，序二十八宿，步五星日月，以纪吉凶之象，圣王所以参政也。《易》曰：'观乎天文，以察时变。'"

天文，指二十八星宿之序、五大行星以及日月的运行，而且要用这些考察人间吉凶，并用以圣王之参政。所以《易经》说：观察天文，用以觉察时事之变化。

顾炎武的《日知录》里说："三代以上，人人皆知天文。七月流火，农夫之辞也。三星在户，妇人之语也。月离与毕，戍卒之作也。龙尾伏辰，儿童之谣也。"而现今我们大多数人对天文却知之甚少。不是我们不仰望天空了，而是天空已对我们关闭了绽放。其实，古天文是古代学问里的要点，也是原始思维的要点。读《诗经》，要有天文常识，读《内经》，也要有星占历算的知识，要不然您真弄不懂《内经》为何总说春夏秋冬，弄不懂春夏秋冬，就弄不懂生命，其实春夏秋冬是生命最好的表述。总之，要想明白人道，最关键的是要先明白天道和地道。

夏商周三代，人人皆知天文，可见中国古人的高级。说白了，今人对时间的概念来自钟表和日历，而古人闻一下空气、瞥一眼星空，就可以知时辰。古人是从日月星辰、二十四节气、花开花落等来感知世界，因为是感知，而不仅仅是知识，所以就有美的感觉，就有诗意，而我们现在，身体感知滞钝，所以很难诗意盎然。即便是写诗，也是具象的，缺乏时空的动感。

第二是历谱，也就是历法等。

"历谱者，序四时之位，正分至之节，曾日月五星之辰，以考寒暑杀生

> 之实。故圣必正历数以定三统服色之制。又以探知五星日月之会。凶厄之患，吉隆之喜，其术皆出焉。此圣人知命之术也。"

所谓历谱，是用来次序四时之位，校正节气的分与至，结合日月五星之辰，以考校寒暑杀生之实。所以，圣王一定要正历谱以定制三统服色。比如秦朝崇尚黑色，西汉先是水德，尚黑，后汉武帝改为土德，而《黄帝内经》的成书年代也是在汉代，所以崇尚的也是土德，在身体上则是重视脾胃。至东汉又崇尚火德，尚红等。同时探知五星日月之相会。中国的皇历也是历谱的一种，是根据天干地支的生克，而定每日的吉凶悲喜，所以说历谱也是圣人的知命之术之一。

这件事因为关乎圣人知命之术，所以从黄帝开始，就指派专人来管理。在《国语》中，便有觋、巫、祝这些官职，又有"命南正重司天以属神，命火正黎司地以属民"这两句话。《尧典》也说："乃命羲和，钦若是天，历象日月星辰，敬授民时。"又说："璇玑玉衡，以齐七政。"由此都可以窥见上古重术数的情形。大抵当时所谓"祝"，其职务除司祀之外，还负有以下三种责任：①协时月正日以便民事；②推终始五德以定天命；③占星象卜筮以决吉凶。史官以外，这种"祝"便是上古学术思想的中心点。此后阴阳家与五行家，便由此推衍而生。

第三是五行。

> "五行者，五常之形气也。《书》云：'初一曰五行，次二曰羞用五事。'言进用五事以顺五行也。貌言视听思心失而五行之序乱，五星之变作。皆出于律历之数而分为一者也。其法亦起五德终始，推其极则无不至。"

五行，是五常之形气，是气，而非五种物质。五行说最早见于《尚书》："五行：一曰水，二曰火，三曰木，四曰金，五曰土。水曰润下，火曰炎上，木曰曲直，金曰从革，土爰稼穑。"《尚书》说：初一曰五行，次二曰羞用五事。原文是："初一曰五行，次二曰敬用五事。五事：一曰貌，二曰言，三曰视，四曰听，五曰思。貌曰恭，言曰从，视曰明，听曰聪，思曰睿。"也就是说敬用五事以顺应五行。如果从内心失掉五事貌、言、视、听、思，五行次序就会乱，五星也会出现变化。这些都是出于律历之数而划分出来的，依准五德终始的原则，可以无限推演而无不至。

五德终始说，是以五行相生相胜解释朝代兴衰。如黄帝时"天先见大蝘，土气胜，尚黄"；禹时"天先见草木秋冬不杀，木气胜，尚青"；商汤时"天先见金刃生于水，金气胜，尚白"；文王时"赤鸟衔丹书集于周社，火气胜，尚赤"（《吕氏春秋·应同》），如此下推，这是五行相胜说。五德终始说或许荒谬，但其生克之说却影响了中国文化几千年。

第四是蓍龟占卜，就是用蓍草和龟背占卜。

蓍龟者，圣人之所用也。《书》曰："汝则有大疑，谋及卜筮。"《易》曰："定天下之吉凶,成天下之亹（wěi）亹者,莫善于蓍龟。是故君子将有为也，将有行也，问焉而以言，其受命也如响。无有远近幽深，遂知来物，非天下之至精，孰其能与于此？"

翻译过来就是：蓍龟占卜，是圣人之所用。《尚书》曰："你如果有大疑，可以谋及卜筮"（大疑才占，而我们动不动就占卜，只能说明心虚，气血不足）。《易经》曰："定天下之吉凶，成天下之美好（亹亹）的，没有比蓍龟占卜更好的了。因此，君子将有所作为，将有所行动，问蓍龟而得到言论，其所作所为的反响也是明确的。不必在意远近幽深，一切都非常明确，如果蓍龟不是天下之至精，谁又能跟它们相比呢？！"

可见蓍龟占卜极其灵验，方士必知之。

除了蓍龟占卜，第五是杂占。

杂占者，纪百事之象，候善恶之征。《易》曰："占事知来。"众占非一，而梦为大，故周有其官，而《诗》载熊；羆虺蛇众鱼旐之梦，著明大人之占，以考吉凶，参卜筮。

所谓杂占，是了解百事之象，以候善恶之征兆。《易经》说：占事以知未来。古代有很多杂占法，梦占是其中最重要的，因此周代就有占梦官，所以有《周公解梦》这类伪书，而《诗经》中也记载了梦到熊羆虺蛇众鱼等梦的意义，比如《小雅·斯干》中，谈到了胎梦。说女人怀孕后做胎梦，如梦见熊羆为男儿，梦见蛇是女儿。说明大人之占，是用来考证吉凶、参照卜筮的。

第六是形法，有点像风水之学，但又不全是。

形法者，大举九州之势，以立城郭室舍。形人及六畜骨法之度数，器物之形容，以求其声气贵贱吉凶。犹律有长短，而各征其声，非有鬼神，数自然也。然形与气相首尾，亦有有其形而无其气，有其气而无其形，此精微之独异也。

所谓形法，从大的方面指按照九州之势，而建造城市和房室。从小的方面看，可以依照人以及六畜骨法之度数，器物之各种形象，揣度其声气贵贱吉凶。就好比音律有长短，而各验证其声，并非指鬼神灵异，而是大自然本身如此罢了。然而形与气相互影响，比如乐器的气孔与形状，一定会影响音质和音频。但也有有其形而无其气，有其气而无其形的，这些，是事物的精微导致其与众不同罢了。

这六种术数，在上古时代是很重要的。对于这些，不应妄下迷信的断言，如此便不符合科学实证的精神。科学史历来以天文学为先锋，以数学为基础，比如形气、历谱等就要求有严格的数学基础。无论如何，方士阶层试图从各个角度去探索人体生命规律与天地运行规律的和谐，从而建立起一种养生的原则与方法。其中最为重要的一点是他们极早地发现了人的无穷的潜能，并身体力行地积极开掘这种潜能，以弥补天地万有的缺憾。这种生命具有伟大功能，可"参赞天地之化育"的观念及理论，不仅在世界思想史独树一帜，而且对中医理论有着不可估量的影响。

因此，方士当指一种有特长学术的人士。广义地说，春秋、战国时的阴阳家、农家、医家、杂家等都可归入方士之中；狭义地讲，专指那些研究神仙丹药，希冀长生不老的人士，但他们对物理化学等自然科学及药物学的贡献也不容忽视。先秦的方士大约是宋玉《高唐赋》中的"有方之士，羡门、高谿、上成、郁林、公乐"之流，《史记·封禅书》说羡门等皆为燕人，属稷下学派的一个分支，为方仙道。齐国稷下学宫形成《管子》一书应该说是后来阴阳五行学说与神仙家言的发端之学。

其中邹衍之徒"以阴阳主运显于诸侯，而燕齐海上之方术传其术不能通"（《史记·封禅书》）。后来邹衍之术衰落，神仙家言大盛于齐国威、宣及燕昭王之时，至秦始皇、汉武帝时更为得到尊信，遂为一代之风，并影响中国社会达两千年之久。秦汉方士中著名者，皆被收入《列仙传》《神仙传》《高士传》中，有安期生、李少君、壶翁、费长房等，他们兼通医药，又采仙药，又修不老之术，是中国古代奇异的一群，也是值得研究的。

古今世界上的宗教，几乎是无不利用医药的，而我国古代的许多著名医药家，特别是宋以前医家，多集医、道为一身，如葛洪、陶弘景、孙思邈、王冰等，葛、陶二位是典型的道医，孙思邈则兼有佛家思想，王冰不是医家而是信奉道家思想的注释家。至于受道家思想影响的古代医家，那就难以计数了,从这个角度看,医、道的关系又是非常密切的,如果说东汉班固《汉书·艺文志·方技略》中的前两种医经、经方属医学,那么房中和神仙则是属于讨论长生久视的"神仙学"。这些研究都拓宽了医学的景观。

5. 道医对医学的贡献

这里,要讲个中国医学史上的大问题,就是:道医对医学的贡献显然大大超过儒医,尤其是宋以前的道医,如葛洪、陶弘景、孙思邈等。道医多讲究实修,重视实践,他们讲气脉、经络、方药等往往见解独到,出人意表。其方药多为丹药,其经络理论多从气功导引来,重"奇经八脉",又因他们避之于山野,针药不俱之时,便以按摩导引为其首选,可以真正做到"手到病除",针不过是手指的延伸。所以在重视保健养生的今天,道医的一些方法值得钩陈光大。

道教经典《道藏》收道书1476种,5485卷。其中涉及五脏、医经、养生、炼丹、气功、本草、方药、阴阳、导引、运气、按摩、胎息等诸多方面。其中收医书14种,有葛洪的《葛仙翁肘后备急方》,陶弘景的《养性延命录》,王冰的《素问六气玄珠密语》,孙思邈的《孙真人备急千金要方》等。收养生书20种,有《天隐子养生书》《摄生消息论》《太上老君养生诀》等。收气功导引书120多种,有《黄庭内景五藏六府补泻图并序》《石药尔雅》《黄帝九鼎神丹经诀》等。

6. 葛洪的丹药

咱们就以葛洪为例说一下道医的知识结构吧。

葛洪,少时博览多识,不求闻达,尤好神仙炼养之法。他的祖上是葛玄,葛玄又称为葛仙公,仙术家。仙公传郑隐,郑隐又传葛洪,葛洪著《抱朴子》行世。《抱朴子》分《内篇》《外篇》,《外篇》论人事,《内篇》论神仙术,兹就其论神仙一部分略述如下:

他认为神仙一定有,"天地之间,无外之大,其中殊奇,岂遽有限。……仗其浅短之耳目,以断微妙之有无,岂不悲哉?"

既有神仙,则修道自有成仙之法。葛洪认定修道之法有二,一为胎息与房中术(见《释滞篇》),这是属于内的;一篇服药,这是属于外的。葛洪又作《金丹》《黄白》二篇,始详载药品的分量与制法,而集炼丹说的大成,后来人们关于炼丹的理论,无不本于葛洪。

葛洪《抱朴子·内篇》中所记的仙药,据有关专家研究,大致可分为三类:

第一类是金石矿物类药,这主要涉及金丹术,古代有炼丹一派,丹者,石之精,故凡药物之精者曰丹。对外丹,葛洪是笃信,认为人生"服一大药足矣"。陶弘景是怀疑,20年间七次炼丹,失败六次,著有《炼化杂术》等。孙思邈是反对,"宁食野葛,不服五石",著有《丹经内伏硫磺法》。而关于炼丹术的经典之作,是《周易参同契》,有兴趣的读者可以去看。

除了矿物质外,葛洪重视的第二类是五芝,芝草在秦始皇时代就已经为方士们所看重,汉代许慎《说文解字》解为"神草"。现代医学证明,灵芝草确有益精神、强筋骨、健脑安神的功能,是治疗神经衰弱、慢性支气管炎和健身益寿的良药。汉末三国时,在神仙方士中流行饵芝之法,据说当时有人迷入深山,见仙人服食黄芝,便告诉了华佗,华佗以此教人,人皆高寿而强壮。从有关资料看,隋唐之前,修仙的道士们已开始人工引种灵芝草。除上述的菌芝外,五芝中还包括石芝、草芝、肉芝、木芝四种。石芝主要是一些如石珊瑚、石笋、滑石矿、古动植物化石等天然矿物质;

草芝为深山老林中世人罕见的一些奇花异草，如独摇芝、牛角芝等；肉芝则为万岁蟾蜍、千岁灵龟、千岁蝙蝠、千岁燕子等一类稀有动物；木芝，有的是树脂一类树的分泌物如飞节芝等，有的是树干和树根的寄生物如木渠芝等，有的是一些珍奇植物如参成芝的稀有蕈类。

第三类是一些具有滋补作用的草本药。这类药在今天中医健身补脑、益寿延年的方剂中还经常采用，如茯苓、地黄、黄连、石韦、枸杞、黄精、甘菊、麦门冬、松柏脂、五味子、石菖蒲、桃胶、胡麻、槐子、远志、松实等。在方士的传说中，这类植物常常有神奇的效果。《抱朴子》中就有许多这方面的记述，如有一位叫韩终的人，他坚持服菖蒲十三年，以致身生毛发，寒冬腊月袒胸露臂也不觉冷，一天内读书万言皆可过目成诵。诸如此类的传说在有关医方术的著述中比比皆是，实际上，这些传说只不过是方士们为了广告效应而故弄玄虚，制造神秘。不过，从现代中医药学的角度来看，被方士们称作仙药的这类草本药对人身的确有着一定的滋补强壮作用。我说过，要想补，得先宣开中焦，否则是补不进去的，如果三焦通畅，吃一些是没有问题的。

7. 葛洪对辟谷的看法

在世界宗教史上，虽然佛教、伊斯兰教等也都有"饿斋""戒斋"之类的名目，但与我国古代道家的辟谷在目的、方法和要求不尽相同。而我国医家历来认为，人身赖天之五气和地之五味以生存，所以，除了某些疾病必须禁食断谷以外，原则上是不赞成像道家那样辟谷的。如《周礼·医师章》就已指出："以五味、五谷、五药养其病。"《素问·藏气法时论》更具体地说："毒药攻邪，五谷为养，五果为助，五畜为益，五菜为充，一味合而服之，以补精益气。"这里明白地指出：药物的作用，是用于攻邪治病的，而补益精气，还必须依靠日常的五谷等饮食。

葛洪不相信单独辟谷就可以长生。他肯定地回答问者说："断谷，……不以独令人长生也！"又说："问诸曾断谷积久者，云：'差少病痛，胜于食谷时。'其服术及饵黄精九日；又再服禹余粮三日，令人多气功，堪负担远行，身轻不极。"此句中"术"指白术，说明辟谷须得力于多种药物，否则体力就不济了。最后葛洪认为："道书虽言：欲得长生，肠中当清；欲得不死，肠中无屎。""食谷者智而不寿，食气者神明不死。""此乃行气者一家之偏说耳！不便孤用也。"

8. 葛洪论胎息

"胎息"一词的起源，按葛洪最初的论述，是因人处在胎息状态下，像胎儿在母腹中那样，能不以口鼻呼吸而得名。后人对胎息的论述，虽然五花八门，但胎儿在母腹中不以口鼻呼吸这一点，则是共同的。因而我们可以明确地对胎息下定义：不以口鼻呼吸谓之胎息，这是胎息的最主要的特征。

不以口鼻呼吸有可能吗？《苏沈良方》中曾记述了宋苏东坡的练功感受："一息自住，不出不入，或觉此息从毛窍中八万四千云蒸雾散，无始次来，诸病自除。"这是对胎息景象的真实写照。

胎息虽然能不以口鼻呼吸，但人在胎息状态下，并非不与外界交换气体了，由于全身毛孔、穴窍张开，内外气体交融，氧气进入体内，二氧化碳排出体外，从而实现了呼吸功能，这种人与外界交换气体的方法，科学上称为体呼吸。这里说的体呼吸,是指气体交换而言,非指一般的呼吸活动。

中医理论认为，肺主气，司皮毛的开合，足太阳膀胱经主一身之表，也司皮毛的开合，认为皮肤毛孔是人体气化的门户。胎息的实践，实乃中医这一理论的证明。"得胎息者,能不以鼻口嘘吸,如在胞胎之中,则道成矣。"但随着练功的普遍，出偏时有发生，会出现一些头面赤热、精髓不固等症状，后世医家则建议辨证施用中药，如用黄芪建中汤、天王补心丹等调理。

葛洪在《抱朴子》中，对前人有关房中术的观点还做了系统阐发，认为房中、服药、行气是健康长寿的三个条件。人不可绝断房事，阴阳不交则幽闭怨旷，多病而不寿。但亦不可纵欲，要节制房欲，还精补脑，得节宣之和，如房事过滥则如冰盆盛水，十分危险。葛洪还详细阐述了房事的方法、注意事项，为晋代房事养生学说的集大成者。

长生要诀不外房中、行气、服药三大端。围绕着长生不老的宗旨，大致可划分为由里到外的三个层次：其中心层次是汤液、针灸、本草等传统医学的基本内核，且和服饵、外丹相联系；其中间层次是导引、调息、辟谷、房中、内丹等自我锻炼方法，和今天的气功、太极拳相当，与广义的传统医药学相联系；最外层次是符箓、药签、禁咒、祭祀、斋醮一类方术，实质上是传统医学的扩展。

关于方士的话题我们告一段落。

奇恒之府

回到原文。

开篇黄帝发问：我听说方士之中，有人以脑髓为脏，有人以肠胃为脏，也有人把这些都称为腑，如果向他们提出相反的意见，他们却都坚持自己是对的。我不知哪种理论是对的，希望听听您的看法。

很多人提出观点，都"自谓是"，就是认为自己对，别人不对。黄帝则怀着谦卑的心，说"不知其道"，承认自己真的不懂，愿意听听老师的见解。

岐伯对曰：脑、髓、骨、脉、胆、女子胞，此六者，地气之所生也，皆藏于阴而象于地，故藏而不泻，名曰奇恒之府。

岐伯回答说：脑、髓、骨、脉、胆、女子胞，这六种是禀承地气而生的，都能像大地包藏万物那样贮藏阴精，所以它们的作用是藏而不泻，叫作奇恒之腑。

在这里，提出个新概念——奇恒之腑。奇，有两个含义，一是单数，二是奇特。恒，是恒常。奇恒之腑肯定不同于六腑，这个不同表现在哪里呢？首先，六腑为阳，泻而不藏。而脑、髓、骨、脉、胆、女子胞这六个事物虽然定名为腑，却应象于阴，应象于地，都具有"藏而不泻"的特性。藏而不泻，是说它们是一类相对密闭的人体组织，不与水谷直接接触，即似腑非腑；同时具有类似于五脏贮藏精气的作用，即似脏非脏，所以，奇；而且永远保持着自己的特异状态，故，恒。

奇恒之腑，除胆属六腑外，都没有和五脏有表里配属关系，但有的与奇经八脉相联系，所以称它们形态多中空而似腑，功能又多能贮藏精气而似脏。你看女子胞，子宫是不是空的？是空的。是空的，而又能够孕育孩子，又能够藏生命之精华，所以又是实的，她永远具备着奇特的，既不是纯阴，也不是纯阳的象，所以才称它们为奇恒之腑。

再说脑，督脉通脑，《灵枢·海论》说：脑为髓之海。脑一定藏髓，髓也一定是阴精；可是脑又是诸阳之会，所以，脑既有脏"藏精"的特性，又有腑"阳"的特性。这就是大脑的"奇"与"恒"的地方。道医把大脑分为九宫，其中宫就是"泥丸夫人"，既然是"夫人"，就是指她"阴"的特性，藏而不泻的特性。

过去有摸骨术，首先是摸头骨。头上的两个角叫"大青龙角"，额头上的两个角叫"小青龙角"，之所以以"青龙"命名，就是指头部有生发之性。小青龙角大的人，额颅就长得开，前庭就饱满，古人就认为此人少年运势好，早慧。西方人也认为脑袋的形状与人的思维力、运动能力或语言能力等有关，哪里鼓溜，说明哪个区域代表的功能发达，而所有的罗汉脑袋都长得不是这儿鼓一块就是那儿凸出一块，所以他们都是有独特才能的人。

老年痴呆症肯定是脑病，因为病人的语言能力、思维能力、运动能力等都出现下降和变化。明白了"脑"的功能，就知道它藏精的能力和阳气化万物的能力都出问题了，也就是阴阳俱虚了。

岐伯怕我们不明白奇恒之腑的含义，接着解释道：

夫胃、大肠、小肠、三焦、膀胱，此五者，天气之所生也，其气象天，故泻而不藏，此受五藏浊气，名曰传化之府，此不能久留，输泻者也。

胃、大肠、小肠、三焦、膀胱，这五者是禀承天气所生的，它们的作用，是像天一样健运周转，所以是泻而不藏的，它们受纳五脏的浊气，所以称为传化之腑。这是因为浊气不能久停其间，而必须及时转输和排泄的缘故。

所谓天气之所生也，就是阳气所生。天就指的是阳。"其气象天，故泻而不藏"。你看胃、大肠、小肠、三焦、膀胱，这五个东西都要及时地排空。我们生命有没有力量，就取决于这五个腑能不能及时排空。

胃排空了，肠就实了。小肠把营养都吸收走了，大肠把垃圾都吸收走了。胃排空了，人就饿，于是就吃，然后继续往下走、往外排，如若不排，滞留在胃就是胃胀；滞留在大小肠，就是腹胀。腹胀就是"泻而不藏"出问题了，不知道泻了。所以六腑以通为用，我们生命最重要的功能就是六腑要常通。此五腑"受五藏浊气"，既然是浊气，就一定要排空。所以这五个专门叫作"传化之府"。这里面有两个概念，一个"传"，一个"化"。传，是传递；化，是变化，这是五腑的两个功能，传要好，化也要好，才是身体好。身体好不单纯是五脏收了精。身体好还有一个指征，就是六腑的传化功能好，传化好的一个看得见的标志，就是"便便"要成形完整、软硬适度。如果你吃什么拉什么，就是没"化"。我曾经说过，我们的生命所做的一切努力，都是把粗糙变成精华，生命的可贵之处就在于此。所以什么叫人生失败？人生成功就是把粗糙变成精华，人生失败就是把精华变成粗糙。

不知大家发现没有，"传化之府"里少了胆，因为胆被放到奇恒去了。所以，胆，又是六腑里最奇异的一个。

魄门亦为五藏使，水谷不得久藏。所谓五藏者，藏精气而不泻也，故满而不能实；六府者，传化物而不藏，故实而不能满也。

"魄门亦为五藏使"。因为肺藏魄，所以魄门就是肛门。肛门也有为五脏行使输泻浊气的作用，这样，水谷的糟粕就不会久留于体内了。

"所谓五藏者，藏精气而不泻也，故满而不能实"。所谓五脏，它的功能是贮藏精气而不向外发泻,所以它要保持精足的状态,这里的"满"指"精足",但不能出现凝聚的状态,这里的"实",指凝聚,五脏气血凝聚,人则病。什么最憋五脏?情志。情绪最拥堵五脏,情绪的过度或不及,都对五脏有害。

同样是"满"和"实",在六腑功能里,确是别样的意义。

"六府者,传化物而不藏,故实而不能满也"。六腑,它的功能是将水谷加以传化,而不是加以贮藏,六腑要长空,五脏要常实,这个是变的。所以六腑要有力气传化,这里的"实",指有劲儿;这里的"满",指堵塞,也就是六腑永远不能堵塞,六腑经脉堵塞,人则大病。

拉大便没劲儿,先是肺气虚,大肠自然也没劲儿。大便拉不出来,尿也撒不出来,汗出不来等,六腑空不掉,都是六腑阳气不足,没劲儿。六腑为阳,阳气足,六腑就运化正常。

阳气的另一个表现就是固摄力,阳气不足、固摄力不够的话,人也会有各种收不住的象,如汗收不住、大小便失禁等,甚至有的女人会子宫下垂,元代著名医学家朱丹溪就遇到过子宫脱垂于体外的病人,他一方面给女子补中益气;一方面让女子用五倍子淘洗子宫,并揉搓,用五倍子酸收之性以收子宫,可谓妙用。先让子宫收缩,然后再推回去复位。

另外,中药有五味子,味酸,气温,入肺、肾二经,乃收敛之药,有人认为五味子有五味,所以可以入补五脏。但是它补五脏跟红参补五脏虚完全是两回事。红参是真补,补气又补精。而五味子入五脏,只是用酸收之性敛一下五脏,因为五脏本来为阴,就应该主收。收的能力变弱了,用五味子来收一下即可。所以大家别脑子一想:我没钱,我就直接用五味子得了,别用红参了。完全两回事。

所以说句实话，要想真学中医，一定要在药房待三年。先在药房抓药，熟悉药性，熟悉方子，然后才能进诊室学望闻问切。

所以然者，水谷入口，则胃实而肠虚，食下，则肠实而胃虚。故曰实而不满、满而不实也。

翻译过来就是：所以出现这种情况，是因为水谷入口下行，胃充实了，但肠中还是空虚的，食物再下行，肠充实了，而胃中就空虚了。因此说六腑是一定要有劲儿运化，而不能淤堵；五脏则是要始终精足而不能气血凝聚。

食物消化了，则肠实而胃虚。你看《内经》说得多明白。这就是人体的传化能力、上下交通能力，上下交通能力变差的话，就可以揉带脉，或者按揉天枢穴。记住，凡是身体里面的穴位名，只要沾"天"字的，都特别重要。

天枢，本是星名，为北斗七星之一。易学认为，北斗天枢是智星、吉星，象征着强有力的统治管理。天枢穴，枢，指枢纽。人体上部应天，下部应地，本穴位于脐旁，在人体正中，位于腹部，横平脐中，前正中线旁开2寸。其深部为小肠。为天之枢纽，故名天枢。别名又叫长溪、长谷、补元。属足阳明胃经，又是大肠经募穴。《千金方》说"小便不利……灸天枢百壮。天枢，主疟振寒，热盛狂言。天枢，主冬月重感于寒则泄，当脐痛，肠胃间游气切痛。"《针灸大成》说："妇人女子癥瘕，血结成块，漏下赤白，月事不时。"现代常用于治疗急慢性胃炎、急慢性肠炎、阑尾炎、肠麻痹、细菌性痢疾、消化不良、泌尿系统结石、月经不调、阑尾炎、子宫内膜炎、肾炎、水肿、高血压、腰痛、小儿惊厥、间歇热、胆道蛔虫症等。

人体上下不交通，胃病肠病，都靠天枢来解决。平时揉肚子同时按揉天枢，更管用。甚至发烧，尤其是上半身热，下半身凉，什么药都不管用时，可以直接灸两边天枢 10 壮。

其实，越学习，我们解决问题的方法越多。学经脉后，我们可以推经络。再明白时，可以推穴位。再明白后，可以推任督冲。再明白后，可以用药。经脉，是我们身体的能量源；穴位，是我们身体的能量源；任督冲，也是我们身体的能量源；情绪，也是我们的能量源；快乐，就通经脉；不快乐，就拥堵经脉。只要是能量源，通通可以用来治病。

所以特别希望大家跟我学完以后，先不说别的，咱先学一个自在，先学一个从容。遇到什么事，别人大呼小叫的时候，自己能沉得住气，望闻问切的前提就是先冷静观察，想一想病因，想一想治病原理，先给自己一个思路，然后一步一步下手，如此，也叫没白学。

在临床上，我特别在意西药和中药不能混着吃，因为两者有可能作用相反，甚至有可能有严重副作用。有些医生往往忽视了这一点，最后出了问题都搞不清楚问题出在哪里。当然了，现在更多的医生是中药西药一起开，还号称：中药要都管用，要西医干吗？！这真是让人无语！

中国的老人有一个问题：每天大把大把吃药，不花光医保的钱，心总有些不甘。却不知代谢这些药对他的生命是一个多么大的负担。有一个老头，80 多岁了，找我看病时，我让他把所有的西药和营养品都停了，否则不给他开中药。我旁边正好坐着个中医博导，吓得冷汗涔涔，问："都停了，不危险吗？"我说："没事，有中药顶着呢。"老人当过兵，上过朝鲜战场，至今身上还有弹片。我说："您死都不怕，还怕停药吗？！"老人呵呵一笑，说："没问题。"四十服中药后，老人家神清气爽，说话都有了金属声，铿锵有力，老人家的儿孙说："这下老爷子又该出去找大妈聊天了，每天都看见他在楼下跟各种老大妈有说不完的话。"我说："聊就聊吧,他还能聊多少年啊!别拦了老人家的欢喜,欢喜,也治病啊。"

为什么现在得肠癌的人特别多?就因为我们死要面子活受罪。古语说,伤心,可以肝肠寸断,此言不虚。

曾见过一个女病人,已经做过直肠癌手术了。她是那种外表喜兴的女子,却得了直肠癌。我说："其实你骨子里不是那么高兴,有很大的痛。"她说："没有啊,曲老师,我天天开心死了,特别是看您的书的时候。"我说："是啊,看我的书开心死了,但是不见得你生命开心死了,如果真开心,你不会得直肠癌。你有一个秘密一定藏得特别深。因为脑子拒绝自己总想这件事,所以你把这个秘密沉底了……"然后她就哭了,哭了,就好。如果不哭出来,委屈就始终存在,手术做了也没用。凡是六腑堵塞的东西基本上都属于本能的憋。藏在五脏的东西还不属于本能的憋,属于理性的憋。哭,就是放下自我的第一步。

其实这个女人挺纯真的,她非常爱自己的丈夫,而她丈夫不爱她。这世上,谁先爱了,谁就败了。每次她丈夫出去跟别人约会,她心里明镜似的,可嘴上都高高兴兴地说：去吧,去吧,忙去吧。于是"装大方、装高兴"渐渐成了她的习惯,可丈夫一出去,她就在屋子里各种难受和愤怒。丈夫回来时,她又各种笑颜相待。这不得病才怪呢!明白了病因之后的第一步,就是不装了,丈夫再出去约会的时候,她会哭着说："咱们最好把问题解决下,省得你也装、我也装,大家都得病……"有些男人呢,就喜欢偷偷摸摸,一旦不能偷偷摸摸了,也就无趣了。现如今,她丈夫也回心转意了;而她呢,就是丈夫不回心转意,她自己也多少明白些了,开始率真地活自己了。

人啊,越早活明白越好,别让虚荣心啊什么的挡了人生之路。先知道

▶ 人啊，越早活明白越好，别让虚荣心啊什么的挡了人生之路。先知道自己有什么、缺什么、最需要什么就好。

自己有什么、缺什么、最需要什么就好。比如说我有才，就不必找有学问的。缺什么呢？我有梦想，缺一个帮我圆梦的人，我不想过多地介入庸常生活，不想知道房子怎么盖，盐多少钱一斤，米放在哪里，面如何变成馒头等，所以我缺一个生活的魔术师，那就找一个生活的魔术师就好啦，然后我就赞美他：建筑师（大家都去过元泰堂吧，从设计到装修，每一个细节都出自他手）、米其林大厨，甚至华佗再世（按摩走罐无所不能，而且都是自学成才），总之天天给他发各种证书，而且是真心的赞美……双鱼啊，就是来玩的，玩好了就成。

人这一辈子啊，如果你就想当美食家，就想吃好喝好，那就找一成天乐呵呵的厨师，别有什么门第观念，这一辈子吃好了，也值了。别弄得自己一辈子啥都没享受到，除了生孩子，做家务，出去上班，成天劳累，还看别人脸色，最后还一身病！这样的日子，就是没活明白。

有人说：你不管老公可以，孩子总得管吧？真没管。三岁半就寄宿了，我说妈妈笨，管不了你。儿子说：没问题，我自己管自己。

三

—— 气口独为五藏主

接着讲原文。

帝曰：气口何以独为五藏主？

黄帝问道：为什么气口脉可以独主五脏的病变呢？

气口，指右手之寸口脉，寸口成寸，以决死生。

岐伯曰：胃者，水谷之海，六府之大源也。五味入口，藏于胃，以养五藏气，气口亦太阴也。是以五藏六府之气味皆出于胃，变见于气口。故五气入鼻，藏于心肺，心肺有病，而鼻为之不利也。

先解释这一句："胃者，水谷之海，六府之大源也。"岐伯回答说：胃，是水谷之海，为六腑的泉源。

关于这一句的解释，《灵枢·玉版》说："人之所受气者，谷也。谷之所注者，胃也。胃者，水谷气血之海也。海之所行云气者，天下也。胃之所出气血者，经隧也。"

人所受之气，来源于水谷。水谷注于胃，胃为水谷气血之海。海行云气，弥漫天下，所以胃气也灌注全身。而胃所生气血运行的通道，就是经脉。

《灵枢·海论》中，岐伯曰："人有髓海，有血海，有气海，有水谷之海。凡此四者，以应四海也。……胃者，水谷之海，其输上在气街，下至三里。冲脉者，为十二经之海，其输上在于大杼，下出于巨虚之上下廉。腹中者，为气之海，其输上在于柱骨之上下，前在于人迎。脑为髓之海，其输上在于其盖，下在风府。……水谷之海有余，则腹满；水谷之海不足，则饥不受谷食。"

由此可知，人体有四海：髓海、血海、气海、水谷之海。胃为水谷气血之海，其疏布范围，上在气街，下至足三里。通调水谷，重在通条气街（大腿根部）到三里区域，拍打、按摩、艾灸，皆可。另外，冲脉为十二经之海，腹中为气之海（揉腹就是培补正气，疏泄邪气的方法），脑为髓之海，其疏布范围在天灵盖和风府之间，所以按摩头部和按摩风池、风府，对脑髓有利。

水谷之海邪气有余，人就腹满膜胀；水谷之海正气不足，人就会感到饥饿而又食不下。

《灵枢·卫气》说："六府者，所以受水谷而行化物者也。"

《灵枢·本藏》又说："六府者，所以化水谷而行津液者也。"

这两句话细读起来完全不同：一是受水谷而行化物，一是化水谷而行津液。这里面涵盖了六腑四个功能：一是受水谷，二是化水谷，三是行化物（推动所化之物前行），四是运行津液。

关于运行津液一条，我们在《灵枢·五癃津液别》中找到详细的解释："水谷入于口，输于肠胃，其液别为五。天寒衣薄则为溺与气，天热衣厚则为汗，悲哀气并则为泣，中热胃缓则为唾，邪气内逆，则气为之闭塞而不行，不行则为水胀。"一个是尿，一个是汗，一个是泪流不止，一个是涎（哈喇子），一个是水胀。

唯有《素问》与《灵枢》相参，我们才能全面地理解"胃者，水谷之海，六府之大源也"的含义。

接着看原文。

五味入口，藏于胃，以养五藏气，气口亦太阴也。

这句翻译过来就是：饮食五味入口，留在胃中，经足太阴脾的运化输转，而能充养五脏之气。气口亦太阴也，脾、肺为太阴经，脾主输布津液；肺朝百脉，气口为手太阴肺经过之处。

是以五藏六府之气味皆出于胃，变见于气口。

"是以"永远翻译成"因此"。因此五脏六腑的水谷精微之气味，都出自胃，都反映于气口寸脉。

"变见于气口"，变，就是病态反应。本来胃气主降，胃气不降就是病，只要一往上升，五官窍就会有反应，比如眼睛就肿了，鼻子也闻不到气味了，嘴巴里也都是浊气等，这些毛病都会反映到寸口脉上。

故五气入鼻，藏于心肺，心肺有病，而鼻为之不利也。

因此，五气入鼻，藏五气留于心肺，当心肺有了病变，则鼻为之不利。

所以鼻炎等不过是心肺病变的外在反映。

五官窍清爽、均衡，实际上也是五脏的反映。五官窍不通利，就是五脏的瘀阻，比如眼干，是肝病。嘴巴干，是脾不好。耳鸣耳聋，是心出问题，等等。

古语说："清涕者，脑冷肺寒所致，宜乌头、附子、干姜之属。"可见阳虚是过敏性鼻炎的病因之一，即流清鼻涕，是肺寒。阴邪凝聚于上则闭其清道，故鼻流清涕，肺液为涕，清者，肺寒之征，是肺阳不足的表现。清涕久之，则为浊涕，浊者，根儿还是肺寒，但人体自保功能会产生热来攻寒邪，人体的热能发生作用后，清涕就变成了黄鼻涕，这就是疾病即将痊愈的征兆。总的原因在于心肺之阳衰，而不能收束津液。此时如果一味用药宣散，就会消耗正气，鼻涕也会长流不休。肺为清虚之所，着不得一毫阴气，如果心肺之阳不足，就不能制止上壅的阴气，阴气上壅，人就呼吸喘促、咳嗽痰涌，这时如果治疗方向错了，就会伤肾，发为哮喘。凡是喘都是肾的事，肾不纳气则喘。也就是说，不懂原理的话，动不动就服药一年以上，可能会出现坏症。喘症为什么很多人觉得不好治，因为已经伤到根儿了，伤到肾了，重调元气法都不好用了。

鼻子不通气，不能畅快呼吸、头疼，最主要的原因就是我们周围的气息是压抑的，不自由的，小孩子在父母的掌控下，约束了他们关于自由的想象。因为鼻子上通于脑，脑部的压力会导致鼻炎，就这么简单，什么能治病？有时候，逃跑能治病，方位能治病。人生活在世上就是要自由，就是不要被别人控制，能自由地呼吸，是人生最大的快乐！

有家长说：我没压抑过孩子啊？那是你以为的，咱就说吧，哪个孩子不怕爹妈吧，哪个孩子不顾及爹妈感受？！我们教育小孩要听话、要孝顺，我小时候，爹妈都没有时间管我，可我还是觉得被憋，难受，不能为所欲为。为了怕父母不高兴，我不想考大学也考了；为了怕父母不高兴，我不想结婚也结了……父母总说：我只是爱你，没管你。可有时候，爱比管更狠啊。

四 六不治与十不治

最后一段。

凡治病必察其下，适其脉，观其志意，与其病也。拘于鬼神者，不可与言至德；恶于针石者，不可与言至巧。病不许治者，病必不治，治之无功矣。

"凡治病必察其下（下窍是否通）"这句，我认为它漏了个字"上"，应该是凡治病必察其上下，五脏有没有病全看窍——鼻窍，眼窍，口窍，耳窍，前阴后阴。光看下窍前阴后阴，是不全面的。但我们不能擅自改经典，所以我只能在私下说。

这句翻译过来就是：凡治病，必观察其上下九窍的变化，还要审视脉候，观察病人的情志精神，以及病人的其他表现。

"适其脉"，就是一定要把脉，凡是不把脉的中医就不是中医。

"观其志意"。《灵枢·本藏》说："志意者，所以御精神，收魂魄，适寒温，和喜怒者也。"所以观其志意，就是观察病人的精神状态及其喜怒哀乐。用我的话说，就是看人性，才能挖出病根。

"与其病也"。至于病人的其他表现，那就多了，一般先看症状，但大多数病人只是说西医给的病名，医生如果把重点放在西医病名上，就会耽误大事。中医师应该在病人口述病情中寻找蛛丝马迹，然后脉症合参，才能抓住主证。如果医生连病人说话的机会都不给，那基本就没有可能治愈疾病。

有些医生会不耐烦，说病人会从出生说起，哪有那么多时间当病人的情感垃圾桶！是，病人肯定有问题，因为他是病人啊，但你要会引导他才是，及时把他从磨叨状态拉回来才是。问病，是需要技巧的；抚慰人的心灵，也是需要技巧的；甚至骂人，都需要技巧，关键看你有没有直指人心的力量。

比如，有个病人主述："从春分那日起，总起夜，一宿都不知道自己睡没睡，一趟一趟起来，尿又不多，总觉得小腹部空，整个身子好像分成了上下两半，腿没劲儿。心里烦躁得很……白天特别困，可还是睡不着。"从这段话里，就要抓住"整个身子好像分成了上下两半"这句，这不就是"心肾不交"的形象比喻吗？再结合节气的主气、客气，以及脉象，就明白这是心肾不交造成的失眠，然后就好办了，开交泰汤一定管用。

还有一女子来看不孕不育。但她的主述里有一句：总是手腕、脚腕剧痛。由此我一下子便明白了她的不孕不育并非是子宫或卵巢的问题，而是她的生活状态非常糟糕的问题，我说："你的生活就是被捆绑的奴隶生活啊！总是被欺诈，全然没有自尊。"那女子当场号啕，于是我们便听到了一个类似远古的奴隶生活的故事。有时候，在临床上真的能听到非常奇葩的故事，甚至有类似《聊斋》的故事。帮这个女子解除了思想上和生活上的困境后，她很快就怀孕生子了，手腕、脚腕也不再痛了。

上面讲的是对医生的要求，下面讲对病人的要求。

拘于鬼神者，不可与言至德；恶于针石者，不可与言至巧。病不许治者，病必不治，治之无功矣。

好，最后这句话特别有名。先讲一下"拘于鬼神者，不可与言至德"，这是对病人的要求，病人如果讲究封建迷信，你就别跟他谈医理。这在扁鹊的"六不治"里，叫"信巫不信医，不治"。有病非要求鬼神的，咱们就管不了。

"恶于针石者，不可与言至巧"，讨厌针石治疗的病人，也不可能和他们谈论医疗技巧。这世上，信，很重要；不信，也很重要。不信中医的人，肯定也得不到中医的福报。强迫不信中医的人相信中医，也挺讨厌的。孔夫子说："己所不欲，勿施于人"，就是你自己不想做的，你不要强迫别人做。现实生活中，很多人"己所不欲，勿施于人"能做到了，可又犯了另一个毛病，就是将己所欲，强加于人，包括情感、喜好等。其实，任何情感胁迫和道德胁迫都是群居社会的大忌。我们身处互联网时代，社会越来越多样化，人也越发多样化，未来还有可能是"圈子"与"圈子"的交往，个人需要的个人空间反而会越来越大，人，会很害怕任何情感的挤压，每个人都多一点自我空间，这是非常重要的。我们与别人交往时，更要有所节制。这需要我们有某种诗意的简单——己所不欲，勿施于人；己所欲，更要勿施于人。

跟我学习的人，一定要牢记两个大忌：一、不能因为自己喜欢中医，而强迫别人也喜欢。自己偷着乐就成了，别逢人就叨叨。有人说："我在宣传中医啊。"那就等你学好了、学扎实了，再去宣传。二、不能听了几节课，就开始对别人指手画脚，动不动就说人家有病。谁疼谁知道，谁病谁难受，犯不着你在旁边多嘴。

有人听了两天我讲脉法的线下课，就张狂地说："我已经掌握大方向了，可以出去指点江山了。"我对班主任说："开除这个人。因为这人缺乏学医道的一个基本精神。"为什么？我们学了三十年了，越学越不敢说狂妄的话，越学越要"胆欲大而心欲小"，学医道的人，应该越学越谦卑，越学对大自然越敬畏，越学越知道你别执意跟老天夺人。说句实在话，没抓药三年，没试药三年，没中过毒，也没经历过治死人的伤痛，就永远别说自己学成了。

任何学习都得先踏踏实实的。一句话，读大学还得学五年呢。你跟我听五年《内经》《伤寒论》等，肯定比在大学的收获要多。但更大的收获，应该是收获了一颗从容自在的心，一份不被世事惊扰的沉静，一份守着经典的坚强和喜乐。

"病不许治者，病必不治，治之无功矣"。有病不许治疗的人，他的病是治不好的，勉强治疗也收不到应有的功效。

"病不许治者"，首先是不信任医生。这世上，人各有好恶，不信者不强求。但也要提防那种进屋就磕头求医的人，这种人，急了时，怎么作践自己都可以，人若没尊严了，各种撒泼无赖手段都用得出来。人与人之间，一个"您"字就可，不必各种套近乎，认真服药，听话，比什么都重要。还有，说话要有标点符号，别总问：曲老师腰痛怎么办？曲老师腰不痛。问就好好问："曲老师您好，请问我腰痛怎么办？"问题都不能好好问的人，帮不了，因为他脑子不清楚。

▶ 人与人之间，一个"您"字就可，不必各种套近乎，认真服药，听话，比什么都重要。

哪些病人不好管呢？有钱就任性、自大的病人，不会遵守医生的告诫。贫穷、衣食尚且不足的病人，没有钱财购买药物，治疗也终难为继。整天为了生活焦虑劳苦、不能休闲的病人，心境也可想而知。没有主见的病人，一听到荒谬而能蛊惑人心的说法就会放弃治疗，另寻他法。还有的病人成见在先，心性多疑，害怕温补，一见医生开人参、白术，心里就先抗拒；有的病人惧怕泻下，一见医生开芒硝、大黄，精神就开始涣散，如此，治疗也无法继续。还有的病人一直处于生活的困境，欲而不得，内心总是忧虑，这种人良药也难以医治。性急的病人如果得了慢性病，就会不断更换医生，发点症状就大呼小叫，这样医生也会困扰，同时会随便用药，因为知道你不能坚持服药。还有的病人患了无法启齿的病情、难以告人而不愿讲出，有的甚至故意隐瞒病情，用切脉来试验医生，却不知道即使古代高明的医生，也没有舍弃望、闻、问三诊而只凭一项切脉来诊治疾病的啊！比如关脉弦紧，要么是伤食，要么是生了大气，至于是哪一天被伤的，伤人的又是什么食物，哪里能够只凭脉象就会知道呢？！

以上诸多的问题，医生和病人都应该注意。

此外，扁鹊有个六不治的说法：骄恣不论于理，一不治也；轻身重财，二不治也；衣食不能适，三不治也；阴阳并，藏气不定，四不治也；形羸不能服药，五不治也；信巫不信医，六不治。有此一者，则重难治也。

我们逐条看一下。

第一条是"骄恣不论于理，一不治也"。这句话翻译过来就是：只要这人不讲理，你就不要管他。讲理这事很重要，有些人就是傲慢，我执，不讲道理，甚至有的病人进门就说："你要能治好我，分一半家产给你。"谁稀罕你的一半家产！这也是傲慢、我执、不讲理的表现。记得我当时是直通通地怼回去："少来这一套，咱一把一利索！"有病治病，别说那些废话！跟这种病人就得这么直截了当地怼。而且还有一点：如果医生因为病人这种话而起了贪心，一定治不好这病，因为贪念会约束了手脚，或急于消症状而不顾医理，乱用药。总之，医生不能因为病家富有，而生觊觎之心；也不能因为病家贫困，而有淡漠懒散之志。更有医家夸大病症，以恐吓而诈财，这是最坏的，一定会入恶道。

第二条是"轻身重财，二不治也"。就是有种病人以身体为轻，以财物为重，要钱不要命。胡闹时可以一掷千金，看病时却一毛不拔。这种人没办法管。甚至现在有一些人特别有意思，他会问："每次都需要挂号吗？"这是只想问药、不想求医的意思啊。其实呢，药不重要，重要的是开出那个方子的人。去西医院你每次都得挂号，怎么到中医诊所，就觉得不需要挂号了呢？有人说："西医挂号便宜啊。"那检查费不贵吗？！有人觉得看个感冒发烧，只开了两服桂枝汤，还加了诊费，贵了。那你去医院打点滴好几天还没治好，事后还要治胃里的不舒服，不更贵吗？！所以啊，人心这东西真是不好讲，太算计了，就把命算计到里面了。

还有的有钱人呢，只喜欢吃贵重药，虫草啊，首乌啊，最后体内重金属超标，肝损伤，才明白这些贵重药都被人动了手脚。越贵的药越有人逐利啊。反而一些平常小药没人稀罕，顶多在炮制的时候多加点蜜压压秤而已，比如炙甘草。而大葱、干姜这些，现在人再做手脚也不会做到这些东西上面，可关键是卖药的医生也不开这些便宜药啊。所以，这世界真是说不得。

第三条是"衣食不能适，三不治也"。这里边有两层意思，一是不知冷暖，不识好坏；二是已经不能吃喝。如果连吃饭穿衣都成问题了，就基本上不治了。

第四条是"阴阳并，藏气不定，四不治也"。指阴阳气机已乱，五脏六腑神明错乱者，不治。

第五条是"形羸不能服药，五不治也"。身体太弱已经不能服药者，不治。现在很多少女减肥，把自己弄得别提多弱了，最后还有血枯之症，闭经了。有个女孩，21岁，先是少吃减肥，后来又去辟谷，然后就眼窝塌陷，形容枯槁，还没了月经，最后出现厌食症，吃点东西就吐，这就属于元气大虚了，化点食物都费劲了。这种人光吃药没用，要想长气血，就得吃饭。

记得有一次在北京电视台做节目，说到女孩子月经和更年期提前的问题，我说我见过有 30 岁就绝经的，北京医院一个女大夫说她见过 20 岁就绝经的。所以这真是个大问题，是关涉生育率的大问题。那种身体鼓溜溜的、唇红齿白的少女，将来可能比大熊猫都珍贵。

最后一条就是"信巫不信医，六不治也"。指妄信巫婆神汉，或偏听偏信者，不治。这种人现在太多了，人世间啊，永远是正道难传，邪道易传，因为邪道以恐吓人心为主。现在被判为癌症的，一般先找西医，后找中医，同时找气功师，这种惯常路数，只会耽搁自己，还不如一条道走到黑呢。曾有一名人，被他的朋友强行带到我这里时，已经摇头晃脑一团糟了，好不容易治得有起色了，可他是名人啊，各种人、各种方法蜂拥而至，拦都拦不住。有从国外送各种药的，有介绍各路名医的，有送气功师的，有介绍巫婆神汉的，最后活活把这人缠磨死了。所以病人只要他说找气功师了，你就不要管了；去辟谷了，你更不要管了。

最后扁鹊说：以上这六种情况，只要有一种，就很难治了，更别提有人占了好几条。

古代还有"十不治"，说得也特别好，对我们现代人的养生也至关重要。

① 纵欲恼淫、不自珍重的人，不治。即，不自爱，非要熬夜，非要冷饮，非要纵欲，不听劝说的人，没办法治愈。

② 窘苦拘囚、无潇洒之趣的人，不治。即，没有情趣，终日焦苦，不能自娱自乐的人，帮不了。这种人，缺乏感知力，缺乏审美，不知什么是好人，又贪生怕死，所以不好治。

③ 怨天尤人广生烦恼的人，不治。总是怨怼，凡事都是别人的错，老觉得世界欠你的人，身体好不了。

④ 杞人忧天的人，不治。成天瞎操心、好猜疑的人，治不了。

⑤ 老婆聒噪、耳目荆棘的人，不治。这一条很重要，就是老婆成天怨气冲天，丈夫久之则听而不闻，如此夫妻冷漠，相互怨怼，最后一个哑一个聋，谁都不得好。

曾有人问我她孩子从小就耳朵不好的原因，我说，是因为你们做父母的总在吵架。她说为什么我们吵架孩子的听力会下降？因为孩子害怕、烦，不想听，而你们又不懂，还总带着孩子到医院反复检查，反复吃各种药，不知道药物最容易伤肝肾，而造成耳聋。

⑥ 听信巫师的人，不治。也就是到处追师，一得病，就轮番求西医、道医、僧医、藏医，反正自己是毫无主见，只是妄信别人的危言耸听，让自己活在惊恐中的人，这种人必然无救。现在那些听传销课买保健品的人也属于这一类，或相信偏方包治百病的也属于这一类。

⑦ 寝兴不适，饮食无度之人，不治。即黑白颠倒，作息无常，病了也不知休养的人。好多猝死的人都说过一句话：等我忙过这阵就去看病。可往往就忙不过这阵儿了。

⑧ 频繁更换医生的人，不治。指不学习，无主见，不相信身体的自愈能力，发点症状就停药换医生的人，不治。

⑨ 喜欢偏方补品的人，不治。这种人不知乱服药损元气。宁愿相信保健品和广告，也不相信吃了千年的粮食的人，帮不了他。

⑩ 成天想不开，贪生怕死的人，不治。

这边病人这样，那边又是毒胶囊，激素奶，雾糟糟污染的天，还有虚伪残暴的利益集团……这世界，怎能不让人绝望悲观！

在中医医患关系中，最重要的一点，就是医生与病人要联手治病。没有认真、听话,并积极改毛病的病人,没有医理精湛、负责任的医生,疗愈过程都是不可能完成的。

首先,病人和医生都要相信人有"天然的自愈力"。古语说"有病不治,常得中医",意思就是说与其让庸医诊治,不如等待身体自愈,反而更符合医理。所以,二者都要相信人体的巨大潜能,尊重生命,不过度治疗也是一种本分。

中医治疗的原则就是,纠正生理活动的偏差,恢复人体自身消灭入侵者的能力。因为人从生下到活到七八十岁,一直在各种各样数不清的细菌、病毒的包围中生活着,人并不是靠每天吃药杀死病毒细菌活下来的,而是人体自身有消灭入侵者的能力。中医的辨证的"证"指的就是人体生理状况(活动)所出现的偏差(失衡)。人体生理状况可由阴阳、表里、寒热、虚实八个方面来描述,这就是中医辨证的八纲。人体生理活动的场所主要在五脏六腑和经络,所以又分脏腑辨证和六经辨证,就是辨明五脏六腑和六经的阴阳、表里、寒热、虚实在哪一方面出现了失衡(偏差)。比如结肠炎,中医辨证为脾肾虚寒,辨证论治则是补脾肾之阳。着凉发烧中医辨证为太阳伤寒,治疗则为解表散寒。"症"是病的症状,是病的外部表现,和"证"的含义相差很大。一个指的是现象,一个指的是本质。诸如发烧、头痛、腹痛、腹泻、咳嗽、失眠,都是病的症状,也都是现象。根据症状下药,叫对症治疗。这本是西医的特点。中医的辨证论治则不是凭现象,而是要追求本质,也就是要解决"证"的问题,判断到底病在厥阴,还是少阴,还是太阳,才有可能使疾病得到真正的治愈。

人生在世,无病即是神仙。如果能恬淡虚无,自然身心泰然。但人做不到啊,总是见色忘命,见财忘义,总有忧愁怨恨之心,以及嗔怒斗争之事,如此耗精损气，自然百病丛生。又有几人，能服药于将病之时，觅医于已病之日？如果再讳疾忌医，因循等待，病成之日，生死就各半了。所以劝大家还是早有主张。

如果病已成，想几服药就解决问题，也是妄想。病之成，原非一日，病之愈，又怎能只在一朝？什么都需要一个气化的过程，什么都需要时间，我们现在做的一切，就是想消灭时间、消灭过程。用什么消灭时间、消灭过程呢？用钱。但现如今，你若真得一场大病，才知道钱也起不了大作用。若钱真能解决一切，有钱人就不会死了。现代人不问医，只求药，不知病要好起来也得一分一分地好。有人说，我可以花多的钱买一个更灵的药，这就是愚痴。所以，有病，但求正治，勿求速效。

总之，作为医生，人不穷理，不可以学医；医不穷理，不可以用药。明理，人才能知阴阳、识经络、洞脏腑、悟寒热虚实之不同、攻补滑涩之各异，否则，就白读了《内经》，空览了《伤寒论》，动手即错，开口皆非，如此就损了医德。

好，这一篇就讲到这里，感恩大家一路追随！

异法方宜论

第十二

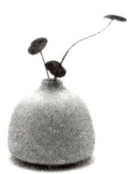

题解

这一篇叫《异法方宜论》，异法，就是不同的方法。"方"指地域，"宜"，是适合匹配的意思。所以题目就是说：不同的治疗方法要跟不同地域的气候、物产、人情相匹配。此篇，论述了居住在东、南、西、北、中不同地方的人，由于受自然环境及生活条件的影响，形成了生理上、病理上的不同，因而发生的疾病也不同，因此在治疗时也要采取不同的方法，如此，才能做到因地、因人制宜，故名《异法方宜论》。

这一篇专门讲了中医几个治法的起源，比如砭石法、用药法、艾灸法、针灸法和导引法，我还要讲一下这几种方法的具体应用，可以说，这是讲这四种方法最全面的一篇了。这个非常有意思，地域不同，气候不同，居住环境不同，饮食不同，人得的病就不同，治法就不同。所以讲这篇文章的时候，讲灸法时要讲一下《扁鹊心书》，讲针法时要讲一下《灵枢》第一篇《九针十二原》等，相信大家一定会有别开生面的收获。

不同的地域会得不同的病，因为什么呢？因为地理气候啊。

先说地理。中国是拥有分明的四季和辽阔的土地的国家，它北有蒙古戈壁，西北横亘着昆仑山脉，西南有世界上最高的青藏高原，东、南有无法逾越的浩瀚的太平洋。对这种四周隔绝的最大补偿，是我们拥有开阔的腹地，拥有黄河和长江，这不仅铸造了中华民族的生存伟力，也培养了我们团结向心的精神，正是在这种独特的生存空间中，形成了一种内向的、求稳定的文化类型。

世界古代文化大致可分为三大类型：古希腊文明因其航海生活而强调人与自然的关系，希腊神话、荷马史诗都在描述大海与人类的关联；古巴比伦文明因其游牧生活而强调人与神的关系；中国，则以其定居的农业生活而强调人与人的关系，并由此确立了血缘宗法体系。

农业自然经济将远古的中国人束缚在土地上，宗法制的延绵不绝以及其后的大一统则进一步加强了社会生活各层面的紧密结合，并从中培养出安居一处、崇尚中庸的人群心态。这种文化以保持和谐稳定为目标，所以，我们总说热爱和平，而且我们也深知"兴，百姓苦；亡，百姓苦"。而以伦常规范和道德教化为"修身之本"，则形成了历史经验加人际情感，服务于现实的实用理性。比如，在不同于中国的文化体系中，医学并不是人人皆知的学问。而中医在中国却是几乎人人皆知，更确切地说，是"百姓日用而不知"，知其然而不知其所以然。比如，我们中国的老人鼓励小孩子玩沙子，并不是在追求西方所谓的培养创造力，而是认为这样可以"败火"，因为小儿为"纯阳之体"，容易五心烦热，踩踩稀泥和玩玩沙子，可以让手心和脚心舒服一些。当然了，现在人认为这样做不卫生，把小孩子这点乐趣也给剥夺了。另外，中国许多生活用语都记录着人的心理状况和生理状况相对应的关系：比如"撕心裂肺"，人悲伤时，肺是首当其冲承受心理冲击的脏腑。"肝肠寸断"也与中医的"心与小肠相表里""肺与大肠相表里"等有关。

但我们还是要认识到我们独特的地理环境带给我们的优势及缺憾。学者金克木认为我们的地理环境造就了两种文化：第一种是长城文化，即隔绝、阻塞的文化。因为隔绝，这个文化中从未出现过西方那样的世界地理大发现、大探索，它缺少阿基米德那种"给我一个支点，我能撬动地球"的雄心。走出去真是太苦了，比如唐僧的西行，绝对值得讴歌。第二种则是运河文化，即南北贯通的文化。中国古人始终把精力放在内向自足的探求上，而没有向外扩张的企图。比如《黄帝内经》中多次强调"非其人勿传，非其人勿教"，有着文化的保守与固执；道教则没有西方宗教的那种急于扩张并试图压倒一切的企图，并且，它把宗教的神秘化更多地用在语言形式上，创造了许多隐语来维系自己团体的独立性和纯洁性，他们给普通词汇赋予某种特殊意义，以描述物质的各种特性和在各种条件下的变化过程。比如他们称水银为"姹女"，硫黄为"黄芽"，总之，就是想让你看不懂。他们把他们的研究领域尽可能地神秘化，而不利于推广。

对远古的中国人来说，最重要的知识是星占历算，祭祀仪轨，医疗方技。星占历算，是把握和探索宇宙的知识，但这种知识主要是为了对应人事，解释人事。祭祀仪轨，是整顿人间秩序之学，其主要目的也不是为了神的统治，而是为了人的统治。医疗方技，是洞察人类自身生命的学问，它的重点是在尊重客观实在的基础上，强调人的主体意识的发挥。其中天地人三才密切相关，息息相通。正是有了远古文明在大方向上给予我们把握与引导，东方文明才开始了游历几千年的伟大探险。

1. 地理环境与人类生活

关于中国地理，古代有几本奇异的地理书，其中之一是《禹贡》，我在前面已经进行了简要的描述。

《山海经》则是另一部有价值的地理著作。学者一般把这本书当作是一次国家地理大普查之后的文献记载，有一些记载能得到确定，比如黄河、渭河、华山、太行山、恒山、王屋山、昆仑山等，地理位置与现实大体一致。但因为此书描述神怪太多，人们不太容易探究。

国家地理是一个大课题。我们只能谈一下跟我们每一个人相关的地理、地域问题。比如从大学开始，我们开始认老乡、有同乡会了。其实，地域认同是一种情感认同：一个地方，一种风俗，一种方言，一种服装模式……更是一种心态、一种性格气质。比如西北的硬，东南的软，中原的浑厚，甚至连语言、语气都与当地水土有关，西北罡风，罡风的特点就是硬和烈，于是西北话自然简、短、掷地有声。而东南婴儿风，就是说东南的风像婴儿一般绵柔细滑，所以江南软语酥到骨头里。

再比如，山区居民，因为山高地广，人烟稀少，开门见山，长久生活在这种环境中，便养成了说话声音洪亮，性情直爽，对人诚实的性格。

居住在广阔草原上的牧民，因为草原茫茫，交通不便，气候恶劣，风沙很大，生命的来去，生命的脆弱与坚强，在草原上，比在农桑园里，表现得更为明显与突兀，那种对生命的怜爱与珍惜，就是草原文化的独特之处。所以，他们常常骑马奔驰，尽情地舒展自己，性格便豪放直爽，热情好客。在《诗经：越古老，越美好》里，我曾描述过采桑女和牧羊女的不同，在农桑社会，因为女人是采摘者，而采摘的核心是挑剔，她必须挑最大、最好、最成熟的，她知道何为上品，对下品就会不顾。她们挑剔的习性，不主动的性格，很容易让她们错过许多。而旷野牧场上的女人就不同了，她们率真，有着游牧民族的热情与狂放，她们在爱情和婚恋上主动、热情、质朴、少算计，天地之大，没了这个，还有那个，这块草坡不长草了，她们就去下一个草坡。

所以她们在追求幸福方面比从事农桑的汉人通透。

而生活在城市中的人们，高楼大厦林立，工矿企业众多，温度较高，降水较少，空气不清新畅通，环境是做作的，人与人之间有阶层相隔，是陌生的，本能是深潜的，或被遗忘的，想快乐地活着实属不易，这种憋闷的气息会使城市人形成孤僻、造作、多虑的性格。

具体到衣食住行，先说服饰。中国古人最喜欢的就是长袍裙装，甚至中华的"华"，不仅指文化昌明，也指服饰之美，中国人不是老说地大物博、热爱和平吗？地大物博，就是不愁吃喝；热爱和平，就是美食美服。宽袍大袖、长裙曳地，就是不打仗时最雍容的服饰。再细分的话，同一个着装习惯也有地区差异。据说，陕北地区，男人常用一条羊肚子毛巾包头，打结在前额头，这是因为陕北地表缺乏植被，冬春风沙很大，人们用羊肚子毛巾包头，是为了防止尘土弄脏了头发，同时御寒。山西、河北南部，男人也会把羊肚子毛巾包在头上，在后面系结，这是因为冀中南、鲁西北位于太行山脉与鲁中南山地丘陵西北角之间的狭窄地区，是冬夏季风的通道，"狭管效应"使这里风速较大，尘土较多，故这里的人们也用毛巾包头且系结在脑后。而草原民族的人要穿袍子，穿靴子，再系上腰带，就是为了御寒保暖。木屐则是为多雨地湿而备，所以在日本和中国的南方多见。

再说食物。四川的辣，可以祛湿、振奋精神。南方的淡和甜，是因为南方热，消耗能量，吃淡是为了少调元气，喜甜是为了补充能量。而北方喜咸是为了御寒而多调点元气。山西喜食醋，据说是因为黄土高原土壤中含钙太多，食入过量的钙易得胆结石等疾病，因而人们就选择了食醋来中和掉过多的钙（碱）。这就是"一方水土养一方人"吧。再比如，喜欢吃臭鳜鱼、臭豆腐的地区，一般都物产丰富，臭，能宣五谷味，宣脾，对中焦有利。

再说住。中国古代在居住问题上，最讲究阴阳，"阳"字的大篆写作"阳"，左边从阜部，代表"山"，右边的上部是"日"，代表太阳；下边的"彡"代表"阳"字的发音。在《说文解字》里，"阳"的释义是："山之南，水之北。"所以人的房屋最好建在阳处，也就是在背靠大山，前面望水。山的南面是能够被太阳照到的地方，所以"阳"有温暖的含义。人呢，要向阳而生。房间格局呢，也是最好书房客厅向阳，卧室是人睡觉的地方，可以偏阴、偏静。最早人们的房屋都偏西南，因为可以更多地照到阳光，后来就讲究正南正北了。古代阳宅风水院落讲究四合，门开东南。东南在八卦为巽宫，为风门。门开东南，乃"风生万物"之意。一个家族要想生长，也要靠风生万物的特性，使家族得以延续，种子得以相传。

▶ 人呢，要向阳而生。房间格局呢，也是最好书房客厅向阳，卧室是人睡觉的地方，可以偏阴、偏静。

子曰"知者乐水，仁者乐山"，这又是什么呢？水，居于圆则圆，居于方则方，随形而变，不拘一格，顺遂环境和众生，但不改其水之本性，故智者乐其灵，乐其变。所以《内经》以"婉然从物"来比喻水性，居圆则圆，居方则方。不畏环境，而有随时改变自我的能力，说白了就是随遇而安——迎风诵诗，遇雨欢歌；泥泞之中，自有风骨；黑世界里，自有心灯。温柔敦厚，婉然从物；自在一世，从容一生。而山呢，再高，也不嫌弃灰尘泥土之小，积灰尘、山石、土块而成就其高，无分别之心而成就其仁，故仁者以其厚德、以其宽容而为胸怀，故得其长久（寿）。

地理环境和人类行为的关系也很有趣。有专家说：农村的推碾、拉磨，城市的打扑克、搓麻将，还有传统游戏击鼓传花都是逆时针转圈。体育运动如跑步、赛车、赛马也是逆时针运动。我们用右手夹食物往嘴里送同样是逆针向运动，甚至攀缘植物都是按逆针向向上生长，老柏树的扭曲也是逆针向等。其实，人类的逆针向行为是地球的自转方向造成的，北半球地球的自转方向是逆针向的，那么地球上的生物从低级到高级，从简单到复杂，都是在地球这个摇篮中逐步被"摇"大的，人类的神经系统、血液系统的运动也是逆针向的。

而这一篇《异法方宜论》就是谈地理及气候对人类的影响。

2. 气候与人类

气候与人类历史的发展，关系重大。可以这样说，没有稳定的气候，就没有人类稳定的发展，比如没有分明的四季，就没有我们农业大国的长期稳定的发展。而气候里最重要的因素就是旱情和洪水，最早的神话都是在讲大旱和洪水对人类的影响，比如"后羿射日"讲的就是大旱，伏羲女娲、大禹治水和诺亚方舟的故事讲的就是洪水。

《孟子·滕文公上》："当尧之时，天下犹未平，洪水横流，泛滥于天下。草木畅茂，禽兽繁殖，五谷不登，禽兽逼人，兽蹄鸟迹之道，交于中国。尧独忧之，举舜而敷治焉。舜使益掌火，益烈山泽而焚之，禽兽逃匿。禹疏九河，瀹济、漯而注诸海，决汝、汉，排淮、泗而注之江，然后中国可得而食也。"

是说帝尧之时，洪水泛滥，帝尧指派舜和大禹等治水。

"逮至尧之时，十日并出，焦禾稼，杀草木，而民无所食。……尧乃使羿上射十日。"这还是帝尧之时,十日并出,指大旱,帝尧让后羿射日来解决大旱的问题。

可见,帝尧时代是个气候突变的时代,既有大水又有大旱,也是有利于建功立业的英雄时代。

中原稳定的气候,带给了先圣们关于四季轮回的观念,并由此展开了他们的天人观,你看,中国传统文化都要从春夏秋冬说起,先哲无不谈四时。《管子》有《四时》篇,以四时配五行、十干、五方,比如甲乙配春、丙丁配夏、戊己配长夏(土)、庚辛配秋、壬癸配冬。《吕氏春秋》有《十二纪》,即春、夏、秋、冬各有孟、仲、季三纪,一年共十二纪。《吕氏春秋》以四季配五行,将当月的季节、气数、天象、物候、农事、政令与相应的五行、五方、五音、五色、五祀及天干等相配,构成一个庞大的框架,这在中国思想史上是第一次,其系统性也大大超过《管子》和邹衍。其中,春天主生发,故春三纪主讲养生。夏天主生长壮大,燕歌虫鸣。故夏三纪主讲树人和音乐。有《劝学》《尊师》《音律》《音初》《古乐》等篇。秋季肃杀,故秋三纪论用兵之道。冬季主藏,故冬三纪讲死葬之义和节操之论。《内经》,更是以《四气调神大论》开篇。

总之,春天,天地气机生发,土地松软,才有利于种植;夏天,天地气机生长,万物才生长;长夏,有湿气的沤,才有万物的包浆;秋天,有肃降之气,才有万物的果实;冬天,天地气机闭藏,才有来年春天的蕴藏和生机。如此,人类才能得到天地的馈赠,代代延续。

在人们的普遍认知中,气候变化更多的是给整个生物圈以及自然环境带来变化,比如,在《动物世界》里,我们对那句话耳熟能详:春天,交配的季节来临了。动物界的欢腾,不仅有对交配权的争取,也有动物自己身体体能的大爆发，而随着旱季的来临，动物会通过大迁徙优胜劣汰，使种群更健康发展。气候对植物的影响呢？风，把花粉带到各处，完成传粉受精；雨，使植物长得更加茂盛。

那么，气候对人类的影响呢？科学家们发现，气候变化与人体健康之间存在的某种联系。比如，我去过芬兰，那里的人们酷爱阳光和日光浴，因为他们有漫长的冬季，并因为缺乏日照而容易抑郁。再比如，气候变暖会导致原本在冻土层中休眠的细菌因土壤解冻而苏醒，人类因此面临着这些细菌的侵袭。气候变暖还会导致更多的自然灾害。

气候，是指地球上某一地区多年间大气的一般状态，是各种天气过程的综合表现。主要的气候要素包括光照、气温和降水等，其中降水是一个重要的因素。比如，2021年北京的降水量达到了790毫米，较多年同期偏多近五成，远远超过多年平均值（400毫米），这是气候变化的一种表现，值得我们警惕。

前面说了，气候的稳定性带来了人类的繁荣。所以，气候是指大气物理特征的长期平均状态，它与天气不同，一定要具有相对的稳定性。气候会导致农业情况和自然灾害存在着一定的周期性，这在预防瘟疫和灾害上有其独有的意义。

3. 五运六气

一般气候的计算时间为30年。这种气候稳定性在中医里的表现就是《内经》中的五运六气学说。而且，《内经》中的五运六气学说更为丰富、细致，虽说60年是一个气候变化的大周期，但《内经》五运六气学说里还暗含着6年、12年、30年、60年等年运轮回的诸多说法。仅从气象因素而论，五运六气及其太过、不及的气候模式，比按时序的四季、五季更为丰富。而且从对运与气交叉的"与天地同和"的观察中，人们认识到更多的自然现象，特别是生命现象，五运六气学说的解释能力远远超越了先前的五运论相生相克和三阴三阳离合等。

五运六气还发现了许多自然和生命的规律，例如气候和生命的周期现象，人在不同气候模式中的常见病多发病情况，自然和人的气化规律和病机问题等。

用中医的话说，气候指五运和六气，五行与十天干相合而能运，六气与十二地支相合而能化。故曰："运气者，以十干合，而为木火土金水之五运；以十二支对，而为风寒暑湿燥火之六气。"

五运六气的总原则是"顺天察运，因变以求气"。咱们先说五运。木、火、土、金、水，按风木、君火、相火、湿土、燥金、寒水顺序，分主一年的二十四节气，是谓主气。又按风木、君火、湿土、相火、燥金、寒水的顺序，分为司天、在泉、左右四间气六步，是谓客气。主气分主一年四季，年年不变，客气则以每年的年支推算，同时判断该年气候的变化与疾病的发生。这也是我们可以用《内经》分析每年年运及疾病规律的出处。

再说六气。六气即风、寒、暑、湿、燥、火六种气候的变化。这六种气候变化要素，也就是在天的阴阳之气，六气，按时令而至，便是天地间的六元正气，如非其时而至，就成为邪气了。所以说："五气更立，各有所先，非其位则邪，当其位则正。"（《素问·五运行大论》）六气以三阴三阳为主，结合地支，用以说明和推算每年气候的一般变化和特殊变化。每年的六气，一般分为主气、客气、客主加临三种情况。主气用以述其常，客气用以测其变。主气和客气相合，称为客主加临，可以用来进一步分析气候的复杂变化。

五运和六气在运用时是相互结合的："天干取运，地支取气"，故天干与地支的配合，实际上是代表着运和气的结合。每年的年号，都是由一个天干和一个地支组成的，要推测某年的运气情况，必须把两者结合起来，进行全面的综合分析。

天干地支，五六相合，构成六十年一个气候变化的大周期。前三十年，包括七百二十节气（以一年二十四节气计算），是为一纪，后三十年，亦七百二十节气，凡一千四百四十节气，共计六十年（也称六十甲子）：一甲子中的天干，主要是主五运的盛衰，一甲子中的地支主要是司六气的变化，所以讲述五运六气，不能离开天干地支。

所以，要记住天干地支的一些基本内涵。古人用干支来表示年、月、日、时的序号，周而复始，不断循环，这就是干支历。干支就字面意义来说，就相当于树干和枝叶。我国古代以天为主，以地为从，天和干相连叫天干，地和支相连叫地支，合起来叫天干地支，简称干支。天干有十个，就是甲、乙、丙、丁、戊、己、庚、辛、壬、癸。地支有十二个，依次是子、丑、寅、卯、辰、巳、午、未、申、酉、戌、亥。古人把它们按照甲子、乙丑、丙寅……的顺序而不重复地搭配起来，从甲子到癸亥共六十对，叫作一甲子。

天干地支各有两种五行配属方法：①干支配属五行和方位：天干相配的结果是甲乙属木，应东方；丙丁属火，应南方；戊己属土，应中央；庚辛属金，应西方；壬癸属水，应北方。地支相配的结果是寅卯属木，巳午属火，辰未戌丑属土，申酉属金，亥子属水。②天干化运与地支化气配属：天干化五运的结果是：甲己化土，乙庚化金，丙辛化水，丁壬化木，戊癸化火，即甲己年是土运，乙庚年是金运，丙辛年是水运，丁壬年是木运（比如 2022 年是壬寅年，所以主运是木运太过），戊癸年是火运。十二地支化气的结果是：丑未主土（太阴湿土），卯酉主金（阳明燥金），辰戌主水（太阳寒水），巳亥主木（厥阴风木），子午寅申主火（君火相火，壬寅年就是少阳相火司天）。这个呢，就是六年十二地支化气有一次相合。

如果说五运是以时间气象因素为特征的话，六气则以空间的垂直气象为主。但六气在不同的年代有其变化，在一年的六个节段中变化就更大，故六气重视的是客气。作为致病因素的五运六气中的六气，比先前的六淫造病理论更有深刻性、丰富性与系统性。六气为病的理论，对于致病情况的认识，远不是一种病因产生一个症状，而是一种病因引发一系列的症状。《素问·六元正纪大论》论述了六气同化导致的六大类型常见病多发病情况，称为"病之常也"。所谓"常"，即可以周期循环出现的六种气候模式。

有人不理解，两千年前的《内经》怎么可以解释我们现在的 2020 年？因为 2020 年是庚子年啊，2021 年是辛丑年啊，2022 年壬寅年啊，《内经》时代没有公历，但它按六十甲子排序了年份，它说庚子年、壬寅年等，在它的语境中，相同的干支年份会有某些共性，属于一种周期循环，所以我们只要看到这些年的天气与地运，就可以明白许多东西。

4. 说说壬寅年

咱们以 2022 壬寅年为例说一下吧。壬寅年就是干支历的六十甲子中的一年，大概对应的公历年份是：1902、1962、2022……（60 年为一周期）。每逢壬寅年，壬为水，寅为木，寅，对应十二生肖的虎，所以又叫水虎年。壬为天干，在五行中属水，寅为地支。干，动而不息，支，静而有常。干为气，气长变；支为根，根不动。这一年天气为水，根为出生之木，有水生木之象。

这一年五运所属大运为木运太过。上半年为少阳相火司天，下半年为厥阴风木在泉。从象上看，这一年呈风火相煽之象。

先说木运太过。

《内经》原文是：

岁木太过，风气流行，脾土受邪。民病飧泄，食减，体重，烦冤，肠鸣，腹支满，上应岁星。甚则忽忽善怒，眩冒巅疾。化气不政，生气独治，云物飞动，草木不宁，甚而摇落，反胁痛而吐甚，冲阳绝者，死不治，上应太白星。

木运太过之年，风气流行。风气流行的表现是：云飞物动，草木不宁，甚而摇落，大风乃至，屋发折木。所以这一年，要小心风灾、火灾。《五常政大论》篇说，木气太过之年，"其化生，其气美，其政散，其令条舒，其变振拉摧拔，不务其德则收气复，秋气劲切，甚则肃杀，清气大至，草木凋零，邪乃伤肝"。

是说原本木气太过之年，是化生和美之年，其政令应该散漫条舒，其变化则是摧枯拉朽，如果不小心按其德行行事，则会遭到金气的报复，金克木，金气肃杀，就会有清冷之气，使草木凋零，伤及人体，就是伤肝。

具体表现在身体上呢？木运太过之年，肝木克脾土，脾虚；木生火，心旺。本脏（肝）受病，则易怒、眩晕、头痛、胁痛、呕吐。岁木太过，脾土受邪，民病胃脘当心而痛，上撑两胁，膈咽不通，食饮不下，甚则耳鸣眩转，目不识人，暴病僵仆。同时，会飧泄、食减，体重烦冤，肠鸣腹胀，胁痛而吐甚。

再说少阳司天。从气候上讲，"凡此少阳司天之政，气化运行先天，天气正,地气扰,风乃暴举,木偃沙飞,炎火乃流,阴行阳化,雨乃时应,火木同德……其政严,其令扰。故风热参布,云物沸腾,太阴横流,寒乃时至,凉雨并起。民病寒中,外发疮疡,内为泄满。故圣人遇之,和而不争"。(《六元正纪大论》篇)

以上几句,有四个要点:①气候早温,草木提前发荣,温病随之而起。风乃暴举,木偃沙飞,炎火乃流,指风灾、火灾、干旱。多沙尘天气(风行于地,尘沙飞扬)。②其政严,其令扰。政令严苛,民不堪其扰。中国古书有意思,从气候变化还要推测国际国内形势。③民病寒中,外发疮疡,内为泄满。百姓病里寒,外多疮痒,内为泄泻、腹胀。且火熔金(火气下临,肺气上从……革金且耗,大暑以行,咳嚏鼽衄鼻窒,曰疡,寒热胕肿……心痛胃脘痛,厥逆膈不通)。④故圣人遇之,和而不争。圣人遇到这样的年份,采取的是"和而不争"的策略。和,则安宁;争,则两败俱伤。

"和而不争"这个词太好啦,"和"既是中医的核心思想,也是中国文化的灵魂。首先,"和"指一种遂顺众生的能量。"众生"不单纯指百姓,像我们的五脏六腑也是众生。拿我们的五脏六腑来说,都有各自的本性。如心气应该是向上散的;肾水是往下行的,起润下的作用;胃气也是要下行才可以。我们明白了这些基本的本性,才能知道如何去顺应它、管理它,使其符合和谐之道。

而"争"字,像两人用手抢夺棍子而僵持不下。对抗会使经脉气血更纠结;而美好和爱会洗心洗髓,使气血焕然一新。换一种境界活着,结果可能会很不同。所以古人说"平生三不争":一不与俗人争利;二不与文人争名;三不与无谓人争气。为什么呢?俗人见利忘义,做事无底线,他一定会为"利"出卖你或牺牲你。文人贪名忘情,做人易虚伪,他一定会为"名"打压你记恨你。无谓人熙熙攘攘,不过是过客,与之争气是自己愚蠢,怨不得别人。

总之,和,就是共生;争,就是互害。

在《至真要大论》篇指出,少阳司天最重要的病症是:"客胜则丹胗外发,及为丹熛疮疡,呕逆喉痹,头痛嗌肿,耳聋,血溢,内为瘛疭;主胜则胸满咳仰息,甚而有血,手热。"

也就是说,火克金,脏腑在胆、肺。少阳在身体里对应三焦和胆,火气上炎则为头痛,火气郁阻于血脉,则外发疮疡。眼病、耳疾病人会比较多(聋瞑呕吐),三焦不通则易形成中寒,上身浮肿、恶性肿瘤等(内为泄满)。

总之,相火司天,风火上燔,容易为灾。火气向上走,就会患头痛、呼吸系统疾病,如肺痨等症增多;火气郁阻于血脉,则为疮疡,患恶性肿瘤、眼病、耳疾病人会比较多……

再说厥阴风木在泉。

厥阴在泉,客胜则大关节不利,内为痉强拘瘛,外为不便;主胜则筋骨繇并,腰腹时痛。……风淫所胜,则地气不明,平野昧,草乃早秀。民病洒洒振寒,善伸数欠,心痛支满,两胁里急,饮食不下,膈咽不通,食则呕,腹胀善噫,得后与气,则快然如衰,身体皆重。

厥阴风木在泉,厥阴在经脉指肝经和心包经,所对应的腑则是胆和三焦,厥阴主收敛,主人体气机由阴向阳转化,为枢纽,枢纽出问题的话,上中下三焦都会得病。所以这一年人们要多注意身体。木克土,疾病表现在肝、脾,易患身体沉重,两胁胀痛,抑郁不乐,肌肉萎软,四肢不举等症。风胜而肝自病,会出现一些两胁里急、咽膈不通和心痛,木克土,人的脾胃之土也会受邪……这是疾病在这一年中的大致趋势。

养生治疗原则当为：上半年用咸冷之剂以平火胜，多食苦、甘、酸之剂；下半年用辛凉之剂以治风，多食苦、甘及辛味以和缓和发散风邪。食物的选择与药性相同。

接下来说一下壬寅年之六气。

更细致的变化还要参考运气的主客加临。气分六步，运分五步，医生看病，要向更细处求，比如这一年的一之气，主气为厥阴风木，客气为少阴君火。木火同气，风火上煽，容易为灾。"气"的问题是中医医道中的大秘密，弄明白了，很多问题便迎刃而解。一年二十四节气，从大寒到立春，从雨水到惊蛰，天地之气就在其中变化，基本上是十五天一个变化，人要做的就是跟上这个变化，跟不上，或走得太快，就会得病。

我们看一下《六元正纪大论》篇怎么说壬寅年之六气。

初之气，地气迁，风胜乃摇，寒乃去，候乃大温，草木早荣，寒来不杀，温病乃起，其病气怫于上，血溢目赤，咳逆头痛，血崩胁满，肤腠中疮。

首先，第一气指 2022 年 1 月 20 日—3 月 21 日，含大寒、立春、雨水、惊蛰四个节气。

主气为厥阴风木，客气为少阴君火。木火同气，风火上煽，容易为灾。

其气候表现：风气震摇，寒气逃离，气候大温。

其物候表现：草木提前发荣。

其疾病表现：温病随之而起。火气盛于上，则易患头痛、目赤、喘咳；火气盛于肌肤之间，则恶寒发热，皮肤疼痛；火气郁结于血脉，则发为疮痒；火气上迫于心肺，则咳血、心烦、流鼻血；火气下迫，则泻泄。易温病流行。

二之气，火反郁，白埃四起，云趋雨府，风不胜湿，雨乃零，民乃康，其病热郁于上，咳逆呕吐，疮发于中，胸嗌不利，头痛身热，昏愦脓疮。

第二步气：3月21日—5月21日，含春分、清明、谷雨、立夏四个节气。

主气为少阴君火，客气为太阴湿土。火为母，土为子，子临母上为逆，逆为不相得。

其气候表现：火气被湿土之气郁阻，湿气弥漫，雨水淋漓，但人感觉舒服。

其疾病表现：热郁于上部。咳逆呕吐、胸嗌不舒，头痛、身热，易生脓疮。

其治疗原则：火热之邪为阴湿所遏而内郁，属湿热证。湿邪用苦热以燥之；热邪用咸寒之剂。

三之气，天政布，炎暑至，少阳临上，雨乃涯，民病热中、聋瞑血溢、脓疮咳呕、鼽衄渴嚏欠、喉痹目赤、善暴死。

第三步气：5月21日—7月23日，含小满、芒种、夏至、小暑四个节气。

主气为少阳相火，客气为少阳相火。同气相得。

其气候表现：火气至极，暑热难耐。

其疾病表现：发热、耳聋目瞑、长脓疮，咳嗽、呕吐者多，类似中暑；流鼻血，喉痹、目赤、焦渴。易猝死。

其治疗原则：火邪致病，益阴潜阳。

四之气，凉乃至，炎暑间化，白露降，民气和平，其病满身重。

第四步气：7月23日—9月23日，含大暑、立秋、处暑、白露四个节气。

主气为太阴湿土，客气为阳明燥金。二者均属阴邪。

其气候表现：大凉之气到来，暑热之气时起时落，待白露降临，民气平和。

其疾病表现：身重，腹满。

其治疗原则：散湿、祛寒、渗湿。

五之气，阳乃去，寒乃来，雨乃降，气门乃闭，刚木早凋，民避寒邪，君子周密。

第五步气：9月23日—11月23日，含秋分、寒露、霜降、立冬四个节气。

主气为阳明燥金，客气为太阳寒水。水生金。

其气候表现：阳气离去，寒气来，雨水时降，天地气门不通，树木过早凋零。

其疾病表现：调养适度，可不发病。宜深居内室以辟寒邪。

终之气，地气正，风乃至，万物反生，霿雾以行，其病关闭不禁，心痛，阳气不藏而咳。

第六步气：11月23日—2023年1月21日，含小雪、大雪、冬至、小寒四个节气。

主气为太阳寒水，客气为厥阴风木。冬应闭藏而遇春发之气，发而不藏，易发病。

其气候表现：风气来到，万物生发，时有雾露。

其疾病表现：肾气不藏而上乘，则心痛；阳气不得潜藏而咳喘。还易患二便失禁。

5. 气候与人体健康

一直有人问：中医的五运六气说法适用于国外吗？

不适用。为什么？因为五运六气是依据中原气候制定的，我国气候的主要特点是季风气候，而季风气候是大陆性气候与海洋性气候的混合型。季风气候的高温与多雨时期基本一致，雨热同期，虽然不免有闷热难熬之苦，却对发展农业十分有利，在作物生长旺盛、最需要水分的时候能有充足的雨水供应。农耕生产与气候条件关系最为密切。雨热同期是我国的气候资源特点，十分有利于农作物生长，是诞生农耕文明的重要条件，但也容易闹水灾。关于水灾，也得两看，它确实给人民的生活带来困扰，但也能使土壤更加肥沃。气候对于塑造自然系统和社会系统，有重要作用。

具体说来，居住在寒冷地区的人，室外活动少，大部分时间在一个不太大的空间里与别人朝夕相处，养成了能控制自己情绪，具有较强的耐心和忍耐力的性格，比如生活在北极圈内的因纽特人，被人们称为"永不发怒的人"。

而居住在温暖宜人的水乡的人，因为周围风景秀丽，万物生机盎然，所以，人们往往对周围事物很敏感，比较多情善感，也很机智敏捷。

下面，我们主要讲一下气候对人体健康和情绪的影响。

关于气候和人类疾病，现在又有了更令人震惊的说法，比如有本书叫《病者生存》，其副标题是：疾病如何延续人类寿命。在传统观念中，疾病与长寿是黑白分明、相互对立的，人要想长寿，就得少生病。但这本书告诉我们，生命是一个极其复杂的动态演化过程，生病有时候可能只是这个过程中的一种妥协，它的目的是换来个体及至整个种群的延续。说得更直白一点，有时候，生病只是为了让我们不死。这句话倒印证了那句俗语：赖赖唧唧活百年。一贯少生病的人反而容易猝死。

这本书说：很多遗传性疾病，包括糖尿病、高血压、高胆固醇、血色素沉积症等，曾经在历史上帮助人类战胜了不利的环境，比如极寒天气、饥荒、瘟疫、缺水、中毒，这些疾病帮助人类渡过了难关，是人类在进化过程中找到的解决方案。从进化的角度来说，是当时的人类需要这些疾病。只不过，一代人的解决方案，可能是另一代人的健康难题，因为环境变了。那些可能引发致命疾病的遗传密码，被人类世代传承下来，这是"两害相权取其轻"的自然选择结果。换句话说，我们是漫长进化过程中，凭借遗传性疾病这种"权宜之计"存活下来的群体的后代，这就是书名所说的"病者生存"。

如此颠覆性的说法，真的值得我们反思。至少，疾病是人体对自然环境的反应这点是对的，所以《内经》每每总说风寒暑湿燥火对人的影响。从另一个角度，我们可以更深地想一下孙思邈的一个说法，他认为得麻风病的人，就是老天在让他远离人群，从而更好地修行，于是他带那些病人进山林了。我对曾得过重症牛皮癣的美丽女子开玩笑说，老天让你长了厚厚的盔甲，是不是为了不让别人碰你呢？她说，去掉了盔甲，我也不让别人碰我。

好，咱们言归正传，说一下气候与人类疾病的关系。

①寒冷。缺少日照，会使人情绪低落，五脏神调动不起来，容易抑郁。在身体上，会导致关节炎、心脏病、高血压、脑血栓、中风等。

②湿度。湿气重的地方，人会多皮肤症状。而现代的生活有空调，更使得人的皮肤腠理更加脆弱，再加上情绪的焦虑，湿疹、神经性皮炎、牛皮癣等会暴发，如果错治，还会导致免疫力低下，患上红斑狼疮等。而阴天和下雨前的低气压会使学龄儿童坐立不安。阴雨天会使人敏感、忧郁，但可能写出好的诗篇。

③阳光。阳光对情绪有益，尤其是在冬天，冬天的太阳可亲，夏日的

骄阳酷烈。冬天每天晒太阳半小时，对身体绝对有益。而且，在阳光明媚的日子里人们会更乐于帮助别人并遵守社会公共秩序。但夏季的暑热会令人烦躁、慵懒。

④干燥的热风。在许多国家，如美国、瑞士和以色列，这种干热的风会增多精神失常现象。人们会反应迟钝并容易发怒，办事效率会降低。有人认为这是因为这种热风减少了空气中的负离子，负离子对人是有好处的，它们可以改善人的脑功能，提高情绪的兴奋度；而正电子却有相反的作用。有些调查表明，暴雨前人们会异常活跃和兴奋。专家认为这也跟空气中带电粒子变化有关，而雷电可以增加大气中的负离子。

⑤大气压。当大气压发生变化时，人体的肺部就要随之变化，同时，气压升高对人体关节也有影响（肺主治节）；而气压降低还会使人焦躁不安。

⑥极度温度。极寒冷的天气会使人的心血管系统负担过重，冬季里死于心脏病的人会比其他季节要多。因为气温非常低时，心脏要通过加压的方式来保持身体温暖。另一个，心脏病人死亡高峰出现在夏天，极热的天气也会使心脏跳动加剧，使人出汗增多，血压升高。极冷和极热的天气都会使人的免疫系统负担过重，从而削弱人体的抵抗力。热天会使人极容易染上疟疾之类的传染病，而冬天则呼吸道感染多发。

6. 人，要不要过候鸟生活

什么人对天气特别敏感？老年人比年轻人对天气更为敏感，这是因为年纪大的人心血管系统衰弱。

天气谈不上什么好坏之分，只有人类的适应与不适应。我走过很多地方，有时候会想，这么湿热糟糕的地方，人们为什么不离开，而依然快活地活着，生儿育女？其实，乡音、乡土、家乡饭、当地风俗等才是我们气血里最执拗的东西，也是最能抚慰和放松我们心灵的东西，最终，我不得不感叹："哪里的黄土不埋人啊！"

其实，《内经》讲天有五行，而生风寒暑湿燥火六气，内应人心，而生喜怒思忧恐。六气只是事物的变化，并无好坏之说。没有天之湿，就没有地之土；没有天之寒，就没有地之水。用男女的事比喻就是，没有女人的爱与折磨，男人就没有从男孩到男人的成长。所以有"在天为气，在地成形"之说。所以人只需顺应"天"，在天变化之时也完成自己的嬗变最好。

有人问：现在的老人过候鸟生活对不对呢？一句话：因人而异、因病而异。我们先看老年病。我国老年人易患的疾病有肿瘤，高血压与冠心病，慢性支气管炎与肺炎，胆囊病，前列腺肥大，股骨骨折，糖尿病等。而病死率由高到低依次为肺炎、脑出血、肺癌、胃癌、急性心肌梗死等。其中，高血压与冠心病，慢性支气管炎与肺炎等属于冬天高发，而且冬天雾霾也更加严重，有老慢支等呼吸系统疾病或者容易频繁患感冒的老人，冬天可以到南方温暖湿润的地方生活，以减少感冒或咳喘病的发作次数。但海南是不是最佳选择呢？我说过，在纬度低的地方，要寻找高处，就是去相对凉爽的山里生活，太热了，会重耗老人的气血。而身患对气候不太敏感的疾病的老人，没有必要太奔波。毕竟老年人各种细胞器官组织的结构与功能随着年龄的增长在逐年老化，骤然改变生活环境，会让适应力减退，抵抗力下降，发病率增加。更何况，老人更加依恋乡音和朋友，把他们放到陌生的环境里，孤独寂寞可能反而会令老人生病。

再说了，我们说冬天一定要冬藏，冬天到海南避寒，夏天回北方避暑，打乱了人体四季的生长化收藏，冬天不收藏，春天也无精可以生发，这其中的气血转换,也耗散气血啊。

如果非要过候鸟生活,有两点需要注意。

第一点,不必非得去海南。因为海南太热了、太消耗人了。选一个海滨城市,冬天的温度在16～26摄氏度,最好。既可以享受美好充足的阳光,又有夜晚的丝丝凉意。在疫情期间,有一种说法认为维生素D对人体抵抗病毒非常有疗效。人可以通过暴露于阳光下、经膳食摄入和服用维生素D补充剂等途径补充维生素D。但富含维生素D的食物并不多,乳类、蛋黄、动物肝脏(如鱼肝油)和富含脂肪的海鱼(如三文鱼)等含少量维生素D,而植物性食物如谷类、蔬菜和水果几乎不含维生素D。所以,与其他营养素不同,维生素D在饮食中很有限。阳光中只有波长290～315nm的紫外线B能穿透皮肤,将皮肤中的7-脱氢胆固醇转化为维生素D_3,但阳光照射的效果难以确定。在冬季,阳光照射减少,通过大气层的紫外线B也大为减少;而在高纬度地区,有效的阳光照射亦大为减少。同时现代人生活方式的改变,如缺少户外活动、使用防晒产品等,都会影响皮肤有效合成维生素D_3。在生长发育期缺乏维生素D会导致骨骼钙化障碍而影响骨成长,即佝偻病。婴幼儿维生素D缺乏可能是由于接受日光照射太少,多产妇女、体弱多病老人缺乏维生素D可导致骨软化症,发生骨痛、肌无力、脊柱弯曲、骨盆变形、骨压痛、自发性骨折等。所以找到一个阳光很好的城市,对老年人至关重要。

第二,候鸟生活要提早安排,比如一退休就开始,这样,趁着身体强壮没有什么老年病时,让身体与地域磁场适应、与当地气候和人文适应,从而少生病甚至不生病。

人毕竟不是鸟。那些候鸟,从小到大、年年这么跑一圈,它对地球磁场的感受力已经属于本能了，人类，特别是现代人类，已经不适应迁徙的生活了。

但迁移是必须付出代价的。例如迁移过程需要消耗大量的能量，可能遇到不良的天气，迁移方向定位错误，要适应不熟悉的新环境，要与其他候鸟及该地的留鸟竞争资源,等等。而这一切,都是为了更好地活着。所以，人类也当如是，只要能更好地活着，怎样都成。

一

东方之域宜砭石

好，让我们进入《异法方宜论》篇原文。

黄帝问曰：医之治病也，一病而治各不同，皆愈，何也？岐伯对曰：地势使然也。

首先是黄帝发问：医生治病，同样的病而治法各不同，都能达到治愈的效果，这是为什么呢？

一句"一病而治各不同，皆愈"，就是中医的妙处，不管用什么方法都有可能把这个病治好。所以学《黄帝内经》最关键的，是学这个理，把这个理学到了，就是"知其要者"，任你随便用什么方法。比如说知道了白术可以鼓荡腰脐，扎针能不能鼓荡腰脐呢？能，找到那个鼓荡腰脐的穴位，比如灸中脘和关元，就相当于鼓荡腰脐，那这些穴位就相当于白术，可以增加你的消化吸收。也就是说，懂得了医理，万般皆可为我所用。

比如小孩发热，把不到脉的时候，就不要给孩子乱上药。你可以轻轻刮一刮大椎和后背，灸一下肺俞，或者掐一掐虎口，都会管用。小孩子的病为什么不会太重呢？因为小孩情志变化快，喜怒不留于意。小孩子都挨过妈妈打，谁跟妈记仇了？没有。

成人就不一样了，一次争执可能酿成复仇大片。成人的所有问题都在于情志留于意，久之，就留于经脉，其实，都不用久之，很快就会在身体上有反映。比如昨日有个医生给病人开了不必要的昂贵药，我觉得这背叛了我的原则，生气了，其实更深处是伤心，虽然第二天我的气就消了，可一把自己的脉，我愣住了，心脉居然呈现"如雨沾沙"之涩脉了！"寸涩心虚痛对胸"，可见真是伤心了，因果不虚，情绪的突变在身体上会马上表现出来，于是赶紧开了一服药来解决这问题。通过这件事，我真心奉劝大家，气，生不得；心，伤不得啊。

回到原文。

岐伯对曰：地势使然也。

岐伯的回答是：治疗方法的不同，是地势不同造成的。

先说"地势"之"势"，"势"指差别，由高低、上下造成的势差，有势差，才会有力量。中国，西北高，东南低，就造成了气的流动、能量的流动和气势的差别。由此，就出现了不同的气候、不同的植物，人和动物又会因为气候、植物的不同而不同。

下面就是从东西南北中开始讲地势、地域问题。你看《黄帝内经》多有意思，到第十二篇了，还在讲东西南北中，可见东西南北中是中医思维的出发点，这个出发点大道至简，她总是眼光辐射辽远，全面去看待问题。

故东方之域，天地之所始生也，鱼盐之地，海滨傍水。其民食鱼而嗜咸，皆安其处，美其食。鱼者使人热中，盐者胜血，故其民皆黑色疏理，其病皆为痈疡，其治宜砭石。故砭石者，亦从东方来。

翻译过来就是：东方，天地之气生发之所，盛产鱼盐。当地百姓喜欢吃鱼，并且嗜咸，并且百姓安于其处，以其食为美。多吃鱼，而使人热积于中，过多地吃盐，咸能走血，耗伤血液，所以当地的人大都皮肤色黑，肌理松疏，多发痈疡之类的疾病，治疗宜用砭石。所以砭石疗法，来自东方。

你看，还是先从东方讲起，因为东方是天地之气生发的地方，中国文化无论什么都要从东方讲起。

那么这个地域有什么特点呢？

"鱼盐之地，海滨傍水。其民食鱼而嗜咸。皆安其处，美其食"。东方，地处海滨，又多河流，是出产鱼和盐的地方，人们多吃鱼类而喜欢咸味。人们安于其所生之地，以老天给的食物为美。

俗语说：鱼生火、肉生痰，为什么鱼生火？鱼，寒性，寒，则能逼出火；古人炖鱼多用蜀椒，蜀椒，味辛、气温、大热，可以杀蛊毒并虫鱼毒蛇等毒。为什么肉生痰？多食肉，则生湿，湿不化，则生痰。

众所周知，水居者腥，肉玃（绝）者臊，草食者膻。要想去除这些食物中的怪味，首先要靠水和火，通过掌握适当的火候和控制用水的比例来去异味；其次要通过酸、辛、甘、苦、咸这五味的调和来达到去除异味的目的。比如要去掉鱼虾等海鲜的腥气，可以用花椒、醋、姜和料酒。要去掉牛羊肉的膻气，可以多用葱、姜、蒜和大料，这些东西，不仅可以去掉肉食中的臊味和膻气，还可化肉食，祛寒邪。

"鱼者使人热中，盐者胜血，故其民皆黑色疏理，其病皆为痈疡，其治宜砭石。故砭石者，亦从东方来"。由于多吃鱼，而使人热积于中，过多地吃盐，咸能走血，耗伤血液，所以当地的人大都皮肤色黑，肌理松疏，多发痈疡之类的疾病。对其治疗，大都宜用砭石刺法。因此，砭石的治病方法，也是从东方传来的。

1. 痈疮成因

关于"盐者胜血"这句，《灵枢·五味论》说：咸入于胃，其气上走中焦，注于脉，则血气走之，血与咸相得则凝，凝则胃中汁注之，注之则胃中竭，竭则咽路焦，故舌本干而善渴。血脉者，中焦之道也，故咸入而走血矣。

即咸入胃，其气上走中焦，流注于血脉，则血液黏稠。血凝，就需要胃中的汁液去化它，如此，胃中津液就不足，津液不足，就咽喉焦灼，就舌干口燥，善渴。再者，因为热中，就是脏腑因寒而生热，热，就耗阴液，液不足，也口干舌燥。

"故其民皆黑色疏理"。为什么东方的人皮肤偏黑，毛孔粗大呢？血脉是中焦化生的精微输布周身的通道，咸味液上行于中焦，血脉凝涩，就难以疏布到皮毛，人的肌肤就得不到营养，再加上里热又伤阴液，气血就无法滋润皮肤，所以皮肤就粗糙。更严重的，就会有痈疮之症。

痈疮，在《内经》中多有记载，可见痈疮在古代属于多发病。关于痈疮的病因：

先说一个故事。《太平御览》卷七一引《辛氏三秦记》："骊山西有温泉。俗云，始皇与神女戏，不以礼，女唾之，则生疮。始皇怖谢，神女为出温泉，后人因洗浴。"这个故事里有两点，一是秦始皇对神女无礼，被女神唾之而生疮。二是温泉可以洗掉痈疮。

医家认为痈疮的成因如下。

①寒邪所致。《内经·刺法论》篇说："寒淫所胜，则寒气反至，水且冰，血变于中，发为痈疡。"即，寒邪导致血变，就是痈疡。

②湿邪加膏粱厚味所致。《生气通天论》篇说："汗出见湿，乃生痤痱。高粱之变，足生大丁。"古代认为：疔之小者为痤，更小为痱，大者为疮。就是汗出加湿邪就会出现疖子和痱子。经常有一些年轻人，脸上青春痘出不来，有一层细细密密的小疙瘩，其实这也叫"痱"。这些还是湿邪表现在皮肤上的小病。

所谓膏粱厚味，就是吃多肉、多油、味道厚重的美食美味。多吃这些好东西的结果，就是足以生大的疔疮。有人把"足生大丁"翻译成"脚丫子上生疔疮"，那就错了。疔疮很少在脚上生，如果多吃膏粱厚味的话，生疔疮最多的地方应该是屁股蛋。而且长疔疮大多也在年轻、火力壮时。好东西吃得多，就要耗更多阳气去化它，肥硕的人、湿重的人都会耗散阳气，凡长疔疮处，都是湿邪重而阳气又虚的地方。

③六腑不和所致，也就是阳气运化无力。原文是"五藏不和，则七窍不通；六府不和，则留为痈"。所以，要明白痈疽是六腑病。

④有脓则有痈。"黄帝曰：病之生时，有喜怒不测，饮食不节，阴气不足，阳气有余，营气不行，乃发为痈疽。阴阳不通，两热相搏，乃化为脓。"

翻译过来就是：病之初起，关乎喜怒情绪的不定和饮食的不节制。等到阴血不足，阳邪有余之时，营气不能按时运行，就发为痈疽。再到阴阳不通，两热相搏之时，痈疽就化脓了。

岐伯曰：夫痈疽之生，脓血之成也，不从天下，不从地出，积微之所生也。故圣人自治于未有形也，愚者遭其已成也。

岐伯回答说：只要有痈疽，就说明脓血已成了。脓血，不是来自天，也不是来自地，是生命一点点积累而成。后文有"大热不止，热胜则肉腐，肉腐则为脓"。因此，圣人都自治于病未成形之时，而下工遭遇到病已成形，则难治了。

其痈在管内者，即而痛深；其痈在外者，则痈外而痛浮，痈上皮热。

如果痈肿发生在下脘里边，疼痛的部位就较深；痈肿发生在下脘外面，疼痛的部位就较浅，同时，发生痈的部位的皮肤会发热。

《灵枢》甚至专门有《痈疽》一篇，说："夫血脉营卫，周流不休，上应星宿，下应经数。寒邪客于经络之中则血泣，血泣则不通，不通则卫气归之，不得复反，故痈肿。"

翻译过来就是：人体的血脉营卫周流不息，与天上星宿的运转、地面河水的流行相应。如果寒邪侵入经脉血络之中，就会使得血行滞涩，血行滞涩不通，卫气也就壅积不散，气血不能往复周流而聚结在某一局部，便形成痈肿。

寒气化为热，热胜则腐肉，肉腐则为脓。脓不泻则烂筋，筋烂则伤骨，骨伤则髓消，不当骨空，不得泄泻，血枯空虚，则筋骨肌肉不相荣，经脉败漏，熏于五藏，藏伤故死矣。

寒气郁久化热，热毒盛积熏蒸，使肌肉腐烂，肌肉腐烂便化成脓液，脓液不得排出，又会使筋膜腐烂，进而伤及骨骼，骨髓也就随之消损了。如果痈肿不在骨节空隙之处，热毒就不能向外排泄，煎熬血液而令其枯竭，使筋骨肌肉都得不到营养，经脉破溃败腐，于是热毒深入灼伤五脏。由于五脏损伤，人就会死亡。

2. 痈疽的类型

后面又专门讨论痈与疽的区别。

黄帝曰：夫子言痈疽，何以别之？岐伯曰：营卫稽留于经脉之中，则血泣而不行，不行则卫气从之而不通，壅遏而不得行，故热。大热不止，热胜则肉腐，肉腐则为脓。然不能陷，骨髓不为燋枯，五藏不为伤，故命曰痈。

黄帝问：你所谈的痈疽应当如何鉴别呢？岐伯说：如果营气滞留在经脉中，血液就凝聚而不能畅行，从而使卫气受到影响也阻滞不通，使邪气壅积于内而化生毒热。如毒热发展不止，便使肌肉腐烂化脓。但是这种毒热仅仅浮浅在体表，不能深陷到骨髓，所以骨髓不会被灼伤而焦枯，五脏也不会受其伤害,这种疾病就叫作痈。

黄帝曰:何谓疽? 岐伯曰: 热气淳盛,下陷肌肤,筋髓枯,内连五藏,血气竭,当其痈下,筋骨良肉皆无余,故命曰疽。疽者,上之皮夭以坚,上如牛领之皮。痈者,其皮上薄以泽。此其候也。

黄帝又问:什么叫作"疽"呢? 岐伯说:如果热毒亢盛,深陷于肌肤的内部,使筋膜溃烂,骨髓焦枯,同时还影响五脏,使血气枯竭。其发病部位比痈的发病部位深,使得筋骨肌肉等都溃烂无遗,就称之为疽。疽的特征是:皮色晦暗而坚硬,如同牛颈部的皮一样,痈的特征,是皮薄而光亮。这些就是痈和疽的区别。

并且,文章中还特地说了痈疮的各种类型。

黄帝曰:愿尽闻痈疽之形与忌、日、名。

黄帝说:我想详尽地了解痈疽的形状、死生的界限和名称。

岐伯曰:痈发于嗌中,名曰猛疽。猛疽不治,化为脓,脓不泻,塞咽,半日死。其化为脓者,泻则合豕膏,冷食,三日而已。

岐伯说:痈疽发生在喉结的叫作猛疽。这种病如不及时治疗就要化脓,若不将脓液排出,就会使咽喉堵塞,半天就会死亡。已经化脓的,要先刺破排脓,再口含凉的猪油,三天即可痊愈。

发于颈,名曰夭疽。其痈大以赤黑,不急治,则热气下入渊腋,前伤任脉,内熏肝肺。熏肝肺十余日而死矣。

发生在颈部(甲状腺部位)的,叫作夭疽。这种痈部位较大,颜色呈赤黑色,如果不迅速治疗,热毒就会向下蔓延,侵入腋下的渊腋穴处,向前面可伤及任脉,向内可熏灼肝肺,使肝肺损伤,十几天就会死亡。

阳留大发,消脑留项,名曰脑烁。其色不乐,项痛而如刺以针。烦心者,

死不可治。

邪热亢盛，滞留于项部（项在脖颈），上侵而消烁脑髓的，叫作脑烁。表现为神色抑郁不欢，颈部剧痛如针刺，如热毒内攻而出现心中烦躁，是不治的死症。

发于肩及臑，名曰疵痈。其状赤黑，急治之，此令人汗出至足，不害五藏。痈发四五日，逞焫之。

发生在肩臂部的痈肿，叫作疵痈，局部呈赤黑色，应当迅速治疗，此证使人遍身汗出，直到足部，由于引起此痈的毒气浮浅而不深陷，不会伤及五脏，即使在发病四五天的时候用艾灸治疗，也会很快痊愈。

发于腋下赤坚者，名曰米疽。治之以砭石，欲细而长，疏砭之，涂以豕膏，六日已，勿裹之。其痈坚而不溃者，为马刀挟瘿，急治之。

痈肿发生在腋下，局部坚硬而呈深红色的，叫作米疽。应当用细而长的砭石针稀疏地砭刺患处，然后涂上猪油膏，不必包扎，大约六天就能痊愈。如果痈肿坚硬而没有破溃的，称为马刀挟瘿之类的瘰疬病变，应当急速采取相应措施进行治疗。

发于胸，名曰井疽。其状如大豆，三四日起，不早治，下入腹不治，七日死矣。

生在胸部的痈肿，叫作井疽。它的形状像大豆一样，在初起的三四天内如果不及早治疗，毒邪就会下陷而深入腹部，成为不治之症，七天就会死亡。

发于膺，名曰甘疽。色青，其状如谷实瓜蒌，常苦寒热，急治之，去其寒热，十岁死，死后出脓。

膺，指胸部。生在胸部两侧的，叫作甘疽。局部呈青色，形状好像楮实和瓜蒌的样子,时常发冷发热,应急速治疗以解除寒热。如果不及时治疗,可迁延十年之久而死亡,死后溃破出脓。

这些非常类似带状疱疹,如果用中医治疗,病愈快,且不留后遗症。如果治错了,有的人会疼痛很多年。

发于胁,名曰败疵。败疵者,女子之病也,灸之,其病大痈脓,治之,其中乃有生肉,大如赤小豆,锉（切割）陵翘草根各一升,以水一斗六升煮之,竭为取三升,则强饮,厚衣坐于釜上,令汗出至足已。

胁肋部生痈,名叫败疵,败疵主要发生于妇女。如果迁延日久,就会发展为大的脓肿,其中还生有赤小豆大小的肉芽。治疗这种病候,可用切割的连翘草根一升,加水一斗六升,煎取三升,趁热强饮,并多穿衣服,坐在盛有热汤的铁锅上熏蒸,使病人汗出至足部,即可痊愈。

发于股胫,名曰股胫疽。其状不甚变,而痈脓搏骨,不急治,三十日死矣。

痈疽生在大腿和足胫部的,名叫股胫疽。这种病的外部没有明显的变化,然而痈肿所化的脓紧贴骨上,如果不迅速治疗,约三十日即可死亡。

发于尻,名曰锐疽。其状赤坚大,急治之,不治,三十日死矣。

痈疽生在尾骶骨部的,名叫锐疽。其形状红、大而坚硬,应当迅速治疗,否则,约三十天就会死亡。

发于股阴,名曰赤施。不急治,六十日死。在两股之内,不治,十日而当死。

痈疽发生在大腿内侧的,名叫赤施。如不迅速治疗,至六十天就会死亡。如果两腿内侧同时发病,是毒邪伤阴已极,多属不治之症,十天就要死亡。

发于膝,名曰疵痈,其状大痈,色不变,寒热,如坚石,勿石,石之者死,须其柔,乃石之者生。

发生在膝部的,名叫疵疽。其症状是外形肿大,皮肤颜色没有变化,伴有发冷发热,患处坚硬,这是尚未成脓的表现,切不可用砭石刺破,如果误用砭石刺破排脓,便会导致死亡。须待患处柔软成脓,再用砭石刺破,以排脓泻毒,疾病就会痊愈。

诸痈疽之发于节而相应者,不可治也。

发生在关节的各种痈疽,并且出现内外、上下、左右对称发病的,都不易救治。

发于阳者,百日死;发于阴者,三十日死。

生于阳经所在部位的,约一百天死;生于阴经所在部位的,约三十天死。

发于胫,名曰兔啮。其状赤至骨,急治之,不治害人也。

发生于足胫部的,名叫兔啮疽,其外形红肿,毒邪能够深入至骨,应当迅速治疗,如不急治,就会危害生命。

发于内踝,名曰走缓。其状痈也,色不变,数石其输,而止其寒热,不死。

痈毒发于内踝的,名叫走缓。其外形如痈,但皮肤颜色没有变化。治疗时应当用石针屡屡砭刺痈肿所在之处,使寒热的症状消退,就不会死亡。

发于足上下,名曰四淫。其状大痈,急治之,百日死。

痈疽发生于足心、足背的,名叫四淫。其形状好像大痈一样,如不迅速治疗,约一百天就会死亡。

可见,痈疮在古代是个大病、急病。

发于足傍,名曰厉痈。其状不大,初如小指发,急治之,去其黑者,不消辄益,不治,百日死。

痈肿生在足四傍的,名叫厉痈。其外形不大,如果从足小趾开始发病,并呈现黑色,应当迅速治疗以消除黑色,如果黑色不消退,却逐渐加重,就不能治愈了，约一百天就会死亡。

发于足指，名脱痈。其状赤黑，死不治；不赤黑，不死。不衰，急斩之，不则死矣。

发生在足趾的，名叫脱痈，其症状如果出现赤黑色，是毒气极重，多属不治的死症；如不呈现赤黑色，是毒气较轻，尚能救治。如经过治疗而病势仍不减轻，应当迅速截除其足趾，否则毒气内攻深陷于脏腑，必然导致死亡。

可见，痈疽都属于要命的病，甚至古代会用手术的方法，以防止其毒气攻击脏腑。

其实，上面对应各种痈疽，已指出治疗方法。比如砭石法、针刺法，甚至手术法。

3. 痈疽的治法

《灵枢·上膈》说：

黄帝曰：刺之奈何？

黄帝问：怎样用针刺治疗呢？

岐伯曰：微按其痈，视气所行，先浅刺其傍，稍内益深，还而刺之，毋过三行。察其沉浮，以为深浅。已刺必熨，令热入中，日使热内，邪气益衰，大痈乃溃。伍以参禁，以除其内，恬惔无为，乃能行气，后以咸苦，化谷乃下矣。

岐伯答道：针刺的方法是，应当用手轻轻地按摩痈肿的部位，以观察痈肿部位的大小和病气发展的动向。先浅刺痈肿周边，再逐渐深刺。如此反复行针，但不要超过三次。要根据病位的深度来决定进针的深浅。针刺后须加用热敷法，使热气直达体内。只要使阳气日渐温通，邪气日趋衰退，内痈也就逐渐消溃了。在治疗的同时，还要懂得适当的护理和禁忌，要清心寡欲，使元气得以恢复。然后可服用咸苦的药物，以软坚散结，使痈疮得以消化并向下、向外传输。

《灵枢·刺节真邪》篇说："凡刺痈邪无迎陇，易俗移性不得脓，脆道更行去其乡，不安处所乃散亡。"

即，治疗痈肿和积聚的病证，应当使其消散；一般治疗痈邪的方法，不可在初期病势隆盛的时候，迎其锐势而妄用铍针刺破排脓。应耐心地加以调治，这样痈毒就会不化脓，此时应改换不同的方法进行针刺，使邪毒不在固定的部位留聚，这样，病邪就会渐行消散。

所以不论是阳经还是阴经，只要是经过痈肿所生的部位，就可以取本经的输穴来泻其毒邪。

《素问·长刺节论》篇说：治痈肿者，刺痈上，视痈小大深浅刺，刺大者多血，小者深之。《灵枢》说：刺痈者用铍（pí）针，刺大者用锋针，刺小者用员利针，刺热者用镵针，刺寒者用毫针也。

即，刺痈邪当用有刃而锋利的铍针；刺实邪当用锋针；刺虚邪当用员利针；刺热邪当用镵针；刺寒邪当用毫针。

好，回到《异法方宜论》篇："其治宜砭石。"故砭石者，亦从东方来。即，东方因为多食鱼盐，寒性逼火外行，故人多生痈疮，所以要用砭石拉开痈疮以排脓，就是把砭石磨得极薄，把痈疮拉开，直接把脓挤出来。

那么东方为什么要用砭石？砭石由陨星与大地撞击、爆炸后融合而成，所以具有高热能，可用来割治和引流。但事先要让痈疮里头熟透了，即摁上去软塌塌的时候再割治，否则硬的时候里边还是核儿，拉开脓也流不出来。

要想让痈疮变软，化脓，可以先敷"金黄散"等药膏。

砭石，即能治病的石头，最早出现在《黄帝内经》中。砭石中又以泗滨砭石疗效为最佳。著名训诂大儒孔颖达说："泗滨，泗水之滨。石在水旁，似石水上浮然，此石可以为磬，故谓之泗滨浮磬也。"砭石来自远古，呈红黄之色，打磨后圆润明亮，属于自带奇特能量的东西。经现代医学手段检测，泗滨砭石可以发出许多对人体有益的远红外射线和超声波脉冲，有促进微循环、调理新陈代谢之良效。

中国古代治病所使用的手段是：一砭二针三灸四药。古代刮痧用的都是砭石，在你皮肤上刮一刮、摁一摁、杵一杵，那些病位表浅的病就能治好。现在刮痧法用得挺多，但是一定要记住，刮痧是用来治疗表证的，如果病不在表，过度刮痧反而会损伤元气，这个道理现在搞刮痧的几乎没人讲过。

砭石的用法：刮经络。十二经络我们在《灵兰秘典论》里讲过了，拿一块砭石每日沿经络轻轻刮一遍，会感受到远古的力量。第一天，刮肺经，第二天，刮大肠经，第三天，刮胃经，第四天，刮脾经……如此这般，十二经络刮下来，好处多多。最起码可以熟知经脉，省得我成天苦口婆心地讲，说起经脉来大伙还是一脸蒙。而且，如此一天天熟悉经脉，经脉图就不是挂在墙上的了，就是在身上的了。以后哪里有不舒服了，能够立刻知道是哪里的问题，你也不必问我，一查穴位图就知道是哪儿的事了。具体大家看《十二经络与奇经八脉》一书就可以了。

咱们以肺经为例，讲一下如何刮肺经。因为肺经起于中焦，所以要先揉开中脘，然后从云门、中府，也就是前胸刮起，中府穴是肺经、十二经脉循环流注的第一穴。取穴要点：用右手三个指头——食指、中指、无名指紧贴锁骨下缘，中指所指即是中府。中府有肃降肺气、和胃利水之功效，可以调人身上中下三部之气血。一般来说，有病的部位才出痧，有人说出痧是因为身体有火，这就是胡说，只要刮出黑紫，定是有寒。然后人体正气就会来破瘀血，病也就随之而去。

肺结核、肺与支气管疾患，常可在中府穴出现压痛，此处可以主治咳嗽，气喘，少气不得息，肺炎，支气管炎，哮喘，肺结核，甲状腺结节等。如果胸中胀闷、烦热，鼻流浊涕，嗓子不舒服，呕吐，嗳气吞酸，不下食，腹胀，肩背痛等，刮云门、中府都管用。

中府、云门两穴，虚证都喜欢按，而实证都怕碰，一碰就叫唤。虚证呢，就手法重一些；实证呢，就手法轻一些。按揉和刮痧此两穴，能够舒达内藏抑郁之气，其中，中府主内、主合，云门主外、主开；中府治肺郁之症，偏重在肺气虚，云门治气不得外宣之郁，通经行气居多，好比使阴滞之气，化成云朵而行空宣散，畅达于阳。这些地方一般不宜扎针，用砭石刮刮反而更好。

然后再从云门中府刮向肩髃，也就是肩膀头，这个地方特别容易受风，如果痛，就更要好好刮一刮。肺经因为"从肺系横出腋下"，所以此时可以好好刮一刮腋下，如果腋下有疙瘩，就更应该细致和耐心地刮，别急，一天天慢慢来，如果疙瘩不去，早晚都是病。

然后再沿手臂内侧上缘一直刮向手之大指，如果你弄不清楚，可以在身上找几个肺经的穴位，把它们连成线就可以了。

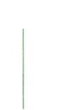

二　中药之渊源

《异法方宜论》篇第二段，讲西方地理环境，以及人们的生活和中药的来源。

西方者，金玉之域，沙石之处，天地之所收引也。其民陵居而多风，水土刚强，其民不衣而褐荐，其民华食而脂肥，故邪不能伤其形体，其病生于内，其治宜毒药。故毒药者，亦从西方来。

翻译过来就是：西方，盛产金玉，遍地沙石，是天地之气收引之所。这里的居民，依山陵而住，其地多风，水土的性质刚强，百姓不穿丝帛而着粗布，睡的也是草席，但饮食都是鲜美酥酪骨肉之类，身体肥壮，外邪不容易侵犯他们的形体。他们的病，大都由内而生。治疗宜用药物。所以药物疗法，来自西方。

"西方者，金玉之域，沙石之处，天地之所收引也"。我强烈建议大家闲暇时要去一次西北，青海、甘肃、新疆，都美不胜收。虽然有些地方是沙石之地，戈壁连天，但西北阳气足，对身体的能量、对精神的能量，都有大补益。面对雅丹地貌，所有人都会被大自然的鬼斧神工震撼。在戈壁上看星空，有种被洗礼的感觉。

水土刚强，也影响人的性格。所以古人认为西北多圣贤，比如伏羲、女娲、文王、武王、周公。要想做圣贤，得下得了死心。而东南方的人都太聪慧了，特别聪明的人下不了死心，且柔柔的婴儿风吹着，人就容易贪图享受。况且南方物产丰富，只要能劳作，就不会没饭吃，所以自然不必下死心。这世上，能下死心的要么是圣贤，要么是傻子，只有这些人性情勇猛，敢于玩命。这也是一方水土养一方人的缘故吧。

"其民陵居而多风"。在《九宫八风》篇里，"风从西方来，名曰刚风。其伤人也，内舍于肺，外在于皮肤，其气主为燥。风从西北方来，名曰折风。其伤人也，内舍于小肠，外在于手太阳脉，脉绝则溢，脉闭则结不通，善暴死。"

翻译过来就是：从西方来的风，名叫刚风，它伤害到人体，向内侵入于肺，外则留于皮肤之间。西方属金，风性刚烈，所以其气主燥性病证。从西北方来的风，名叫折风，它伤害到人体，内可侵入小肠，外在于手太阳经脉。如果脉气竭绝，疾病就恶化而深陷扩散；如果其脉气闭塞，气机凝聚不通，就容易猝死。

西北为乾位，为阳，也为刚。刚风、折风，是摧杀之气更大的风，对人的伤害也大。一伤肺，二伤小肠，都是要命的，其治疗宜用药。

"其民不衣而褐荐"。褐荐，褐指草，荐，指席子，所以西方人是穿粗衣睡草席。

"其民华食而脂肥"。西北人吃什么？华食，指牛羊肉，喝什么？牛乳和羊乳。这些一定会造成内寒。这就是为什么一定要用毒药，毒药在此处指猛烈和浓烈的药，因为只有这些药才能把内寒去掉。

"毒"在《说文解字》里是"草往往而生"，就是草生得特别浓密，"毒"字的真正含义是"浓烈"的意思。

药，可不是种出来的，药是生出来的，哪个地方长什么药都是它的命，得天气，得地味，我们用的就是药的这个命，这个天气和地味。所以人工种植的药，就有可能缺这个天气与地味，药效就会有问题。

必须在西北出产的药很多，比如岷归，比如肉苁蓉、锁阳、大黄、枸杞、甘草等。

先说当归。生羌胡地，陇西亦多产，二月八月，采根阴干。现在主产于甘肃东南部，以岷县产量多，质量好，故又称岷归。

当归，味甘辛，气温，可升可降，阳中之阴，无毒。虽有当归头、当归身、当归尾之分，但补血是其要旨。入心、脾、肝三脏。其性甚活跃，入补气药中则补气，入补血药中则补血，入升提药中则提气，入降逐药中则逐血也。而且用之寒则寒，用之热则热，无定功，甚奇妙。主咳逆上气，寒热，皮癣，以及妇人漏下绝子，诸恶疮疡。

当归，也可以作君药。痢疾，非君之以当归，则肠中之积秽不能去；跌伤，非君之以当归，则骨中之瘀血不能消；大便燥结，非君之以当归，则硬粪不能下；产后亏损，非君之以当归，则血晕不能除。肝中血燥，当归少用，难以解纷；心中血枯，当归少用，难以润泽；脾中血干，当归少用，难以滋养。是当归必宜多用，而后可以成功也。用之当，而攻补并可奏功；用之不当，而气血两无有效。用之当，上下均能疗治；用之不当，阴阳各鲜成功。

凡用药，只需问当与不当用，而不必问多与不多用，一切看医生之医理之用。

说一下肉苁蓉吧。肉苁蓉，生于边塞沙土中，主要是生在河西及代郡雁门，岁岁如草之生，五月五日采，阴干。陶弘景云：是野马精落地所生，生时似肉，故曰肉苁蓉。关于肉苁蓉是马精所生，实出于神农之《本草》，非后人所猜臆，如若肉苁蓉不得马精之气，又怎么能兴阳而补水火呢！

肉苁蓉，味甘温而咸、酸，无毒。入肾。最善兴阳，止崩漏。久用，令男女有子，暖腰膝，所以现在人给男子补精添髓多用之。虽说补肾，但不可单用，必须佐人参、白术、熟地、山茱萸诸补阴阳之药，才有利益。

古人还用它治虚人大便秘结，用苁蓉一两，水洗出盐味，另用净水煮服，即下大便，取其补虚而滑肠也。

另外据说肉苁蓉可以使人阳道修伟。关于这一点，让我想起在武威曾见过另一个药物：野生锁阳，我非常震惊天下居然有如此和男子阳物相像之物。当地人说，冬天下雪时，只有此物周边雪都化了，可见此物之阳性、热性。一般当地人会在冬至日采之，并煮汤，认为可以壮阳、养生。但奇怪的是，中医喜欢用肉苁蓉，很少有人用锁阳，大概觉得锁阳非肉苁蓉可比，肉苁蓉，乃马精所化，故功性能神；锁阳，非马精所化之物，虽能补阴兴阳，但功效比不上肉苁蓉，所以医家少用。

再说下药中之将军——大黄。

大黄，生蜀郡，北部，或陇西，二月花生，三月采根，根有黄汁，切，阴干。味苦，气大寒，阴中之阴，降也，无毒。入胃与大肠。然有佐使，可通达十二经。

其性甚速，走而不守，善荡涤积滞，调中化食，通利水谷，推陈致新，导瘀血，滚痰涎，破症结，散坚聚，止疼痛，败痈疽热毒，消肿胀，俱各如神。欲其上升，须加酒制；欲其下行，须入芒硝；欲其速驰，生用为佳；欲其平调，熟煎尤妙。

古人用人参于大黄中者绝少。盖用大黄之症，多是下行而不上行。用大黄以逐邪，所以只加当归以助其势，而不用人参以妨碍其通利之机也。但也不是全然不能用人参，特别气虚的人，猛下大黄，恐气亦随下而俱脱。此时，人参、大黄同用，则人参助大黄以奏功，大黄亦得人参而缓力，只去其燥屎之邪，而不崩其虚弱之气，是两用之而得宜。如果不用人参以急补其气，气脱，则无救矣。

矾石，生河西，或陇西，或武都，石门。

矾石，味酸，气寒，无毒。主寒热泄利，白沃阴蚀，恶疮，目痛，坚筋骨齿。洗脱肛而涩肠，敷脓疮而收水，吐风痰而通窍，平痈肿而护膜。一般用于外治，甚效。比如过去刀伤出血，民间符箓派通常会用白矾水浸过的黄裱纸敷于伤口，冷水喷涂，因为白矾有止血、消毒、定痛、敛口、生肌之作用。

而内治亦神，但不可常用。久服矾石，必伤人骨。因为矾石之性最急而且燥，能劫水，故不利于骨与齿，齿乃骨之余也。肾水虚者，断不可轻用，恐已耗而又耗也。

一般说来，治毒之法，败毒必须用甘草；化毒必须用金银花；消毒必须用矾石；清毒必须加用芩、连、栀子；杀毒必须加用大黄。

西边还盛产一种名药：枸杞子。现在大家没事就拿它泡水喝，到底有什么作用呢？

枸杞子，味甘、苦，气微温，无毒。生于甘肃者，最佳。入肾、肝二经。古人认为此药可以明耳目，安神，耐寒暑，延寿，添精固髓，健骨强筋。滋阴不致阴衰，兴阳常使阳举。更止消渴，尤补房劳之伤。

常识认为，阳衰者，用枸杞，以其能助阳。但独用一味煎汤服之，绝不见阳兴者，又是为什么呢？据说，枸杞是地骨皮所生，地骨皮，即枸杞之根也。地骨皮，性甚寒凉，入少阴肾脏，并入手少阳三焦。主治汗不止、肌热、骨蒸，去五内邪热，利大、小二便，强阴强筋，凉血凉骨。枸杞、地骨皮，二药同是一本所出，而温寒各异，治疗方向也大不同。主要原因在于：枸杞子益阳而兼益阴，地骨皮益阴而不能益阳。二者均不能做君药，只能辅佐他人才起效。枸杞佐阳药以兴阳，地骨皮佐阴药以平阴。阳衰而不至大亏者，服枸杞则阳生。古人云：离家千里，莫服枸杞。因其久离女色，则其阳不衰，若再服枸杞，必致阳举而不肯痿，故戒之也。而在家之人，易阳衰，所以，单服枸杞无用，凡服枸杞而阳不兴者，乃阳衰之极也。枸杞力微，不可能有效。

最后，再说下甘草。

甘草，又称密甘、美草。生河西积沙山及上郡。

甘草：味甘，气平，性温，可升可降，阳中阳也。无毒。反甘遂，不可同用，同用必至杀人。入太阴、少阴、厥阴之经。主治五脏六腑寒热邪气，坚筋骨，长肌肉，倍力，金疮，解毒。久服轻身延年。

甘草最适宜与他者相配合，其义和，其性缓。能调和攻补之药，消痈疽疔毒，实有神功。尤善止诸痛，除阴虚火热，止渴生津。但其性又缓，凡急病最宜用之。故寒病用热药，必加甘草，以制桂、附之热。热病用寒药，必加甘草，以制石膏之寒。下病不宜速攻，必加甘草以制大黄之峻。上病不宜遽升，必加甘草以制栀子之动。又因为其味甚甘，甘则善动，吐呕家不宜多服。但善用者不必拘泥，因为甘药可升可降，用之吐则吐，用之下则下，拘泥，则无法用了。

有人说：中满症忌甘，是不是甘草有可能助胀啊？一定要清楚：中满忌甘，但不是忌甘草。中满，是气虚中满。气虚，是脾胃之气虚。脾胃喜甘，所以理中、通脉中都有甘草，引人参、茯苓、白术之药，入于中满之中，使脾胃之虚者不虚，而后胀者不胀。甘草性缓，缓则入于胃而不会马上入于脾。胃气即虚，得甘草之补，可能有一时之胀，但不会久胀。但多用则增满，而少用则消满也。专用则添胀，而同用则除胀，由此，方可以知经方配伍之妙。

大家现在都知道甘草乃解毒之圣药，但很少有人知晓甘草在上中下三焦的具体作用：治上焦之毒，宜用甘草引而吐之；治中焦之毒，宜用甘草和而解之；治下焦之毒，宜用甘草逐而泻之。

对甘草，人通常有两种态度，一是过于重视和重用，二是过于轻视而轻用。如果过用，脾胃过受其甘，则宽缓之性生，水谷入之，就不易消化，而或至于停积瘀滞。消化的精华少，各脏腑得其精华亦少，世人皆谓甘草有益而无损，谁知其益多而损亦有之乎。知其益而防其损，才是正路。

而轻视甘草的，不知重用甘草以收功，而又能调剂以取效，是药中不可缺之药。所以甘草之用，见医者妙心之用。用之于急症者可以多用，用之于缓症者要少用。因为缓症多是虚证，虚则胃气必弱，而甘草性过于甘，多用则难以分消，未免有饱胀的问题，不若少少用之，则甘温自能退大热。

现在有讲究者，喜用甘草梢，认为其性少寒，可泻阴火。甘草乃泻火之品，原不在细小与粗大。若阴虚之症，正胃弱也，无论如何不可多用，谈不上粗大者宜少用，哪怕是甘草梢，也不可多用。

医生，只知医理，不懂药性，行不行呢？当然不行。因为药性里就含着医理。所以我要求元泰堂的医生有空都要进药房，熟悉药、抓抓药，还得自己试试药，哪怕闻一闻、舔一舔，也知此次炮制的火候（因为每次炮制都有差异，而且现在中药质量也堪忧），等到给病人开方时，关于重用、轻用、剂量大小、如何配伍等，心里也就有数了。我也时不时地讲讲中药，而且都是结合《伤寒论》里的方子讲的，不结合方子讲药，就好比人若不结婚、不与外人发生关联，你就永远不知道他是什么样的人。

三 北方重灸法

下面说一下北方。

北方者,天地所闭藏之域也。其地高陵居,风寒冰冽。其民乐野处而乳食,藏寒生满病,其治宜灸焫。故灸焫者,亦从北方来。

翻译过来就是:北方,是天地气机闭藏之地,地势高且山多,风寒冰冽,百姓喜欢住荒地,吃乳食,乳食多寒,就是乳食会造成五脏寒,所谓"藏寒生满病",就是五脏寒会使全身胀满,治疗方法就是艾灸,所以,艾灸来自北方。

先说下乳食多寒的问题。北方煮奶茶时,喜欢往里面扔一把炒米。因为奶茶是寒性,炒米就是热性,就是用炒米来中和乳食的寒性。

再说"藏寒生满病"。天寒,加上乳食寒,就会生满病。所谓满病,其实源于身体自保,五脏像人体一样,太寒都会自保,五脏的外围就会长脂肪以御寒。如此人就会肥胖,或浮肿。由阴邪过盛造成的虚肿,或庞,就可以用艾灸法,这种人一上瘢痕灸,就会大量排尿,并且尿混浊,味道不好。

有人会奇怪,为什么人体寒邪如此重呢?其实,论到伏羲的贡献,就是火的发明,在火发明前,人们吃生食会造成多种疾患。燧人氏造火后,火化腥臊而为熟食,所以老百姓的各种腹部疾病大为减少。但即便这样,还是难以改变某些食物寒凉的特性,比如乳制品。所以,由于寒凉而造成的五脏寒,就要用灸法来解决。肿瘤也属于寒凝,不寒不凝。所以灸法对肿瘤、囊肿等也意义重大。

先说灸法为什么会越来越火。首先，古代文化有个奇妙的"三元九运"说，这是中国划分大时间的方法，古人把二十年划分为一运，三个二十年也就是三运，形成一元，一元就是六十年。三个元运就是上元、中元、下元，每一元三个运，合称为"三元九运"。上元是一、二、三运；中元是四、五、六运；下元是七、八、九运。每一个元运六十年，三元总共是一百八十年。这种说法有没有科学依据呢？还真有。中国古代科学家们观测发现，土星与木星每隔二十年就要相会一次，处在一条直线上。当土、木二星相会时，地球上往往会发生一些重大的地质灾难和自然灾难，人们的行为也会出现某种明显的异常。观察、研究还发现，土星、木星与水星每隔六十年就要在一条直线上相会一次，并且，每隔一百八十年，太阳系的九大行星就会同处于太阳的一侧，分布在一个小的扇面内，形成九大行星的大会合，古代天文学家称其为"九星连珠"。这种天体运行规律循环往复，永不改变。古人洞悉了这一天机，就创立了划分时间的"三元九运"体系。

现在走到哪里了呢？1984—2003年(甲子年至癸未年)，进入下元七运，走兑卦，属金，兑，为口，为少女，这一轮人们吃开口饭；2004—2023年(甲申年至癸卯年)，进入下元八运，为艮卦，属土，艮为少男，为山。2024—2043年(甲辰年至癸亥年)，进入下元九运，为离卦，属火，离卦，对应中女，对应火，对应南方，对应文明。明白了这些，我们就知道未来我们要做些什么和怎么做。但在这里，我们只讲艾灸。

其实，艾灸能火起来的背后，是一件令人非常担忧的事情。为什么这几年我要讲《伤寒论》和十二经脉？为什么一再强调自救？我就是要告诉大家，有些东西是拿不走的，比如经脉就长在我自己身上，你拿不走。所以，谁有，都不如自己有。将来就是吃不起药了，我也可以天天鼓弄经脉，天天拿艾条熏灼三阴经三阳经，照样身体好。所以大家一定要好好听十二经脉，了解自己身上的大宝贝是什么，怎么用。比如你脸上起了疙瘩不知道怎么治，先找西医再找中医，吃了半天药还吃出一大堆副作用，如果你听了我的课了，至少你能知道脸上长疙瘩是胃经的事，那就灸中脘呗，灸几天疙瘩也许就下去了。

所以我们现在要做的，就是找到自身的宝贝，用好自身的宝贝。返观内视，就能知道经脉有多伟大。可是我们天天都以为金子是宝贝，房子是宝贝，为了那些，耗散了我们全部的精气神，最后一场大病，把金子银子也全花光了，才知道世上什么都不是自己的，唯有那经脉气血是自己的。

总之，经脉就是大宝贝，奇经八脉就是大宝贝，《内经》是大宝贝，《伤寒论》就是大宝贝，这都是老祖宗留给我们的。所以我这么多年一直在说古人是慈悲的。慈悲是什么？《内经》是慈悲的，《伤寒论》是慈悲的，祖宗给了我们一切，就看我们接得住接不住了。唯有去学、唯有去践行，我们才能知道圣人之慈悲无穷。

1. 灸法的好处

关于灸法的问题，我们讲过一些，此次集中讲一下。为什么要讲灸法？就是给大家一个少花钱却能治大病的方法，就是找不到好医生时自己救自己的方法。普通灸，是艾条灸；瘢痕灸，是艾绒灸。但前提一定是要先学好医理。比如子宫肌瘤、糖尿病等，如果你能狠下心来，做瘢痕灸，灸透了，自然有良效。

先说灸法为什么能治病。艾草有纯阳之性和通窜力，其最重要的三个功效，一是可以通经脉，二是回阳、暖宫，三是可以驱邪。为什么艾草能避邪驱鬼呢？因为据说鬼最怕阳性和热性的物质，而艾草既属于阳性，又是大热之物，故可以驱鬼。而鬼在身体里就是病魔。

关于艾草的通窜力，有一种说法，说古代在沙漠上找不到水源时，就点着艾草，瞭望四周，看哪里冒烟，就知道哪里下面是空的，有水道。由此可见艾草的通窜力。有人说,是不是只要热的或能发热的东西都可以驱寒，比如电烤、火烤？但身体里的寒，也要有能走的道儿啊，所以，艾草的通窜力才是要点。

古代专门讲灸法的《扁鹊心书》中说：自古保命之法，灼艾第一，丹药第二，附子第三。可见艾灸的好。而且说人至三十，可三年一灸脐下三百壮，这里的脐下，指关元穴；这里的灸，指的是瘢痕灸。五十岁时，可二年灸脐下三百壮；六十岁时，可一年一灸脐下三百壮，令人长生不老。长生不老不敢说，但一定能强健身体。每夏秋之交，即灼关元千炷，久久不畏寒暑，累日不饥。至今脐下一块，如火之暖。岂不闻土成砖，木成炭，千年不朽，皆火之力也。

写《扁鹊心书》的窦材还说，灸法是扁鹊秘而不传的一个方法，说扁鹊望齐侯之色，说齐侯有病，但齐侯不信。最后一次望诊时说已病入骨髓，于是扁鹊转身就跑了。窦材认为病入骨髓的病,扁鹊可以用灸法给齐侯治疗，为什么他就是没用？你想齐侯能让他用吗？瘢痕灸，直接烧灼皮肤，齐侯肯定拒绝，说宁可让火葬场烧也不让你烧。所以扁鹊没办法，只有跑路了。这也告诉我们，瘢痕灸虽然能治疗深入骨髓的大病，但也不是谁都能接受的。我自己为了体验艾灸的好，也曾瘢痕灸，一天一次 50 壮，灸过 1500 壮后，至今再也不敢灸了，还是怕疼。

现在灸法大盛，但有些灸疗馆的灸法太过了，一灸就全身铺满，好像若只灸一两处，都不好意思收钱。但高手治病，就是取穴又精又少。中医有个理论："壮火之气衰，少火之气壮"，这句话太重要了，大家一定要背下来。"壮火之气衰"，这个"之"到底是什么意思？这个"之"是"导致"的意思，因此，这句翻译过来就是：大火会导致气衰，小火会导致气壮，火，在身体里又是阳气的意思，所以这句话也可以翻译成：亢盛的阳气导致元气的衰败，微阳却可以壮大元气。

一灸灸一身，就叫"大火之气衰"。所谓庸医，一是开大方子，动不动就五六十味药；二是扎针，动不动就把病人扎得跟刺猬似的；三就是能灸不能灸的穴位全给你灸一遍。看看神医华佗是怎么做的吧："其疗疾，合汤不过数种，心解分剂，不复称量，煮熟便饮，语其节度，舍去，辄愈。若当灸，不过一两处，每处不过七八壮，病亦应除。若当针，亦不过一两处，下针言'当引某许，若至，语人'。病者言'已到'，应便拔针，病亦行差。"就是他治病时，配制汤药不过几味药，而且心里明了药物的分量、比例，用不着称量，手抓就是了，把药煮熟就让病人喝下，告诉病人服药的禁忌及注意事项，一般等他离开时，病人就痊愈了。如果需要艾灸，也不过选取一两个穴位，每个穴位不过七八壮，病痛就应手消除。如果需要针疗，也不过扎一两个穴位，下针时对病人说："针刺气感应当延伸到某个地方，如果到了，告诉我。"当病人说"已经到了"，应声便起针，病痛很快就痊愈了。

所以，任何事，不是多，就好；而是精、准，才好。

其实，很多初学者都有用力过猛的毛病，用力过猛这事，在现实中太多了。我为什么不太爱看国内的电影？就是因为好多导演都有用力过猛的毛病，太想彰显什么主义和境界了，太想艺术化了，反而让人觉得低级，而老到的人，都懂轻描淡写。用力过猛，就是贪多，"我执"重，又自恃聪明。让你灸中脘、关元，就是下手狠，但又老到：灸中脘，人的消化系统会运转起来；灸关元，让吸收系统发挥作用，这，就是从气机上解决全身的问题，消化吸收都好了，其他的问题会一点点地都得到解决，好比一堆乱麻，先拎出个头儿来，后面一抖就可以了。而现在的人呢，以为多用药、多用穴位，才能治病，就是不懂气机和医理。比如通脉汤，方子里就三味药，附子、干姜、甘草，就是从气机上入手的方子，吃好了，心脏病、血脂高、高血压等通通能好，可初学者不明其中机窍，急于消症状，于是，加了消血脂的药，又加了降血压的药，又加了治心脏的药，又加了治疗失眠的药……总之，病人说多少个症状，就按中药学加多少药，现在的庸医就这个思路，有多少西医病名，就加多少种药，假如每一个病名下加四个药，8个病名就32味药了，我见过最多的一服药里有将近100味中药的，这种人就是卖药挣提成的，不是治病的，如此下去，只会扰乱了人体气机，非但病治不好，还可能连累了身体，连累了肝和肾。所以，一定要记住这句"壮火之气衰，少火之气壮"，宁可小火慢慢养着，也别一把大火烧毁了一切。生命也同样，为什么运动员不见得比普通人长寿？原因也在此，他们是天天大火；老百姓呢，小火慢熬，雕刻时光。

2. 养生灸八大穴

灸法，分五种：一是平时的养生灸，二是治病穴位灸，三是节气灸，四是治大病的瘢痕灸，五是天灸和脐灸。

平时的养生灸又叫悬灸，主要以灸中脘、关元、足三里等穴位为主。为了避免浪费，一次以两人灸完一根艾条为准。每个穴位5～10分钟。

所谓养生灸八大穴，指中脘、关元、足三里、神阙穴、气海穴、大椎穴、身柱穴和三阴交穴。

中脘穴，脐上四寸，属任脉，为足阳明胃经的募穴，所谓"募"就是聚集的意思，中脘穴就是足阳明胃经经气汇聚处，胃呢，是人体生气、生血的地方。又是八会穴之一（腑会中脘），属于六腑经气交会的地方，也就是六腑的病，这里都管。同时，中脘穴还是任脉、手少阳三焦、手太阳小肠、足阳明胃经之交会穴。可见此处在全身经脉中的重要意义。

凡是有脾胃疾患的，比如嗝逆、胃炎、口臭、腹胀，以及抑郁症、髌骨软化症、癫痫病等，都可以坚持灸中脘，灸之前先把中脘揉开，灸的时候以周边有红晕，内里暖洋洋为好，其实，无论吃药、扎针、艾灸，第一次最好都力道大一些，以全身微微出汗才好。

关元穴，在脐下三寸。关元穴主管胞宫精室，为元阴元阳闭藏之气，出入丹田之门户，故称关元穴。任、督、冲一源三歧，都发源于此，是男子藏精、女子藏血之处。又是肝脾肾三阴经与任脉之交会穴，也是小肠的募穴，主吸收。灸关元穴可以生阳，即增强消化吸收功能；可以阴长，即被吸收的营养物质多，阳为气，阴为血，因此此处补气又补血，所以古人说此穴"主诸虚百损"。灸关元穴几乎可以治愈所有重症妇科、男科疾病。比如四肢厥冰冷，六脉微细，真阳欲脱，中风脱证，失眠，寒邪入腹，水肿腹胀，疝气，虚劳咳嗽、潮热、咯血，大小便失禁，溏泻，便秘，尿频，遗尿，遗精，阳痿，赤白带下，闭经，不孕、癃闭，便血，尿血、少腹瘀血等。

如果说肩井穴是第一大强身穴，那足三里穴就是人身第一大养生穴。足三里在小腿外侧，犊鼻下三寸，是胃经的合穴。可以治疗胃病，比如胃痛，呕吐，呃逆，腹胀，腹痛，肠鸣，消化不良，泄泻，便秘，痢疾。又可以治疗咳嗽气喘（因为胃是肺的根），心悸气短（胃生血不足，心血就不足），失眠（胃不和则卧不安），癫狂等症。为什么能治疗癫狂呢？先前讲过，癫狂属于胃寒，或阳明实证，足三里是胃经的大穴，当然可以治疗这些疾病。此外对腿部水肿、膝痛、下肢痿痹、痛经（胃寒，肾必寒）、脚气等也有疗效。

《灵枢》说：著痹不去，久寒不已，卒取其三里骨为干（长期的风湿痹证，属于久寒的，要取穴足三里）。肠中不便，取三里……善呕，呕有苦，长太息，恐人将捕之，邪在胆，逆在胃，胆液泄则口苦，胃气逆则呕苦，故曰呕胆，取三里，以下胃气逆。也就是说，阴阳俱有余，若俱不足，有寒有热，皆调于足三里。

但艾灸足三里有个要点：最好还是先灸中脘、关元，灸三里是补法，只有先让消化吸收都正常了，补才补得进去。

其实可以这样理解：灸中脘穴、足三里穴，相当于喝附子理中汤，灸关元穴，相当于吃回阳救逆的四逆汤，或通脉四逆汤，所以不必总想着吃药，灸好了，就相当于吃药，而且比吃药安全。吃药，不就是为了通经脉、增加脏腑运化吗？这些，灸法都可以做到。

养生穴，除了中脘、关元、足三里，还有神阙穴、气海穴、大椎穴、身柱穴和三阴交穴。

神阙穴，就是肚脐，属任脉，此处禁针刺。名之神阙，是因胎儿赖此宫阙，输送营养，灌注全身，使胎体逐渐发育，变化莫测，因名神阙。灸之，可以培元固本、回阳救脱、和胃理肠。主治泄痢，绕脐腹痛，脱肛，五淋，妇人血冷不受胎，中风脱证等。如果吃奶的小婴儿总拉稀，同时腹大，绕脐痛，水肿鼓胀，肠中鸣状如流水声，可以灸神阙。气海穴，又名脖胦穴，丹田穴，是任脉穴位名称，位于腹正中线脐下一点五寸。气海者，男子生气之海也。此穴有培补元气，益肾固精，补益回阳，延年益寿之功。主治：虚脱、形体羸瘦、脏气衰惫、乏力等气虚病证；水谷不化、绕脐疼痛、腹泻、痢疾、便秘等肠道病证；对小儿遗尿、疝气、发育不良，以及大人遗精、阳痿有效。对月经不调、痛经、闭经、崩漏、带下、阴挺、恶露不尽、胞衣不下等妇科病证，有效。

大椎穴，手足三阳的阳热之气由此穴与督脉相合，并上行头颈。穴内的阳气充足满盛，如椎般坚实，故名大椎。平时要用围巾注意保暖。感冒发热时，可在大椎穴艾灸、刮痧，或拔火罐，可留罐几分钟，如有咳嗽可在双侧肺俞加拔火罐。落枕及颈肩不适时，可艾灸，或淋浴时也可用水柱冲击大椎处，水温需要高一些，以不烫伤局部皮肤为度。

身柱穴，属督脉。在背部，当后正中线上，第三胸椎棘突下凹陷中。穴在肺俞正中，适当两肩胛的中央，为肩胛荷重的撑柱，因名身柱。《针灸甲乙经》说此穴主治：身热狂走，谵语见鬼，身体抽搐。现在一般用于主治身热、咳嗽、气喘、惊厥、癫痫、脊背强痛、疔疮、百日咳、支气管炎、肺炎、肺结核、瘾病等。可艾炷灸3～7壮；或艾条灸5～15分钟。小孩灸身柱，可以治疗夜啼。

养生八大穴的最后一个是三阴交穴，顾名思义，指足部肾、脾、肝三条阴经气血交会处。又名"妇科三阴交"，说明此穴对于妇科甚有疗效，凡经期不顺、白带、月经过多或过少，经前综合征，更年期综合征等，皆可治疗。每天晚上5—7点，肾经当令之时，用力按揉每条腿的三阴交穴各15分钟左右，能保养子宫和卵巢。促进任脉、督脉、冲脉的畅通。女人常揉三阴交可延迟衰老。

此穴是足太阴脾经、足少阴肾经、足厥阴肝经交会之处，所以可以健脾益血，调肝补肾。亦有安神之效，可帮助睡眠。也是治疗男子性功能障碍最常用的穴位之一，常用手指按摩此穴可增强男子性功能。

另外，可以调治肌肤过敏、湿疹、荨麻疹、皮炎等。

大家闲暇时，可以常按摩，或艾灸此八大养生穴，既可养生，又可治病。其中按摩可以天天，艾灸，一月十次即可，每次一两处，别多，多了也耗气血。

此外，命门和八髎穴也属于比较有疗效的穴位。尤其对男科和妇科疾患，这几个穴位是必须要灸的。

3. 治病穴位灸

所谓治病穴位灸，就是有具体病症时，寻穴而灸。也可以哪里有病就灸哪里。有些急症也可以坚持连灸几天。比如前些日子有个学员跟我说，她母亲脚心硌出个硬包，医院建议手术，老太太害怕，女儿就让她每天艾灸患处，十来天就痊愈了。再，她女儿口腔里长脓疱，医院也是要手术，于是她坚持给女儿灸脓包外面的脸部，几天后也好了。

治病灸重要的是找经脉和穴位。比如艾灸小肠经的天宗穴10～15分钟，可以催乳。比如艾灸膀胱经之八髎（上髎、次髎、中髎、下髎）区域进行提捏、推拿、按揉、拔罐或艾灸，可以从外而内调理胞宫。八髎是支配盆腔内脏器官的神经血管会聚之处，是调节人一身的气血的总开关，务必畅达无阻。胞宫健康了，妇科、男科的很多问题都能得到解决。

如果平时身体不好，想强壮身体，最好的方法还是要灸中脘和关元，因为这是艾灸的根本法，而不必在身体各处乱灸。

在治病灸时，可以按照需要选用不同的间隔物，如鲜姜片、蒜片、蒜泥、附子片等。在施灸前均应事先备齐。①隔姜灸是用鲜姜切成直径2～3厘米、厚 0.2～0.3 厘米的薄片，中间以针刺数孔，以利灸治时导热通气，然后将姜片置于应灸的腧穴部位或患处，再将艾炷放在姜片上点燃施灸。当艾炷燃尽，再易炷施灸。灸完所规定的壮数，以皮肤红润而不起疱为度。常用于因寒而导致的呕吐、腹痛、腹泻及风寒痹痛等。

②隔蒜灸，用鲜大蒜头，切成厚 0.2～0.3 厘米的薄片，中间以针刺数孔，然后置于应灸腧穴或患处，然后将艾炷放在蒜片上，点燃施灸。待艾炷燃尽，易炷再灸，直至灸完规定的壮数。此法多用于治疗瘰疬、肺结核及初起的肿疡等症。

③隔盐灸，用纯净的食盐填敷于脐部，或于盐上再置一薄姜片，上置大艾炷施灸。多用于治疗急性寒性腹痛或吐泻并作、中风脱证等。肚脐部位也可以隔脐灸粉灸，祛湿驱寒、暖宫，良效。

④隔附子饼灸，是将附子研成粉末，用酒调和，做成直径约 3 厘米、厚约 0.8 厘米的附子饼，中间以针刺数孔，放在应灸腧穴或患处，上面再放艾炷施灸，直到灸完所规定壮数为止。多用治疗命门火衰而致的阳痿、早泄、宫寒不孕或疮疡久溃不敛等症。

或者取 0.3 厘米左右厚的附子片，以水浸透后在中间用针刺数个针孔，放在气海穴上，于附子片上置黄豆大或枣核大艾炷施灸，以局部有温热舒适感或稍有红晕为度。每次 3～5 壮，隔日或 3 日 1 次，每月 10 次。

即便是这样，还是有人在灸的过程中会起疱，对此的日常处理就是用消毒过的针轻轻挑破，擦干流水，再用艾条灸一下患处，很快就可以自行吸收。

总之，灸法的主要功效是：①温经散寒；②行气通络；③扶阳固脱；④祛风湿，止疼痛；⑤可以驱邪；⑥疗效好、费用低、易于操作。一句话：

灸疗，能透诸经而除百病。

哪些人不适宜灸法呢？

①一般认为热证不灸。其实这个也需要辨证，但如果得不到医生指导，就别灸了吧。另外，高血压危象、肺结核晚期、大量咯血、呕吐、严重贫血、急性传染性疾病、皮肤痈疽疮疖并有发热者，都不宜使用艾灸疗法。

②有器质性心脏病伴心功能不全者，精神分裂症患者，不宜施灸。妇女妊娠期间，小腹及腰骶部尤其不宜施灸。

③颈部及大血管走行的体表区域、黏膜附近，不得施灸。

④空腹、过饱、极度疲劳者应谨慎施灸。

⑤血虚者，禁瘢痕灸。因为瘢痕灸毕竟有些伤血，血不足者，就成了干烧，最好先服药，或者一边灸一边吃药。

4. 节气灸

下面讲一下节气灸。

"节气灸"是在特定的时令节气，选择具有强壮身体作用的腧穴进行艾灸，以温壮元阳，激发经气，调动机体潜能，提高机体抗病和应变能力。

节气，是自然界出现季节和时序变化，也是天地阴阳之气出现升降变化的时节，人在此时也会出现气血变化，所以，节气灸，就是为人体助力，帮助人来顺应天地气机的方法。

一般而言，每一段时序各有不同的主气与客气，比如春夏阳气多而阴气少，秋冬阴气盛而阳气衰。人与自然相应，人体内在的阴阳也随自然界阴阳消长而变化。春分、秋分、夏至、冬至是自然界天地阴阳之气升降变化及消长的转折点，人与此相应，特别是久病、年老、体弱等人群，会加重病情、诱发宿疾或易生新病，兼之情绪的影响，导致各种阴阳失衡。这时最好的方法有：①节气灸。②歇着。节气转换时不要劳累，最好睡一大觉，让生命好好地随着节气运转。③不做大事（做大事，必须要懂五行），不生气。否则后果严重。

为什么会有节气灸呢？古人说：鬼邪着人者，皆由阴盛阳虚，鬼喜附阴气，故易而成病，若阳光盛者焉敢近之。而艾灸可以补元气、育神气，则鬼邪自然离体。而夏至端午天灸、冬至脐灸等，正是借天之阳气和艾草来共同祛邪以强身健体的好方法。

为什么端午要做艾灸呢？因为端午正好在春末夏初，此时会滋生很多蚊虫，蚊虫会传播病菌，有可能带来传染病，所以人们要做很多事情来躲避春夏之交的瘟疫。端午节表面上是纪念屈原、伍子胥，但赛龙舟，就是强壮身体，以避五月热毒。佩香囊、门前悬挂艾草和菖蒲，也都是在避春邪。这时还会饮雄黄酒，或往井水里投放天然硫黄等，也是为了消浊气除腐气，杀菌防病。此外更有悬挂钟馗像、给孩子手腕处拴五色丝线等，也是为了辟邪，所以五色丝线又叫长命缕。

"节气灸"常选配具有补益强壮作用的腧穴，比如中脘、关元、足三里、三阴交、大椎、神阙等。在"节气灸"中，冬至前后的"关元灸"和脐灸应用频率较高。许多人会在冬至前后施用关元灸和脐灸，以预防来年春天中风、感冒等多种疾病。冬至一阳生，所谓冬至灸养生，是兴阳，兴阳不是扰动阳，而是加强阳气的固摄作用。此时灸关元穴可使元气充足，虚损可复，故能祛虚劳百损，壮一身之气。而夏至灸可以治什么病呢？因为夏天气机全在体表，而五脏内部正是大寒时节，夏至艾灸中脘、关元，可以驱寒、祛湿。

关于夏至灸，我给大家两个建议：一个是灸一灸膏肓穴。如果你不会瘢痕灸，也可以用艾条灸一灸膏肓，此穴有左右两个，可以治疗诸虚百损、五劳七伤、身形羸瘦、肺痨、咳嗽、气喘、梦遗、失精、盗汗等，还治疗健忘、肩背酸痛等。可以说无所不治。灸到感觉有热流像水一样从两穴处流向两肾，才算足量。

此外，节气灸最常用到的穴位有：中脘、关元、膏肓、神阙、气海、命门、足三里、三阴交、涌泉、百会等。不同节气灸不同的穴位，比如春分灸曲池穴，可以预防眼病；秋分灸足三里穴，可以强壮脾胃、预防胃肠病等。立春时，可以灸大椎、命门、太冲以兴阳；立夏时，可以灸神阙、膻中以养神护命；立秋时，灸关元、神阙、中脘以添精补髓；立冬时节，灸涌泉、神阙、关元以暖身。

节气灸的应用范围很广，可以用于各种疾病的治疗，尤其是慢性病的治疗，是一种自然而高效的保健方法。节气灸常用于以下疾病的治疗：对内可以治疗与预防中风；高血压、冠心病；哮喘；胃痛、胃胀、腹泻、呃逆；糖尿病、肥胖病、胆固醇高、甲亢、阳痿；慢性肾炎。对外可以治疗颈椎病；急、慢性腰扭伤；各种关节炎；荨麻疹；等等。

此外，还有一种遵循"冬病夏治，夏病冬治"的反季节防治思路。比如在夏季三伏天进行膏肓艾炷灸，贴敷肺俞、大椎等穴，防治冬季易发的哮喘、"慢支"等病。这是因为人体阳气在春夏季浮越在外，秋冬季气血内敛。久病伤阳，故冬病夏治。许多在冬季加重或诱发的慢性疾病，如果能提前在夏季治疗，往往可获特效。

现在很多人选择在夏季去医院贴三伏贴，"三伏贴"就是在头伏、中伏、末伏时将药物敷贴到人体穴位处，是一种以阳克寒、预防寒性疾病的诊疗方法。但这个方法不适用于80周岁以上的高龄老人和3周岁以下幼儿。

关于冬至、夏至灸三大穴中脘、关元、膏肓，我已经讲过多次了，这里再讲讲在夏至这一天做的"天灸"和铺灸法。天灸，就是利用太阳的力量做灸，这种方法我是在古书里发现的。古书中写过，有一个人，肚子里长了个碗大的东西，于是就在夏至前后，在房顶上正对着床的位置开了个洞，人躺在床上，在肚子上铺满艾绒，让阳光直射肚子，很快他就开始狂泄，越拉越臭，越拉越黑，最后那个东西就不见了。可见这个方法的厉害。

1）夏至天灸法

夏至天灸，就是在夏至这一天，通过铺灸的方式，借天地阴阳转换之气机防病、治病，增强免疫力。当然，这么做首要的前提是这一天阳光明媚。

夏至日选择天灸后背，最好选择夏至的正午时分，找一露天阳台，裸露后背趴下，将艾绒铺于后背，以脊柱为主。如果有强直性脊柱炎，或常年腰背疼痛者，骨关节疼痛者，或有产后风者，还可以另外找人帮忙，从大椎穴至长强穴，铺1厘米厚、4厘米宽的蒜泥，再把艾绒铺上，晒到全身微微出汗最好，此法甚驱寒，大爽。专治骨节疼痛、产后风等。但起来时千万不可吹风，最好擦干身体再起。

注意事项：

①出汗后千万别受风，起身前一定要找人用干毛巾擦干身体，一边擦一边覆盖好衣物。而且，天灸过后不要洗冷水澡。

②起身后要喝一大杯温水。如果流汗过多，就不是补水，而是要补液了。补液最快的是生姜红枣水，取生姜6大片，红枣12枚，掰开，千万不要去核儿，提前煮好备用。真不明白为什么总有人问红枣去不去核儿的问题，一枚红枣，枣皮有包敛之性，枣肉有濡润之性，枣核儿有破坚之性，好多

瘀滞全靠枣核儿破坚之性呢，干吗要去掉核儿呢？！这个补液汤里，南方还可以加几枚菱角，北方可以加两片荷叶，喝起来会更加舒服一些，因为毕竟是盛夏了。

③如果蒜灸后有疱，也不必担心，这是因为寒湿太重，用烧过的针轻轻挑破疱，擦干净即可，不必上药，如果痒，可以用艾条灸一灸，慢慢就好了。有人问有疱后可以洗澡吗？当然可以。

④三年之病当求七年之艾，所以艾绒、艾条不怕久放，可以先存一些，气息沉淀下来更好。

⑤用完的艾绒我是舍不得扔的，可以收集起来，做艾香，偶尔揉成小艾柱放到小碟子里点燃，可以除晦气、辟邪气。也可以做成香囊，放在家里阴暗潮湿的地方，可以防病毒。剩下的艾灰收集起来，如果小儿有湿疹等，可以把艾灰和点香油涂抹在患处，也有效。

同时要有人能帮助艾灸膏肓穴就更好了。夏至灸膏肓穴，是冬病夏治，其实就是寒病用热来治，对秋冬咳嗽哮喘、慢性支气管炎、胃肠炎、颈椎病、风湿及类风湿性关节炎等疾病有良好的治疗效果。

2）冬至脐灸

下面说说冬至脐灸。其实不止冬至适宜脐灸，因为神阙穴是最径直通里的穴位，而腹部为至阴，最容易受寒，所以冬天腹部受凉，适宜脐灸，夏天暑湿的时候也可以脐灸。为什么冬至到大寒时非要强调脐灸呢？因为冬至一阳生，一阳生于至阴，这时脐灸有两个意味，一是暖一下至阴之土，二是可以让至阴之土覆盖保护火种，还记得我讲过的农村在土里焖土豆的故事吧，就那个意思。焖住了火性，慢慢生发。

我在喜马拉雅上讲了《十二经脉和奇经八脉》后，听到任脉时大家就明白了，我们几乎耳熟能详的穴位，都在任脉上，任脉这条中线上的几个募穴，分别是经脉之气的聚集处，比如膻中（气会膻中，心包的募穴为膻中）、巨阙（心的募穴为巨阙）、中脘（腑会中脘，胃的募穴为中脘）、神阙、关元（小肠的募穴为关元），石门（三焦经募穴）等，平时大家把按摩的重点都放在后背夹脊穴和膀胱经上，却不知在任脉这几个大穴位上做功夫，有四两拨千斤之大功效。但这几个穴位的用法，与身体其他穴位的用法大不相同，比如神阙不能针刺，中脘、关元适宜火灸，等等。

神阙，指脐中央，其实就是肚脐。变化莫测为神，阙指中间要道，所以从该穴的命名就可以观其重要性。此处，是母亲连接脐带以供胎儿之营养处，因此又叫作"命蒂"。命蒂，既走气血，又通精神，所以母命安宁，胎儿才得其养，因其变化莫测，故名神阙。剪断脐带之后留下的肚脐因为有缺，所以神阙也对应其缺。这个缺呢，宜大、宜深、宜圆，这三者具备，说明有福气。

胎儿在妈妈肚子里的时候，只有脐带跟母亲相连，生命是一种自我封闭下的绽放。出生的那一瞬间，脐带一断，人便告别先天，开始后天，此时九窍俱开，这一瞬间生命的突然绽放与天地自然形成的格局，就是中国人所说的八字，也是西方人所说的星盘。也就是说，人出生之日是人与宇宙能量相通的时刻，因此它有双重性，要么是大和谐，要么是大冲突，所以，要么是成长，要么是死亡。因此过生日，最好的方式就是家人聚在一起相互守护，相互祝福。神阙，别称脐中、气舍、气合，属任脉。穴下为皮肤、结缔组织、壁腹膜。浅层主要有第十胸神经前支的前皮支和腹壁脐周静脉网。深层有第十一胸神经前支的分支。所以神阙与胸神经也有关，因此有的心脏病人发病前，会有肚脐痛。

这个穴位是不能扎针的，但可以艾灸。《甲乙经》说此穴可以治"肠中常鸣，时上冲心，灸脐中"，而且"绝子，灸脐中，令有子"。从某种意义上说，命门是个关乎生死的大概念，而命门穴是个小概念。命门穴在后背督脉上，正对前面肚脐神阙穴，由此可见，真正的命门当属肚脐与命门穴之间的这块区域，这也是藏男精女胞之地界。所以，艾灸此处可以暖宫利精。《铜人》："神阙，治泄利不止，小儿奶利不绝（吃奶的小孩腹泻不止），腹大、绕脐痛，水肿鼓胀，肠中鸣状如流水声，久冷伤惫，可灸百壮。"脐灸粉，是我处心积虑研发的一个方子，全部选用上等中药，主要成分有肉桂、白术、砂仁、丁香等，配伍精当，其主旨祛湿、利尿、暖宫、消腹部肿胀、止泻、止腹部及胃部疼痛、治便秘等，用好了，奇妙无穷。能用外用法解决的问题，就不吃药或少吃药。

脐灸粉的具体使用方法是：每次用2～3克敷在肚脐中（每人酌其肚脐大小而定，上面放一片生姜也可），四周最好再铺点艾绒，以加强其通窜力，然后点燃艾条，正对神阙穴艾灸20～30分钟，以腹部温热、红润为宜。如果是别人施灸，被灸的人最好能眯一小觉。在此期间，一定在旁边准备一碗清水，以防着火。另用一个小碟子盛燃过的艾灰，当有湿疹时，用艾灰和香油调和后涂抹患处即可。如果艾灸时肚子里有响声，或艾灸后肚脐处有难闻的水溢出时，都是好事，属于发病反应，不必多虑，擦干净即可。灸后腹部不可着凉，注意保暖。同时，艾灸当天不可洗澡。再，用过的脐灸粉不可再用，但可以煮水泡脚。

冬至灸中脘、关元，可以灸冬至前后四天加上冬至当天，正好九天。这期间，可以有三天加上脐灸，就是补先天命门。平时肚子不舒服时，也可以用脐灸，比如痛经的人，可以在经期前三天适当脐灸，可以减痛。少儿腹痛、腹泻、便秘，可以先按揉肚脐两边天枢穴，然后脐灸5分钟即可。小儿病，都不急先上药，能用手法解决就先上手法。有人会问：腹泻与便秘方向不同，为什么可以用一种脐灸粉？因为中药有双向调节作用，比如，拉稀时可以用理中丸，便秘也可以使用理中丸，道理是一样的。

但冬至灸也不可太过，不太过，才是养生；太过，就是害生。冬至养生，就是小美着，小乐着，艾灸后再喝点当归生姜羊肉汤，从里面补着阴精，就挺好啦。

5. 瘢痕灸与《扁鹊心书》

最后，我们讲一下瘢痕灸。

元气虚弱、脾胃功能极差者是很难消化药物的，故而称"针药所不及"时，就只能用瘢痕灸了。只有这个方法，可以避开脾胃而直接将热力作用于经脉，以祛除寒邪，通调经脉，可治病，更可以增强机体免疫功能。

瘢痕灸，是将大小适宜的艾炷，直接放在皮肤上施灸。因为施灸时会将穴位烧伤，随后化脓，愈后留有瘢痕，所以称为瘢痕灸。

具体操作方法：第一步，准备艾炷。将适量艾绒置于平底盘，用食指、中指、拇指将艾绒捏成窝窝头状，即为艾炷。艾绒捏压得越实越好，根据需要，艾炷可制成拇指大、蚕豆大、麦粒大三种，称为大、中、小艾炷。灸前先准备好艾炷，比如一次要灸中脘、关元两个穴位，每个穴位25壮，那就需要先准备出50个艾炷，在盘子上摆好。第二步，开灸。将艾炷放置在选定穴位上，每次每穴放一壮，用火点燃艾炷施灸，烧灼完一炷为一壮，其实古代不叫"壮"，叫"灼"，后来就叫"壮"了。第三步，每壮艾炷必须燃尽，除去灰烬后，方可再放上一个艾炷，再灸，直至规定壮数灸完。

施灸时由于艾火烧灼皮肤，可产生剧痛，此时可用手在施灸腧穴周围轻轻拍打，以缓解疼痛。正常情况下，灸后1周左右，施灸部位化脓结痂，可在痂上继续灸。此时不太疼了。10～15日以后掉痂，掉痂后在伤口上继续灸，留下灰，把伤口填平，用纱布与胶条贴住伤口，平时洗澡无碍。灸满500壮后，经医生把脉后看是否能停灸。

这种瘢痕灸，最好是在医生的指导下进行，这期间有什么问题，也要听医生的。而且一定要记住《内经》那句"壮火之气衰，少火之气壮"，做瘢痕灸，大家要悠着点，刚开始时，一个穴位别超过25壮。

瘢痕灸究竟有什么好处呢？那就要推荐一本书，大家自己看了。就是宋代窦材著的《扁鹊心书》。

窦材在书中写道："阳精若壮千年寿，阴气如强必毙伤。"又云："阴气未消终是死，阳精若在必长生。"故为医者，要知保扶阳气为本。人至晚年阳气衰，故手足不暖，下元虚惫，动作艰难。盖人有一息气在，则不死。气者，阳所生也，故阳气尽必死。人于无病时，常灸关元、气海、命关、中脘，更服保元丹、保命延寿丹，虽未得长生，亦可保百余年寿矣。

此段论阳气的重要性，以及阳气跟艾灸的关系，瘢痕灸可以保阳气。即，阳气是保命延寿之根本，保阳气，就要常灸关元、气海、命关、中脘。

又云：保命之法：灼艾第一，丹药第二，附子第三。人至三十，可三年一灸脐下三百壮；五十，可二年一灸脐下三百壮；六十，可一年一灸脐下三百壮，令人长生不老……乃为歌曰：一年辛苦唯三百，灸取关元功力多，健体轻身无病患，彭祖寿算更如何。

瘢痕灸，可以从三十岁开始，每隔三年，灸关元三百壮。五十岁以后，每隔两年，灸关元三百壮。六十岁以后，可一年一灸脐下三百壮，令人不老。

因此说：一年辛苦唯三百，灸取关元功力多。

他又以自己为例，讲述了灸关元、命门，救自己于死脉。"余五十时，常灸关元五百壮，即服保命丹、延寿丹，渐至身体轻健，羡进饮食。六十三时，因忧怒，忽见死脉于左手寸部（可见生大气对性命的影响），十九动而一止（脉象19下停一次，先前讲过，停一下至少一脏死），乃灸关元、命门各五百壮。五十日后，死脉不复见矣。每年常如此灸，遂得老年康健。"

关于大病宜用灸法，他说："医之治病用灸，如煮菜需薪（就好比烧饭需要柴火，无火，饭不熟。灸法，就是柴火），今人不能治大病，良由不知针艾故也（今人不能治大病，实在是因为不懂针法与艾灸）。世有百余种大病，不用灸艾、丹药，如何救得性命，劫得病回？如伤寒、疽疮、劳瘵、中风、肿胀、泄泻、久痢、喉痹、小儿急慢惊风、痘疹黑陷等证。若灸迟，真气已脱，虽灸亦无用矣；若能早灸，自然阳气不绝，性命坚牢。又世俗用灸，不过三五十壮，殊不知去小疾则愈，驻命根则难。故《铜人针灸图经》云：凡大病宜灸脐下五百壮。补接真气，即此法也。

"若去风邪四肢小疾，不过三、五、七壮而已。

"或曰：人之皮肉最嫩，五百之壮，岂不焦枯皮肉乎？曰：否。已死之人，灸二三十壮，其肉便焦，无血荣养故也（死人已无气血，所以一烧便焦枯）。若真气未脱之人，自然气血流行，荣卫环绕，虽灸千壮，何焦烂之有哉。故治病必先别其死生，若真气已脱，虽灸亦无用矣。

"唯是膏粱之人，不能忍耐痛楚，当服睡圣散，即昏不知痛。"

养尊处优之人，耐不得火灸之痛，所以他还发明了睡圣散，服下后即昏睡而不知痛。有人会问，那今人用不用服这个睡圣散啊？我看不用，我们可以用钢铁般的意志战胜这点疼痛，其实，也没有那么痛啦，关键要看艾灸者的功夫。

《灵枢·论痛》篇专门谈论了针石火焫之痛对不同人的影响，文章很短，但很有趣，我们看一下。

黄帝问于少俞曰：筋骨之强弱，肌肉之坚脆，皮肤之厚薄，腠理之疏密，各不同。其于针石火焫之痛何如？肠胃之厚薄坚脆亦不等，其于毒药何如？愿尽闻之。

黄帝问少俞说：人之筋骨的强弱，肌肉的坚脆，皮肤的厚薄，腠理的疏密，各不相同，他们对针石刺砭、艾火烧灼引起的疼痛，感觉是怎样的呢？人的肠胃的厚薄、坚脆也各不相同，他们对毒药的禁受能力又是怎样的呢？我想详尽地听一下。

少俞曰：人之骨强、筋弱、肉缓、皮肤厚者耐痛，其于针石之痛、火焫亦然。

少俞说：一般说来，骨强、筋弱、肉松弛、皮肤厚的人耐痛，对针石刺砭、艾火烧灼引起的疼痛，也同样能够忍耐。

黄帝曰：其耐火焫者，何以知之？

黄帝问：怎样知道有的人是能够忍耐艾火灸烧的呢？

少俞答曰：加以黑色而美骨者，耐火焫。

少俞回答说：皮肤发黑、骨骼强健的人，能够忍耐艾火的灸烧。

黄帝曰：其不耐针石之痛者，何以知之？

黄帝问：怎样知道有的人是不能忍耐针石刺痛的呢？

少俞曰：坚肉薄皮者，不耐针石之痛，于火焫亦然。

少俞回答说：肉坚实、皮肤薄的人，不能忍耐针石的刺痛，这种人对艾火的灸烧也同样不能忍耐。

黄帝曰：人之病，或同时而伤，或易已，或难已，其故何如？

黄帝问：人同时受了伤病，有的人容易好，有的不容易好，这是什么缘故？

少俞曰：同时而伤，其身多热者易已，多寒者难已。

少俞回答说：同时受了伤病，其中身体多热、阳气足的人就容易好，身体多寒的就不容易好。

黄帝曰：人之胜毒，何以知之？

黄帝问：有的人能禁受毒性药物，怎样知道这个呢？

少俞曰：胃厚、色黑、大骨及肥者，皆胜毒，故其瘦而薄胃者，皆不胜毒也。

少俞回答说：胃厚、色黑、骨大、肉肥的人能禁受毒性药物，体瘦而胃薄的人，则不能禁受毒性药物。

看，黄帝帮我们问了多少问题啊。这，就是慈悲。

关于艾灸之痛，古代还有个故事，叫"灼艾分痛"，比喻兄弟间的友爱。《宋史·太祖本纪》记载："太宗尝病亟，帝往视之，亲为灼艾。太宗觉痛，帝亦取艾自炙。"说的是宋太祖赵匡胤与他的弟弟宋太宗赵光义感情深厚，赵光义有一次生病了，而且病得很急，用艾灸治疗，觉得疼，赵匡胤就和弟弟一起艾灸，来分担弟弟的痛苦。那时也没有什么睡圣散，只能忍着。由此可见艾灸不仅在民间流行，皇家也会用艾灸治病。

《扁鹊心书》还针对各种病症，附有"黄帝灸法"，大家可以参考着使用。

男妇虚劳，灸脐下三百壮。

男妇水肿，灸脐下五百壮。

阴疽骨蚀，灸脐下三百壮。

久患脾疟，灸命关五百壮。

肺伤寒，灸脐下三百壮。

气厥、尸厥，灸中脘五百壮。

缠喉风，灸脐下三百壮。

黄黑疸，灸命关二百壮。

急慢惊风，灸中脘四百壮。

老人二便不禁，灸脐下三百壮，老人气喘，灸脐下三百壮。

久患香港脚，灸涌泉穴五十壮。

产后血晕，灸中脘五十壮。

暑月腹痛，灸脐下三十壮。

鬼邪着人，灸巨阙五十壮、脐下三百壮。

妇人脐下或下部出脓水，灸脐下三百壮。

妇人无故风搐发昏，灸中脘五十壮。

久患伛偻不伸，灸脐俞一百壮。

鬼魇着人昏闷，灸前顶穴五十壮。

妇人半产，久则成虚劳水肿，急灸脐下三百壮。

死脉及恶脉见，急灸脐下五百壮。

妇人产后腹胀水肿，灸命关百壮、脐下三百壮。

肾虚面黑色，灸脐下五百壮。

呕吐不食，灸中脘五十壮。

妇人产后热不退，恐渐成痨瘵，急灸脐下三百壮。

此外，还有窦材灸法五十条。

① 中风半身不遂，语言謇涩，乃肾气虚损也，灸关元五百壮。

② 伤寒少阴证，六脉缓大，昏睡自语，身重如山，或生黑靥，噫气、吐痰、腹胀、足指冷过节，急灸关元三百壮可保。

③ 伤寒太阴证，身凉足冷过节，六脉弦紧，发黄紫斑，多吐涎沫，发燥热，噫气，急灸关元、命关各三百壮。

此二证若不早灸关元以救肾气，灸命关以固脾气，则难保性命。盖脾肾为人一身之根蒂，不可不早图也。

④ 脑疽发背，诸般疔疮恶毒须灸关元三百壮以保肾气。

⑤ 急喉痹、颐粗、颔肿、水谷不下，此乃胃气虚风寒客肺也，灸天突穴五十壮。（穴在结喉下四寸。）

⑥ 虚劳咳嗽潮热，咯血吐血六脉弦紧，此乃肾气损而欲脱也，急灸关元三百壮，内服保元丹可保性命。若服知柏归地者，立死。盖苦寒重损其阳也。

⑦ 水肿膨胀、小便不通，气喘不卧，此乃脾气大损也，急灸命关二百壮，以救脾气，再灸关元三百壮，以扶肾水，自运消矣。

⑧ 脾泄注下，乃脾肾气损，二三日能损人性命，亦灸命关、关元各二百壮。

⑨ 休息痢下五色脓者，乃脾气损也，半月间则损人性命，亦灸命关、关元各三百壮。

⑩ 霍乱吐泻，乃冷物伤胃，灸中脘五十壮，若四肢厥冷，六脉微细者，其阳欲脱也，急灸关元三百壮。

⑪ 疟疾乃冷物积滞而成，不过十日、半月自愈。若延绵不绝乃成脾疟，气虚也，久则元气脱尽而死，灸中脘及左命关各百壮。

⑫ 黄胆眼目及遍身皆黄，小便赤色，乃冷物伤脾所致，灸左命关一百壮，

忌服凉药。若兼黑疸乃房劳伤肾，再灸命关三百壮。

⑬ 番胃，食已即吐，乃饮食失节，脾气损也，灸命关三百壮。（命关当作命门）

⑭ 尸厥不省人事，又名气厥，灸中脘五十壮。

⑮ 风狂妄语，乃心气不足，为风邪客于包络也，先服睡圣散，灸巨阙穴七十壮，灸疮发过，再灸三里五十壮。

⑯ 胁痛不止乃饮食伤脾，灸左命关一百壮。

⑰ 两胁连心痛乃恚怒伤肝脾肾三经，灸左命关二百壮，关元三百壮。

⑱ 肺寒胸膈胀，时吐酸，逆气上攻，食已作饱，困倦无力，口中如含冰雪，此名冷劳，又名膏肓病。乃冷物伤肺，反服凉药，损其肺气，灸中府二穴各二百壮。

⑲ 咳嗽病，因形寒饮冷，冰消肺气，灸天突穴五十壮。

⑳ 久嗽不止，灸肺俞二穴各五十壮即止。若伤寒后或中年久嗽不止，恐成虚劳，当灸关元三百壮。

㉑ 疠风因卧风湿地处，受其毒瓦斯，中于五脏，令人面目庞起如黑云，或遍身如锥刺，或两手顽麻，灸五脏腧穴。先灸肺俞，次心俞、脾俞，再次肝俞、肾俞，各五十壮，周而复始，病愈为度。

㉒ 暑月发燥热，乃冷物伤脾胃肾气所致，灸命关二百壮。或心膈胀闷作疼，灸左命关五十壮。若作中暑服凉药即死矣。

㉓ 中风病方书灸百会、肩井、曲池、三里等穴多不效，此非黄帝正法。灸关元五百壮，百发百中。

㉔ 中风失音乃肺肾气损，金水不生，灸关元五百壮。

㉕ 肠癖下血，久不止，此饮食冷物损大肠气也，灸神阙穴三百壮。

㉖ 虚劳人及老人与病后大便不通，难服利药，灸神阙一百壮自通。

㉗ 小便下血乃房事劳损肾气，灸关元二百壮。

㉘ 砂石淋诸药不效，乃肾家虚火所凝也，灸关元三百壮。

㉙ 上消病日饮水三五升，乃心肺壅热，又吃冷物，伤肺肾之气，灸关元一百壮，可以免死。或春灸气海，秋灸关元三百壮，口生津液。

㉚ 中消病多食而四肢羸瘦，困倦无力，乃脾胃肾虚也，当灸关元五百壮。

㉛ 腰足不仁，行步少力，乃房劳损肾，以致骨痿，急灸关元五百壮。

㉜ 昏默不省人事，饮食欲进不进，或卧或不卧，或行或不行，莫知病之所在，乃思虑太过，耗伤心血故也，灸巨阙五十壮。

㉝ 脾病致黑色痿黄，饮食少进，灸左命关五十壮。

或兼黧色，乃损肾也，再灸关元二百壮。

㉞ 贼风入耳，口眼歪斜，随左右灸地仓穴五十壮，或二七壮（十四壮）。

㉟ 耳叶焦枯，面色渐黑，乃肾劳也，灸关元五百壮。

㊱ 中年以上之人，口干舌燥，乃肾水不生津液也，灸关元三百壮，若误服凉药，必伤脾胃而死。

㊲ 中年以上之人，腰腿骨节作疼，乃肾气虚惫也，风邪所乘之证，灸关元三百壮。若服辛温除风之药，则肾水愈涸，难救。

㊳ 腿间发赤肿，乃肾气风邪着骨，恐生附骨疽，灸关元二百壮。

㊴ 老人滑肠困重，乃阳气虚脱，小便不禁，灸神阙三百壮。

㊵ 老人气喘，乃肾虚气不归海，灸关元二百壮。

㊶ 老人大便不禁，乃脾肾气衰，灸左命关、关元各二百壮。

㊷ 两眼昏黑，欲成内障，乃脾肾气虚所致，灸关元三百壮。

㊸ 瘰因忧郁伤肝，或食鼠涎之毒而成，于疮头上灸三七壮，以麻油润

百花膏涂之，灸疮发过愈。

㊹ 破伤风，牙关紧急，项背强直，灸关元穴百壮。

㊺ 寒湿腰痛灸腰俞穴五十壮。

㊻ 行路忽上膝及腿如锥，乃风湿所袭，于痛处灸三十壮。

㊼ 香港脚少力或顽麻疼痛，灸涌泉穴五十壮。

㊽ 顽癣浸淫或小儿秃疮，皆汗出入水，湿淫皮毛而致也，于生疮处隔三寸灸三壮，出黄水愈。

㊾ 凡灸大人，艾炷须如莲子，底阔三分，灸二十壮后却减一分，务要紧实。若灸四肢及小儿，艾炷如苍耳子大。灸头面，艾炷如麦粒子大。其灰以鹅毛扫去，不可口吹。

一般说来，小儿不宜灸，小儿最好的治疗办法就是按摩和推拿。而且艾灰不宜用嘴吹，因为口气也可能属于邪气，古人讲究，用鹅毛扫，我们现在基本就是用硬纸片刮一刮。

㊿ 如癫狂人不可灸，及膏粱人怕痛者，先服睡圣散，然后灸之。一服止可灸五十壮，醒后再服、再灸。

好，关于《扁鹊心书》，咱们就介绍至此，大家若想深学，可买书细读。

其实，灸法不是中国的专属，《云锦随笔》记载：德川幕府时代，江户（现东京）永代桥建成时，天皇召三河国百姓万兵卫行"初渡"。德川问万兵卫长生之术。答道，"这事不难，我家祖传每月月初八天连续灸足三里穴，始终不渝，仅此而已"。1597年日本政府将三里灸列入政府健民政策。1937年又掀起国民三里灸运动。

我们现在一般只灸中脘、关元，结痂后，会留有瘢痕。女孩子好美，所以没灸过足三里，而古人曰：要想身体好，三里常不干。指的就是足三里化脓灸,有人害怕流脓,其实,身体好的人才会不断流脓,而身体差的人不会流脓。

再讲一下瘢痕灸注意事项。

灸时的反应如下:

① 胃里,小腹、大腿内侧、脚心发热。灸后大约5日,疼痛感会减弱,很舒服。

② 基本上哪里有病,就会感觉哪里钻疼。气越足就越能忍受疼痛。

③ 从关元、中脘往肝、胃、腰、乳房串疼,外生殖器发痒。

④ 易微微出汗（非大汗）,不怕热（热而不烦躁）,怕冷,不爱吹空调（手脚都是温的）,冬天手脚不凉。

⑤ 睡眠好转,饮食大增,这时可结合锻炼。

如果出现以下症状,就说明灸过了,必须停灸:手抖无力。手尖麻。睡不着觉,浑身瘫软无力。浑身疼,无法入睡,口渴。这时需要把脉服药调整。

艾灸期间注意事项:

① 禁止房事!切记切记!

② 避免饮酒。切记切记!

③ 避免熬夜。切记切记!

④ 不可生气。切记切记!

⑤ 可以洗澡。

⑥ 不宜空腹灸,最好睡前灸。

⑦ 灸时关窗,不能开空调,避免着凉。

⑧ 灸完口渴,一定喝温水。

⑨ 体内有金属埋件者,谨慎艾灸。

⑩ 良性肿瘤需要辨证施灸，恶性肿瘤不建议艾灸，以免导致热血妄行。

还有些人在艾灸中会突然出现晕灸，出现头晕、眼花、恶心、心慌出汗、颜面苍白等症状，这时要立即停止施灸，开窗通风，让其平卧，喝一杯白开水或糖水能很快缓解。

总之，瘢痕灸虽好，但天下好东西多了，也不是人人都可以消化的。没有在线下学习过的人，还是要慎灸。

瘢痕灸虽然是作用在穴位上，但化脓毕竟伤气血，全靠后期经脉通畅和食欲大增来快速生气、生血，所以血虚者一定要慎灸。另外，高血压患者在艾灸时会出现血压飙升，这时只有医生把脉，才能确定是发病反应还是出了危险，因此千万不可一意孤行，一定要在医师指导下施灸。

如果你不能把握瘢痕灸的力度和发病反应，还是以悬灸为好，这样至少安全。

同时你要明白，任何东西都不能太长久地使用，要给生命以喘息的机会，在《异法方宜论》中，灸法只是对治寒证的方法，所以，如果没有对阴阳寒热的准确把握，也不要乱用灸法。还是那句话：若自己什么都能解决，也就没有医生和医院存在的必要了。虽说自救重要，但还是要先明医理。

四 —— 针法，来自南方

下面我们讲南方。

南方者，天地所长养，阳之所盛处也。其地下，水土弱，雾露之所聚也。其民嗜酸而食胕，故其民皆致理而赤色，其病挛痹，其治宜微针。故九针者，亦从南方来。

翻译过来就是：南方，是天地之气长养万物的地方，阳气盛大。地势低洼，水土卑湿，雾露聚集之所。当地百姓喜欢吃酸味和腐臭之食，所以皮肤致密而色红，容易发生拘挛湿痹等病。治疗上，最好使用微针，所以九针疗法，来自南方。

南方，是天地长养之所，人反而没有休息的时候，一年四季都得劳作。北方漫长寒冷的冬季，使人可以有闲暇去思索人生大问题，所以俄罗斯盛产文学与艺术。

南方不一样，南方"其地下，水土弱"，"雾露之所聚也"，所以南方多瘴气、多瘟疫。"其民嗜酸而食胕"。胕，通"腐"，指发酵的东西。南方人为什么喜酸、腐呢，就是酸主收、腐主化，有利于消化吸收。

"其病挛痹"，南方湿热，因此多拘挛湿痹。因为多在皮肤腠理，所以"其治宜微针"，微针，就是小针。

"故九针者，亦从南方来"。什么叫九针？这我们就要讲一下《灵枢》第一篇《九针十二原》了。

附：《九针十二原》

《灵枢》开篇《九针十二原》是一篇关于针法的纲领性著作。《九针十二原》的开篇非常令人感动。

黄帝问于岐伯曰：余子万民，养百姓，而收其租税。余哀其不给，而属有疾病。余欲勿使被毒药，无用砭石，欲以微针通其经脉，调其血气，营其逆顺出入之会。令可传于后世，必明为之法，令终而不灭，久而不绝，易用难忘，为之经纪。异其章，别其表里，为之终始，令各有形，先立《针经》，愿闻其情。

黄帝说：我以万民为子，将养百姓，并且收其租税。但我很哀怜百姓，不忍看他们因为疾病而致贫。我非常想让他们免于药物和砭石之苦，想用小针疗法来为老百姓防病治病，以通其经脉，调其血气，按气血之逆顺而祛邪外出。并且想使这种简、便、效、廉的小针疗法世世代代流传下去。通过编辑专著，规定操作常规、注意事项而立法，使这种方法"终而不灭，久而不绝，易用难忘"，由此来确定规范。具体的做法是：专著要次第分明，条理清晰，前后照应，形成一个完善而系统化的学说体系，如此编著成一部《针经》，我便心满意足。

这一段，是多么掏心掏肺，令人感动啊！尤其是"哀其不给，而属有疾病"，看来自古疾病就有可能让百姓一下子陷入贫困当中，而黄帝的"医改"就是写一部简明扼要的《针经》，救民于水火。

岐伯答曰：臣请推而次之，令有纲纪，始于一，终于九焉。请言其道。

岐伯回答说：我愿意奉命编辑一部册子，有章有节，有纲有纪，始于一，终于九。请让我逐一地讲解一下针道。

下面就是岐伯的讲解。

小针之要，易陈而难入，粗守形，上守神，神乎神，客在门，未睹其疾，恶知其原？刺之微，在速迟。粗守关，上守机。机之动，不离其空。空中之机，清静而微。其来不可逢，其往不可追。知机之道者，不可挂以发；不知机道，扣之不发。知其往来，要与之期。粗之暗乎，妙哉！工独有之。

这一段，可以说是非常文学地、艺术地讲述了中医医理之妙，所以不好解读。有人纯粹以针法来解释此段，就埋没这段的真义了。《内经》我们已经学到第十二篇了，也该从诗意或形而上的角度来理解一下中医了。

"小针之要，易陈而难入"，这句是说：小针的要点，其实就是中医医理的要点，好像容易陈述，但实际很难深入。

要想更好地理解这一篇，就要读《灵枢·小针解第三》，《小针解》就是对《九针十二原》的解释。比如第一句："所谓易陈者，易言也。难入者，难着于人也。"即医理说说容易，落实到人身上就难了。有人说"易陈而难入"之"易"指《易经》，"难"指《难经》，就属于过分解读，或瞎解读。《易经》《难经》《内经》，三者交集不多，各领风骚。

说医学"易陈而难入"，恐怕也是大家的体会，学这么久了，好像明白点了，但深入下去，又觉得什么都没懂。为什么难深入呢？关键在下一句。

"粗守形，上守神"。此句甚妙。所谓"粗"，指下工，下工认为人得病只是"形"上的问题；而上工认为人得病是"神"的问题。《小针解》说："粗守形者，守刺法也。上守神者，守人之血气有余不足，可补泻也。"

古人说：形而上者谓之道，形而下者谓之器。神道难摹，精言不能追其极；形器易写，壮辞可得喻其真。即，未成形的、不可言说的抽象，叫作"道"，已成形的具体，叫作"器"。微妙的道理不易说明，即使用精确的语言也不能完全表达出来；具体事物却容易描写，可以用有力的文辞描摹它的真相。医理用"守形""守神"的不同，来区分低劣的医生和高明的医生。

关于形与神，《太史公自序》中曰："凡人所生者神也，所托者形也。神大用则竭，形大劳则敝，形神离则死。死者不可复生，离者不可复反，故圣人重之。由是观之，神者生之本也，形者生之具也。"翻译过来就是：大凡人能活着，是因为有精神，精神寄托在形体上。神过用则衰竭，形大劳则疲惫。死了的人不能再生，形神分离以后不能再结合起来。因此，圣人特别注重形与神的问题。由此看来，精神是生命的本体，形体是生命的器具。

对医生而言，"得神失神"是判断生死、确定病情的关键，不懂气机，不知精神之变化，一味地在身形、病名上下功夫的人，就是下工、粗工。现在是病名越来越多，但每每百度时，都发现诚恳地写着病因不明，既然病因不明，可怜的病人所服之药就只是在试图平衡化验指标吧？

"神乎神，客在门，未睹其疾，恶知其原？"《小针解》说："神客者，正邪共会也。神者，正气也。客者，邪气也。在门者，邪循正气之所出入也。"这句《小针解》解释得好，所谓神与客，无非是正气、邪气的不同描述，神，指正气；客，指邪气。在门，指邪气循正气之所出入也。

神明的表现不可以用肉眼看到，但邪气如同客人，却可以用眼睛识别——人体经脉，就是邪气侵入的门户，如果找不到病因、病机，又怎么能知道疾病的源头呢？！

"刺之微，在速迟。粗守关，上守机。机之动，不离其空。空中之机，清静而微。其来不可逢，其往不可追"。《小针解》说："粗守关者，守四肢而不知血气正邪之往来也。上守机者，知守气也。机之动不离其空中者，知气之虚实，用针之徐疾也。"即，针刺（医理）的微妙，在于如何快速地判断阴阳表里虚实。下工拘守四肢关节的穴位治病，而不能把握脏腑阴阳之根本。高明的医生却能随时掌握阴阳气机的变化规律。阴阳气机的变化，在神在空，不可思议，其中蕴藏的神机，因为其变化迅速而微妙，所以只能用清静之道秘守（不安神定志、不恬淡虚无，就无法感知气机。所以看病、扎针，走的都是清静道，有一丝一毫的烦乱，这场治疗都是失败的）。气机变化之神速，其来不可逢，逢，迎也，指邪气盛不可补；其往不可追，追，追究，指正气虚不可泻。

"知机之道者，不可挂以发；不知机道，扣之不发"。懂得气机变化的玄机，就不会像弓弩挂上箭还没有瞄准目标就胡乱发射。这是形容一定要应机而动。不懂得气机变化的道理，就像箭搭在弩上而没有挂上弓弦一样，即使扣动扳机也不会使箭发射出去。就会针不应手，如同弓弩扣之不发。这是形容不应机而动，就针不应手，全然无用。

以针法而论，现在又有几人可以做到应机而动？！医生之神，和医生手下之针，如何跟病人气血相应，真是高手和粗工的差别，粗工只知穴位，就是"粗守形"；而上工知气机与穴位的相应，就是"上守神"。

"知其往来，要与之期。粗之暗乎，妙哉！工独有之"。所以，懂得气机往来顺逆盛衰，才能达到目的。粗工不明此道，只有高明的医生才知其妙。

往者为逆，来者为顺。明知逆顺，正行无问。逆而夺之，恶得无虚？追而济之，恶得无实？迎之随之，以意和之，针道毕矣。

这段翻译过来就是：正气之去叫作逆，正气之来叫作顺，明白了逆顺之理，就专心致志地下手进行治疗，不要犹豫顾忌，问东问西了。如果正气已虚,反而用泻法,怎能不更虚呢?如果邪气正盛,而用补法,怎能不邪气更实呢?所以,必须迎其邪而泻,随其去而补,对于泻补之法,医生要依照病人之证用针用药,而不是只看病人的症状反复。如此,针刺之道(诊断和治疗的原则和方法)就比较详尽了。

这段里,"明知逆顺,正行无问"这句,要好好体会。"正行无问"的前提是明知逆顺,不明、不知,何来正行?所以懂阴阳、懂气机,才能做到正行无问。我深刻地理解这句话源于我治疗第一例牛皮癣患者的经历。因为没有治过,所以当时我毫无经验可谈,但我发现了一个问题:这些病人通常已经有了十余年的治疗史,但毫无疗效,可见能试过的药他们都试过了。好,现在该我上阵了,不必理会治疗牛皮癣的寻常之路了,完全按照医理气机去治就是了,只要是"正行",就不必多虑,一定要牢记的是:不是药物在治病,而是气机在治病!"见皮治皮"就是下下法!

另一句"迎之随之,以意和之"则不好翻译。郭玉说:医者,意也。这个"意",是中医的一个难以描述的境界。意,不是一个清晰的线性结构,而是一个网状的立体而瞬息万变的架构,医生要捕捉到其中最核心的东西,比如"证",而不是"症",才能从根本上解决问题。以意和之,就是在大的原则明确之后,要依照病人的虚实之证而用针、用药,期间患者会因体内邪正相争而出现很多症状,此时医生只须随"证"变化,切不可"越俎代庖"而随"症"使用药物,和"证"而不是和"症",是最考验医生功底的。

在疫情期间,我不得不网诊大量病人,因为把不到脉象,我只能依据病人所说"症状",来细细捕捉和辨别其"证",这对医生来说,不仅更累、更耗心神,而且还不容易精准。比如有个肝癌晚期患者,生命已处在倒计时,化疗后回家,人已两眼无神,神志不清,手在空中乱抓,家人说其"脉大浮",

此时的"脉大浮",可不是病在三阳证,而是上了化疗药物后出现的虚阳外越之危象,必须以独参汤急收之。一剂后,脉有回收,不那么激越了,人也不撮空了,也不喘了,能自己拿碗喝水了。所以,网诊真的比面诊要耗心神,以意和之,正行无问,是最考验人的。

凡用针者,虚则实之,满则泄之,宛陈则除之,邪胜则虚之。

大凡用针时,正气虚则用补法,邪气实则用泻法,长期的瘀血用破除法,邪气胜的用攻下法。

这是治疗的大原则。

下一段。

《大要》曰:徐而疾则实,疾而徐则虚。言实与虚,若有若无。察后与先,若存若亡。为虚与实,若得若失。虚实之要,九针最妙。

这段专论虚实。

《大要》,应该是古书。《小针解》对这句的解释是:徐而疾则实者,言徐内而疾出也。疾而徐则虚者,言疾内而徐出也。即,徐而疾则实,指慢进针而快出针,为补法;疾内而徐出,指快进针而慢出针,为泻法。"言实与虚,若有若无",所谓补和泻,似有感觉又无感觉,要细察气的后来与先至,决定去针或留针。总之,不管是用补法还是用泻法,要使病人感到补之若有所得,泻之若有所失。关于气之虚实的要点,在九针上会体现得最奇妙。九针,也代指全面的医疗技术,知针不知药,知药不知针,都是不全面。

大家要是片面地把《九针十二原》理解为针法,就辜负了岐伯们的苦心,针法,也是药法,也是按摩法,理解了这一篇,也能明白《伤寒论》。比如,关于"徐而疾则实,疾而徐则虚"这句,还可以帮助我们理解三阴证和三阳证,若病在三阴,寒湿之病凝滞而不易祛除,治病过程长,若用速泄法治疗就会使正气虚弱而使寒湿之邪更加充实。"疾而徐则虚"，好比病在三阳，燥热实火会很快消耗元气，必须用速泄法祛之，若用缓慢的方法治疗，就会贻误时机，使元气很快损失而变虚。如外感发热，属三阳经证，邪入未深，若用缓法治疗就会使元气虚弱而使病邪深入。

察后与先，也可以指诊察真阳元气的多寡与存亡，方可知先用补法还是先用泄法。

补泻之时，以针为之。泻曰：必持内之，放而出之，排阳得针，邪气得泄。按而引针，是谓内温，血不得散，气不得出也。补曰：随之随之，意若妄之，若行若按，如蚊虻止，如留如还。去如弦绝，令左属右，其气故止，外门已闭，中气乃实，必无留血，急取诛之。

"补泻之时，以针为之"。补泻之时，把握火候的，全在于用各种治疗方法调动元气时对于气机的把握。

"泻曰：必持内之，放而出之，排阳得针，邪气得泄。按而引针，是谓内温，血不得散，气不得出也"。这句现在一般翻译成：用泻法，根据时日将针纳入，得气之后，摇大针孔，转而出针，可使邪气随针而出。假如出针后马上按闭针孔，邪气就会蕴积于内，瘀血不散，起不到泻的作用。

邪气，能不能通过摇大针孔而出之，不得而知。从医理上解释，这句可以翻译成：必须借助内部真阳发动的力量来控制和祛除邪气，并打开通路使邪气有路可出。所谓出，可以从皮肤出，比如用桂枝汤、麻黄汤、麻附细辛汤等，也可以从二便出，还可以从四肢关节出。"排阳得针，邪气得泄"，是说针法、药理，都是通过调动真阳运行而祛邪。"按而引针，是谓内温"，温，此处当通"蕴"，是说如果抑制正气运行而不用针药来泄邪气，就会使邪气蕴含于体内。瘀血如果得不到消散，甚至成为不治之症，是因为邪气不得出也。

"补曰：随之随之，意若妄之。若行若按，如蚊虻止，如留如还，去如弦绝。令左属右，其气故止，外门已闭，中气乃实，必无留血，急取诛之"。这段四字一句，大有古韵。

"随之随之，意若妄之"。随之，随什么呢？随顺真阳本性的特点和规律，而不能随自己的意念而胡来。有人翻译成"随时用针，意念中若无其事"就欠妥当了。

"若行若按，如蚊虻止，如留如还，去如弦绝"。不管是发散还是收敛，针刺和用药，都有可能像蚊虻叮咬一样，无太大感觉，也不知邪气是留下了还是走了，因为气机的表现就像箭离了弦一样快速而不可见。

"令左属右，其气故止，外门已闭，中气乃实，必无留血，急取诛之"。属通嘱，倾注。但治病的原则大道至简，应该使邪气从左向右发展。从真阳向真阴脏腑，从脏向腑、从腑向经、从里向外、从合向井。邪气消除，正气自然停止攻击而归原位，如此，太阳经气充足，邪气不得复入，就像门关闭一样，中焦所运化之气逐渐得以充实，具备了破瘀的力量，此时就会前往破瘀，快速地消灭病邪，以绝后患。

总之，补法不是真用什么灵丹妙药去补，也不是扎针时按住穴位毛孔之类，而是要用针刺来通行血脉，用药物来使中焦气化充足，内足了，先关闭邪气侵入的外门，再壮大中气，才是"补"，中气壮大，才能破瘀和消除病邪。

所以治疗重症或大虚证的一个要点，是先实中气，我们用俗话说就是：先砸地基。这时不要急于攻病，如果内太虚，一攻反而气散了，救都救不回来。

持针之道，坚者为宝。正指直刺，无针左右。神在秋毫，属意病者。

审视血脉者，刺之无殆。方刺之时，必在悬阳，及与两卫。神属勿去，知病存亡。血脉者，在腧横居，视之独澄，切之独坚。

"持针之道，坚者为宝"。持针之道，也是行医之道，精神的坚定至为重要。

所以啊，看病不只是医生看病人，病人也得会看医生才行，如果医生神态不祥和安定，也不太好。

"正指直刺，无针左右"。辨证要准，下手要狠，配穴、用药必须精到，不可多余，以免对元气造成不必要的损失。

"神在秋毫，属意病者"。秋毫，指秋天鸟兽为了御寒而在粗毛间生出的细绒。医生的神明要非常专注和细腻，全身心观察病者，不得有丝毫的分心。

"审视血脉者，刺之无殆"。仔细审视和把握着气血经脉的虚实变化，治疗不允许丝毫的差误。

"方刺之时，必在悬阳，及与两卫"。《甲乙经》"必"作"心"，"卫"作"衡"。《太素》同作"衡"。杨上善注："悬阳，鼻也。悬于衡下也。鼻为明堂。五脏六腑七色皆见明堂及眉上两衡之中。"此指印堂部位。针刺治疗时，要关注印堂及鼻子部位，也就是对面色要有明确的把握，要及时预知病情的良恶。

"神属勿去，知病存亡"。去，离开。因为邪正虚实都会在此处有所表现，可以让我们感知病邪和正气的存亡。

"血脉者，在腧横居，视之独澄，切之独坚"。血脉中有瘀血，一般在腧穴中横居而阻碍气血运行。从皮肤也能看到一些表现，诸如疣、癣、斑、静脉曲张等，切脉的话，也会有弦紧之象。

下面专门讲九针。

九针之名，各不同形：一曰镵针，长一寸六分；二曰员针，长一寸六分；三曰鍉（dí）针，长三寸半；四曰锋针，长一寸六分；五曰铍针，长四寸，广二分半；六曰员利针，长一寸六分；七曰毫针，长三寸六分；八曰长针，长七寸；九曰大针，长四寸。

九针之名，各有不同的形状。第一种叫作镵针，长一寸六分；第二种叫作员针，长一寸六分；第三种叫作鍉针，长三寸半；第四种叫作锋针，长一寸六分；第五种叫作铍针，长四寸，宽二分半；第六种叫作员利针，长一寸六分；第七种叫作毫针，长三寸六分；第八种叫作长针，长七寸；第九种叫作大针，长四寸。

关于九针，今人用之不多，山西人师怀堂创立发挥了新九针疗法，并在全国推广应用。我也专门学习过新九针，并收藏了一套针具，时日已久，已不知所踪。可见不常用。其中，印象最深的就是"火针"，就是把针具放到蜡烛灯里烧灼至通红变白，然后快速扎进穴位，同时要快出。一般人不敢用火针，说能闻到肉香。其实哪有那么邪乎，我们都试过，对关节水肿治疗效果很好。

《内经》中"九针"不仅指具体的九种针具，还被用来泛指针具，或针刺疗法，或针道。如《灵枢·外揣》："夫九针者，小之则无内，大之则无外，深不可为下，高不可为盖，恍惚无穷，流溢无极，余知其合于天道、人事、四时之变也，然余愿杂之毫毛，浑束为一，可乎？岐伯曰：明乎哉问也，非独针道焉，夫治国亦然。"此处"九针"实指针道、医道。《灸法秘传·凡例》："古圣用九针，失传久矣。今人偶用者不但不谙针法，亦且不熟《明堂》，至于灸法亦然也。"今人已不用九针，同时，望诊法、灸法都在失传之列。

镵针者，头大末锐，去泻阳气；员针者，针如卵形，揩摩分间，不得

> 伤肌肉者，以泻分气；鍉针者，锋如黍粟之锐，主按脉勿陷，以致其气；锋针者，刃三隅以发痼疾；铍针者，末如剑锋，以取大脓；员利针者，大如厘，且员且锐，中身微大，以取暴气；毫针者，尖如蚊虻喙，静以徐往，微以久留之而养，以取痛痹；长针者，锋利身薄，可以取远痹；大针者，尖如梃，其锋微员，以泻机关之水也。九针毕矣。

"镵针者，头大末锐，去泻阳气"。镵针，针头大而针尖锐利，适于浅刺以泻皮肤之热，主要用于浅刺皮肤出血，治疗头身热症等。又《灵枢·官针》："病在皮肤无常处者，取以镵针于病所、肤白勿取。"

"员针者，针如卵形，揩摩分间，不得伤肌肉者，以泻分气"。员针，针尖如卵，适于摩擦分肉之间，既不会损伤肌肉，又能够疏泄分肉的邪气。圆针后来被称为按摩针，还有以手代替针灸针，又称为指针，而现代用羊角做成的刮痧板，其角顶尖圆顿可作按摩。《灵枢·官针》："病在分肉间，取以员针于病所。"说明其针头卵圆，用以按摩体表，治疗筋肉方面的病痛。

"鍉针者，锋如黍粟之锐，主按脉勿陷，以致其气"。鍉针针尖像黍粟之粒，适于按压经脉，以导引正气，从而排除邪气。鍉针，也叫螫（shì）针，现代梅花针可能由此发展而来。古人就有使用天然昆虫螫针治病的做法。有些动物（如蜜蜂、胡蜂、蝎子等）尾部有刺，系由产卵器变成，连接毒腺，刺入被刺动物体内后，分泌毒液，可起防御或麻醉对方的作用。用鍉针按摩经脉，按压穴点，不入皮肤，而有导气和血、扶正祛邪功效。

"锋针者，刃三隅以发痼疾"。锋针三面有刃，类似三棱针，用于浅刺出血，治疗热病、痈肿及经络痼痹等疾患。

"铍针者，末如剑锋，以取大脓"。铍针针尖锐如剑锋，用来刺痛排脓，主治痈疽脓疡，可以切开排脓放血。

"员利针者,大如厘,且员且锐,中身微大,以取暴气"。员利针针尖如同长毛,圆而锐利,针身略粗,用以治疗暴痹和刺痈肿痹证。

"毫针者,尖如蚊虻喙,静以徐往,微以久留之而养,以取痛痹"。毫针针尖形如蚊虻之嘴,徐缓地刺入皮肉,留针养神,以治疗痛痹,用于治疗邪客经络所致痛痹等疾患。毫针是现代针灸临床中最普遍应用的针具,为不锈钢制造,规格有0.5寸、1寸、1.5寸、2寸、3寸、4寸等数型。

"长针者,锋利身薄,可以取远痹"。长针针尖锐利,针体较长,主治邪气深着、日久不愈的痹证。

"大针者,尖如挺,其锋微员,以泻机关之水也"。《灵枢·官针》:"病水肿不能通关节者,取以大针。"古代多用于关节水肿。后人将此针于火上烧红后刺病,称火针。

"九针毕矣"。九针的情况,大体如此。

《黄帝内经》是现存的中医文献中最早且最完整的中医经典著作,已经形成了完整的经络系统,即有十二经脉、十五络脉、十二经筋、十二经别,以及与经脉系统相关的标本、根结、气街、四海等,对腧穴、针灸方法、针刺适应证和禁忌证等也做了详细的论述,尤其是《灵枢经》所记载的针灸理论更为丰富而系统,所以《灵枢》是对针灸的第一次学术总结,其主要内容至今仍是针灸学说的核心内容,故《灵枢》也被称为《针经》。继《内经》之后,战国时代的神医扁鹊所著《难经》对针灸学说进行了补充和完善。此外,晋代医学家皇甫谧潜心钻研《内经》等著作,撰写成《针灸甲乙经》,书中全面论述了脏腑经络学说,发展并确定了349个穴位,对其位置、主治、操作进行了论述,同时介绍了针灸方法及常见病的治疗,是对针灸的第二次学术总结。唐代医学家孙思邈在其著作《备急千金要方》中绘制了彩色的"明堂三人图"，并提出阿是穴的取法及应用。明代杨继洲所著的《针灸大成》，汇集了明以前的针灸著作，总结了临床经验，内容丰富，是后世学习针灸的重要参考书，是对针灸的第三次学术总结。到了清代，人们认为扎针袒胸露乳不雅观，取消了针灸科。

大家要想系统学习针灸，可以看以上几本书。

咱们接着讲《九针十二原》。

夫气之在脉也，邪气在上，浊气在中，清气在下。故针陷脉则邪气出，针中脉则浊气出，针太深则邪气反沉，病益。故曰：皮肉筋脉，各有所处，病各有所宜，各不同形，各以任其所宜。无实无虚，损不足而益有余，是谓甚病。病益甚，取五脉者死，取三脉者恇。夺阴者死，夺阳者狂。针害毕矣。刺之而气不至，无问其数；刺之而气至，乃去之，勿复针。针各有所宜，各不同形，各任其所为。刺之要，气至而有效，效之信，若风之吹云，明乎若见苍天。刺之道毕矣。

"夫气之在脉也，邪气在上，浊气在中，清气在下"。气在人体经脉之内，阳邪之气常在上部，糟粕之气常在中部，寒湿之气常留下部。《小针解》：浊气在中者，言水谷皆入于胃，其精气上注于肺，浊溜于肠胃，言寒温不适，饮食不节，而病生于肠胃，故命曰浊气在中也。寒湿之气常留下部。《小针解》："清气在下者，言清湿地气之中人也，必从足始，故曰清气在下也。"

"故针陷脉则邪气出，针中脉则浊气出，针太深则邪气反沉，病益"。如果针刺头部骨陷孔穴，就会使阳邪得以出。也指治疗三阳经之阳邪应用泄法。针刺阳明之脉，就会使浊气得以外出。如果病在浅表而针刺太深，会引邪入里，加重病情。《小针解》说："言浅浮之病，不欲深刺也，深则邪气从之入，故曰反沉也。"

"故曰：皮肉筋脉，各有所处，病各有所宜，各不同形，各以任其所宜"。所以说，皮肉筋脉各有自己的部位，病症各有自己所适应的孔穴，各有不同的症状表现，治疗手法也要不同。

"无实无虚，损不足而益有余，是谓甚病"。这句的"无实无虚"，是无实实，即不要使邪实的更实；无虚虚，即不要使虚弱的正气更虚。如果损了不足的正气，而补益了已经盛大的邪气，就会加重病情。

"病益甚，取五脉者死，取三脉者恇（恇，恐惧、怯懦）。夺阴者死，夺阳者狂。针害毕矣"。经典怕我们不懂"取五脉者死，取三脉者恇"，特意在后面注明了"夺阴者死，夺阳者狂"，五脉，指五脏之阴脉；三脉，为六腑之阳脉。这段翻译过来就是：如此病情加重后，再取五脏腧穴，就可能致人于死；阳气不足的病人，取了三阳经的腧穴，会使阳气更加虚弱。耗伤了阴经，会使人死；损伤了阳经，会让人精神错乱而发狂，这都是用针不当、误诊、误治的危害。

"刺之而气不至，无问其数；刺之而气至，乃去之，勿复针"。针刺之时，需要候气，如刺后没有得气，不要反复刺激，必须等待经气到来；如果针刺已经得气，产生了疗效就停针，病祛药止，不要重复刺激，否则就会损伤元气。

"针各有所宜，各不同形，各任其所为"。九针各有不同的功能，形状也各不相同，要根据病情分别选用。

"刺之要，气至而有效，效之信，若风之吹云，明乎若见苍天。刺之道毕矣"。针刺治疗的关键，是要得气，得气，就可以裹挟邪气外出，就有疗效。

所谓疗效,就像风吹乌云消散,如同见到明朗的苍天。如此,针道就全面了。

索性咱们就把这一篇讲完吧。因为下面一段也很重要。

下一段,讲五腧穴。

黄帝曰:愿闻五藏六府所出之处。

黄帝说:我想听听五脏六腑的经气所出之处的情况。所出之处,指原穴。

岐伯曰:五藏五腧,五五二十五腧;六府六腧,六六三十六腧。经脉十二,络脉十五,凡二十七气,以上下。

岐伯回答说:五脏经脉,各有井、荥、输、经、合五个腧穴,五五则有二十五个腧穴。六腑经脉,各有井、荥、输、原、经、合六个腧穴,六六共三十六个腧穴。脏腑有十二条经脉,每经又各有一络,加上任、督脉二络和脾之大络,便有十五络了。十二经加十五络,这二十七脉之气,在全身循环不休。

所出为井,所溜为荥,所注为输,所行为经,所入为合,二十七气所行,皆在五腧也。节之交,三百六十五会。知其要者,一言而终,不知其要,流散无穷。所言节者,神气之所游行出入也,非皮肉筋骨也。

从这里又进入一个新的要点:五腧穴——井、荥、输、经、合。

先讲"所出为井"。就是把经脉比喻为一条河,井穴就是经脉流注的细小的泉源。"井"为地下出泉,形容脉气浅小。井穴均位于手指或足趾的末端处,为治疗中风、突然昏倒的急救要穴。全身十二经脉各有一个井穴,故又称"十二井穴"。比如,肺的井穴是少商,大肠的井穴是商阳,心包的井穴是中冲,三焦的井穴是关冲,心的井穴是少冲,小肠的井穴是少泽,脾的井穴是隐白,胃的井穴是厉兑,肝的井穴是大敦,胆的井穴是足窍阴,肾的井穴是涌泉，膀胱的井穴是至阴。

《九针十二原》曰："所出为井，所溜为荥，所注为输，所行为经，所入为合，二十七气所行，皆在五输也。""井、荥、输、经、合"五腧穴，全部都在肘关节和膝关节以下，一般合穴就在肘关节或膝关节。从井穴到合穴，用水的源流来比喻各经脉运行从小到大、由浅入深、自远而近的特点。

"所溜为荥"。"荥"穴多位于掌指或跖趾关节之前，喻作经气尚微，萦迂未成大流，是经气流行的部位。

"所注为输"。"输"穴多位于掌指或跖趾关节之后，喻作经气由小而大，由浅注深，是经气渐盛，经气所灌注的孔穴。

"所行为经"。"经"穴多位于腕踝关节以上，喻作水流变大，已经成渠，脉气正当旺盛的孔穴。

"所入为合"。"合"穴位于肘膝关节附近，喻作江河水流汇入湖海，经气由此深入，进而会合于脏腑的部位。

也就是说，一条经脉，其出处源头为井，好比河水源头。再往前走，散漫处为荥穴，散漫的样子就为"溜"。再往前走，就会凝聚一些，所以叫作"注"，"注"就是灌注的意思，几条溪流汇聚到一起的那个交叉点叫"输"。再往前呢，就是很多小溪流汇聚到一起，共同向前流动，就成河水、河滩了，力量就更大一些了，这种贯通的流量叫作"经"。再往前，走到肘关节、腿关节处，经水就储蓄聚集如同湖泊了，是力量更大的地方，叫"合穴"。

五腧穴的临床应用，在《难经·六十八难》中有："井主心下满，荥主身热，输主体重节痛，经主喘咳寒热，合主逆气而泄。"

以手太阴肺经为例，五腧穴是：少商、鱼际、太渊、经渠、尺泽。

少商，肺经井穴。井穴是天与地交通的地方，即阴阳交界处，所以可以调气血阴阳之逆乱，开窍启闭，醒脑宁神，用于治疗经络闭阻、气血逆乱、阴阳失调的中风昏迷、小儿惊风、癫狂等神志病变。

扁鹊说"井主心下满"，是指井穴连接脏与腑，脏与腑的连接出了问题就会被憋，身体就会发闷发胀，两胁胀满，就是心下满。全身憋胀，就是因为脏和腑的交通出了问题，也就是阴阳经气血交会贯通之处出了问题，这时就要去找脏与腑的交通点——井穴。针刺少商，或少商放血，是在转枢，用厥阴经的当归四逆汤也是在转枢，用少阳的小柴胡汤也是在转枢，所以只要懂了原理，解决问题，就只是手段的不同了。井穴，虽然泉水细小，但生发力强，可以四两拨千斤。

鱼际，为肺经荥穴。《难经》说：荥主身热。即，只要身体发烧发热，就可以针刺荥穴。"身热"是因为经脉被堵住了、被憋住了，而产生了热，因寒邪凝聚而发热，而荥穴都有去热、泄热的功能，注意，这里要做的不是灭热、消除热和清热，而是疏通，因为这里的热是因为不通，把堵着的地方疏通了，人就不热了。懂得了荥穴的功能，就知道桂枝汤、麻黄汤等也是应用疏通法的药，全身憋，骨头酸痛，用麻黄就是揭盖子。但今人一见热，就上金银花、连翘等灭火，渐渐地，就无法理解为什么桂枝汤、麻黄汤等方中没有清热祛火药，却能退热的原理了。

太渊，是肺经的腧穴，又是肺经的原穴，又是八会穴之一，脉会太渊，因其是脉气所大会处，博大而深，故名太渊。"俞主体重节痛"，即，腧穴有解除身体沉重、疼痛的作用。"体重"就是湿气重，太阴不足运化，阳气也虚弱不能化湿。很多人胖，以为自己只是湿重，而不知自己阳气虚，这也是为什么人越累、体越胖。元气不足，则不能阴阳交通，所以湿气重，而湿气重又造成阴阳更不交通。腧穴、原穴都是元气汇聚的枢纽，所以，元气能走的，也都是这些地方。凡是身体的疼痛、沉重的毛病，也得通过这些腧穴治，因为好调元气，也好让气机变化。

有人会说了，不是不能调元气吗？谁说的？活着，就要用元气，治病，就更得用元气了，而激素，属于快速调取元气。中医治病呢，只是想办法如何多用经气，少调元气而已，一点不用，是治不了病的。

经渠，是肺经的经穴。其脉气流行不止，如沟渠之水，所以叫经渠。"经主喘咳寒热"，喘咳寒热，属于正气与邪气相争之症，经穴有贯通之力，可以帮助正气，祛邪外出。

尺泽，是肺经的合穴。"合主逆气而泄"。合穴主管逆气，逆气就是不顺，往相反方向走。比如胃主降，胃气上逆，就是呕、吐。这时就针刺胃经的合穴足三里，人就不呕吐了，就是把这个逆气而泄给解决了。解决这个问题，靠的就是合穴的力量，合穴的实力，如同江河湖海，能运化，能枢转，能把逆上去的降下来。咳嗽，气喘，咯血，胸部烦满，咽喉肿痛，这些病，都有可能是逆气造成的，所以肺经的合穴尺泽可以把这些问题解决掉。

总之，中医治病有药、有针、有灸、有按、有摩等，但这些都是方法，大家一定要牢记，无论怎么学，都要先学医理。医理不通，纵使学一辈子方法，也是个匠人。而大师，就是医理的出神入化，也是方法的出神入化。没有神境、没有化境，终归没入道。比如针法里有井、荥、输、经、合，光知道穴位没有用，只有参透了《九针十二原》和《难经》，才可能进入针灸之化境。

好，回到《九针十二原》原文。

二十七气所行，皆在五腧也。

指二十七条经脉（十二经脉加上十五络脉），都出入流注运行于井、荥、输、经、合五腧。

节之交，三百六十五会。

这个"节"，现在一般都翻译成"关节"，但文中就怕你这样理解，所以后文有"所言节者，神气之所游行出入也，非皮肉筋骨也"。也就是这个"节"不是关节，当指二十七条经脉气血纵横相交所形成的力量交汇点，所以这个节，当指穴位。因为神气游行出入走的就是穴位，所以说是"三百六十五会"，即有三百六十五处。

知其要者，一言而终，不知其要，流散无穷。

知道生命要点奥秘的人，可以一言以蔽之（明白人没有废话）。不知道生命要点奥秘的人，怎么也把握不住头绪，成天思绪飘忽（糊涂人成天废话连篇，还说不到点上）。

所言节者，神气之所游行出入也，非皮肉筋骨也。

所谓"节"，是神气游行出入的地方，比如经脉上的五腧穴等，而不是指皮肉筋骨之关节。

下一段，依旧是针道。

睹其色，察其目，知其散复；一其形，听其动静，知其邪正。右主推之，左持而御之，气至而去之。

"睹其色，察其目，知其散复；一其形，听其动静，知其邪正"这句，《小针解》说："言上工知相五色于目，有知调尺寸小大缓急滑涩，以言所病也。知其邪正者，知论虚邪与正邪之风也。"上工知道观察病人的面部气色和眼神，可以了解正气是消散还是在恢复。辨别病人形体的强弱，细辨病人的声音，分析脉象和症状，可以了解病人邪正虚实之所在。

"右主推之，左持而御之，气至而去之"。"右主推之，左持而御之"这句在《六节藏象论》讲过，即右为祛邪、为动。按男左女右之说，左为阳，右为阴，故，右为脏腑，为阴，为寸口，通调血脉以祛邪。"左持而御之"，指左为真阳，为人迎，可以治理未病，并提供抵御邪之传入的元气。"气至而去之"，就是病去药止，不可太过。

现在这句一般翻译成："然后就可以右手进针，左手扶针，刺入后，待针下得气即应出针。"就把这句在治疗上非常有意义的话给糟蹋了。明明《内经》讲的是医道、针道，在后人的注释里全是具体的针法，"右手进针，左手扶针"，有什么意义呢？这个例子说明我们学习不可以总是被不对的言论带着跑，一定要自己下功夫琢磨、钻研。

解读《九针十二原》这篇，真的耗费了我很大精力和时间，但其中确有又明白了一些的欢喜，我说了，这篇不仅医理精湛，其诗意和文学性也很高，如果只是从针法上诠释此文，则难免苍白和不究竟，所以静心以观文，才能屡屡灵光乍现，体会其深意。由此，深知医学对我这个孤独的诗人是重大的救赎，让我从自我的孤独中走向悲悯，同时，又因为每每有"闻道"的欢乐，而又能把这些欢乐和大家分享，而心澄意静、经脉欢畅。

下一段，依旧是治病原理及误治造成的危险。

凡将用针，必先诊脉，视气之剧易，乃可以治也。五藏之气已绝于内，而用针者反实其外，是谓重竭。重竭必死，其死也静。治之者辄反其气，取腋与膺。五藏之气已绝于外，而用针者反实其内，是谓逆厥。逆厥则必死，其死也躁。治之者反取四末。刺之害中而不去，则精泄；害中而去，则致气。精泄则病益甚而恇，致气则生为痈疡。

"凡将用针，必先诊脉，视气之剧易，乃可以治也"。凡是将要对患者进行治疗，必须首先通过望闻问切将病情诊断清楚。"视气之剧易"，剧，是病情加剧；易，是病情恢复。这句指要分析判断气血邪正的虚实后，才可以下手治疗。

"五藏之气已绝于内，而用针者反实其外，是谓重竭。重竭必死，其死也静。治之者辄反其气，取腋与膺"。如果五脏之气在里面已经竭绝了，反而用针法或药调动元气向外发散，比如用汗吐下法，则再次削弱元气，阳气外飘，五脏内会重重消耗，为重竭，重竭一定会死，而且其死也安静。导致这种情况发生的原因，是医者违反了经气运行规律，本应先救里、后解表，却误取腋部和胸部的腧穴，使在里的元气向外消散。

"五藏之气已绝于外，而用针者反实其内，是谓逆厥。逆厥则必死，其死也躁。治之者反取四末"。如果五脏之气在外面已经虚绝，而医者反而用针补内在的阴，由此，阴愈盛而阳愈虚，这叫逆厥。逆厥必然致人死亡，并且病者临死时会表现得很烦躁，这是因为医者误取四肢末端的穴位，促使阳气衰竭而造成的。

"刺之害中而不去，则精泄；害中而去，则致气。精泄则病益甚而恇，致气则生为痈疡"。"刺之害中而不去"这句一般翻译成：针刺已刺中病邪要害而不出针，这个"不去"，到底是不出针，还是"内在瘀血没有离开或消散"呢？值得琢磨，因为瘀血不去，就会造成精气耗损。"害中而去，则致气"，是说假如刺中要害，正气已裹挟瘀血外出。"精泄则病益甚而恇，致气则生为痈疡"，前者"害中而不去"会造成精气损耗，使病情加重和虚弱，后者"害中而去"，则使病邪走到皮肤腠理，会发生痈疡而排出。

下一段，讲"十二原"。这篇标题是《九针十二原》，前面讲了九针，这里开始讲十二原。

原穴是脏腑原气经过和留止的部位。十二原穴，其意有二，指分布在人体手腕与足踝之间及以下，胸、脐等处的十二个原穴，即五脏输穴和膏、肓的十二个原穴。

五藏有六府，六府有十二原，十二原出于四关，四关主治五藏。五藏有疾，当取之十二原。十二原者，五藏之所以禀三百六十五节气味也。五藏有疾也，应出十二原，十二原各有所出，明知其原，睹其应，而知五藏之害矣。

"五藏有六府，六府有十二原，十二原出于四关，四关主治五藏。五藏有疾，当取之十二原"，是说五脏有六腑，五脏有十二原穴，六腑也有十二原穴。五脏之十二原穴，分布于手腕足髁四关节处或以下及腹部，能主治五脏的疾病。所以五脏有病，应取五脏之十二原穴。这里大家注意的要点是手腕和足踝，这些都是十二原穴的流注处，平时泡脚一定要没过足踝才好。

"十二原者，五藏之所以禀三百六十五节气味也。五藏有疾也，应出十二原，十二原各有所出，明知其原，睹其应，而知五藏之害矣"。五脏之十二原穴，是五脏禀受全身三百六十五节以及气与味的部位，即原穴是五脏发热输泄的根源。所以五脏有病，都会反映到五脏之十二原穴处。十二原穴也各有其所属的内脏，明了五脏原穴的性质，观察它们的反应，就可以知道五脏的病变情况。

阳中之少阴，肺也，其原出于太渊，太渊二。阳中之太阳，心也，其原出于大陵，大陵二。阴中之少阳，肝也，其原出于太冲，太冲二。阴中之至阴，脾也，其原出于太白，太白二。阴中之太阴，肾也，其原出于太溪，太溪二。膏之原，出于鸠尾，鸠尾一。肓之原，出于脖胦，脖胦一。凡此十二原者，主治五藏六府之有疾者也。胀取三阳，飧泄取三阴。

五脏之十二原穴分布：心肺居于膈上，属阳位，但肺是阳部的阴脏，故为阳中之少阴。其原穴出于太渊，左右共二穴。有深渊汇聚意。

心为阳部的阳脏，所以是阳中之太阳，其原穴出于大陵，大陵是心脏之原穴，但实指心包之原穴，大陵穴是手厥阴心包经的输穴和原穴，属孙真人十三鬼穴之一，可以治疗精神神志疾病。左右共二穴。大陵是什么啊？积土成山之高陵啊，敦厚，虽然不张扬，但气势在那里摆着呢，能生发万物，也能护持精气。

心经之原穴为何是心包之大陵穴？因为心脏无腧穴之缘故。《灵枢·邪客》篇云："黄帝曰：手少阴之脉独无腧，何也？岐伯曰：少阴，心脉也……故诸邪之在于心者，皆在于心之包络。包络者，心主之脉也，故独无腧焉。黄帝曰：少阴独无腧者，不病乎？岐伯曰：其外经病而藏不病，故独取其经于掌后兑骨之端。其余脉出入曲折，其行之疾徐，皆如手少阴心主之脉行也。"

实际上，心脏亦有腧穴及原穴，《内》《难》经未载，原穴即上经文兑（锐）骨之端的神门穴。《甲乙经·卷之三·手少阴及臂凡一十六穴第二十六》云："神门者，土也。一名兑冲，一名中都。在掌后兑骨之端陷者中，手少阴脉之所注也，为俞。"神门穴，指神出入之门。"两精相搏谓之神"，心，主输布，又主敛藏，既不能输布过旺，又不能制约太过。过旺，则耗神，过于制约，又无神。

肝、脾、肾居于膈下，属于阴位。

肝是阴部的阳脏，为阴中之少阳，其原穴出于太冲，左右共二穴。太冲，顾名思义，有冲和运化意。无肝经之厥阴沉稳、收敛，则不能约束少阳霹雳火。

脾是阴部的阴脏，为阴中之至阴，其原穴出于太白，左右共两穴。太白，取土生金意，有收敛凝聚意。

肾是阴部的阴脏，为阴中之太阴，其原穴出于太溪，左右共二穴。太溪，再大的溪流，它也是溪。溪水是溪水，河流是河流，肾主藏精，但也不能光藏而不用，用，还不能大用，不能像河水，而要像溪水，输布而有节制。而纵欲，就是把肾精当河水用了。

膏的原穴为鸠尾，只有一穴。常闭而主开。

肓的原穴是气海，也只有一穴。常开而主闭。

以上是五脏之十二原穴。

凡此十二原者，主治五藏六府之有疾者也。胀取三阳，飧泄取三阴。

这十二原穴，是脏腑经络之气运行交通的关键所在，能够治疗五脏六腑的各种疾病。凡患腹胀疾病，应取足三阳经（即胃、胆、膀胱）以宣之；凡患飧泄疾病，应取足三阴经（即脾、肝、肾）以固之。

本篇只言五脏之原穴，而没有说六腑之原穴。《难经·六十六难》则五脏原穴外，又补充了六腑之原穴。

胆之原，出于丘墟。

丘，小土堆或土坡。墟，故城遗址或废墟。因此丘墟实中有空，为少阳。

胃之原，出于冲阳。

阳明多气多血，热气蒸腾，才能化五谷精华补充五脏。冲阳穴位于人体的足背最高处，是胃经气血的重要来源。

三焦之原，出于阳池。

阳是阳气，池是汇聚。阳气汇聚、并有力，才能使三焦水道出焉。

膀胱之原，出于京骨。

京，大也。京骨又叫巨骨，可支撑身体。京骨原气不断绝，膀胱才能气化全身。

大肠之原，出于合谷。

合，汇也，聚也。谷，两山之间的空隙也。合谷名意指大肠经气血会聚于此，起充补大肠经整条经脉气血的作用，故为大肠经原穴。

小肠之原，出于腕骨。

腕骨穴，有强化督脉阳气的作用。

如此，便是五脏六腑之十二原。

下面说一下原穴在人体的重要性及其使用方法。

经气之"所注为输"，输，乃五腧穴——井、荥、输、经、合——之第三位，六阴经是以输穴代替原穴，即肺经之原太渊、心经之原神门、肝经之原太冲、脾经之原太白、肾经之原太溪、心包经之原大陵；六阳经是"所过为原"穴，即胆经之原丘墟、胃经之原冲阳、三焦经之原阳池、膀胱经之原京骨、大肠经之原合谷、小肠经之原腕骨。

原，含本原、真元之义。原气来源于脐下肾间，是人体生命的本源，是维持生命活动最基本的动力。

《难经·六十六难》阐述原穴的意义说："脐下肾间动气者，人之生命也，十二经之根本也，故名曰原(气)。三焦者,原气之别使也,主通行三气(上焦、中焦、下焦)，经历于五脏六腑；原者、三焦之尊号也，故所止辄为原（穴），五脏六腑之有病者皆取其原（穴）也。"这是指原穴关系元气,元气来自"脐下肾间"，通过三焦散布于四肢，其在四肢部驻留的部位就是原穴，由此可见原穴对人体的重要性。

元气源于肾间动气，是人体生命活动的原动力，通过三焦运行于五脏六腑，通达头身四肢，是十二经脉维持正常生理功能的根本。因此脏腑发生疾病时，就会反映到相应的原穴上来，通过原穴的各种异常变化，又可推知脏腑的盛衰。在临床上，针刺原穴能使三焦原气通达，调节脏腑经络功能，从而发挥其维护正气、抗御病邪的作用。

此外，在治疗上常用原穴配络穴，称原络配穴，治疗表里经之间的病证。比如肾之原穴太溪配飞扬，为原络配穴法，有滋阴补肾的作用，主治头痛目眩。

另外，取阴经原穴的同时还可以配以阳经原穴以增强疗效。其配穴原则是：少阴配少阳，太阴配太阳，厥阴配阳明。取上下肢相应，是阴阳经同气相求之意。比如厥阴肝之太冲配阳明大肠之合谷，称为四关穴，有镇静安神、平肝熄风的作用，主治头痛，眩晕小儿惊风，高血压。

最后一段，讲具体的治疗方法。

今夫五藏之有疾也，譬犹刺也，犹污也，犹结也，犹閉（同"闭"）也。刺虽久，犹可拔也；污虽久，犹可雪也；结里久，犹可解也；閉虽久，犹可决也。

这段翻译过来就是：五脏有病，就像身上扎了刺（好比瘀血异物），就像物体被污染（好比黏滞湿气），就像绳索打了结（好比气脉不通），就像江河发生了淤堵（好比血脉壅滞）。扎刺的时日虽久，但还是可以拔除的；污染的时间虽久，仍是可以洗干净的；绳子打结虽然很久，但仍可以解开；江河淤塞得很久了，仍是可以疏通、开决的。

或言久疾之不可取者，非其说也。夫善用针者，取其疾也，犹拔刺也，犹雪污也，犹解结也，犹决閉也。疾虽久，犹可毕也。言不可治者，未得其术也。

这段翻译过来就是：有人认为病久了就不能治愈，这种说法是不正确的。善于用针的人治疗疾病，就像拔刺、洗污点、解开绳结、疏通淤塞一样。病的日子虽久，仍然可以治愈，说久病不可治，是因为没有掌握医道的缘故。

关于下一段，市面上的解释都有不足，因为涉及具体的治疗，所以咱们要一句一句解释。

刺诸热者，如以手探汤；刺寒清者，如人不欲行。阴有阳疾者，取之下陵、三里，正往无殆，气下乃止，不下复始也。疾高而内者，取之阴之陵泉；疾高而外者，取之阳之陵泉也。

"刺诸热者，如以手探汤"。治疗所有的实热证，如以手探汤，汤，开水也。用手试开水，必须快，即热则疾之，一旦"壮火之气衰"，大火可以使气快速消耗，则难救了。

"刺寒清者，如人不欲行"。治疗虚寒病证，如人不欲行，是因为寒则留之，人元气虚少，治疗和恢复都极为缓慢，就像督促一个总宅在家里，身体日渐酸懒，不想走路的人去走路一样，得慢慢来。

"阴有阳疾者，取之下陵、三里，正往无殆，气下乃止，不下复始也"。阳邪消散阴精时，要"取之下陵、三里"，足三里，是胃经合穴，合主逆气而泄，"正往无殆"，指祛除邪气不要怀疑和犹豫，"气下乃止"，指通过针刺足三里，把阳邪疏通化解，经脉就流通了，这时要马上停止针刺，以免过度调取元气。"不下复始也"，指如果没能疏通化解邪气，那就是元气太虚弱了，就不要强攻了，还要重新从恢复元气开始。

这真是一条重要的治病原则。总有人问：我吃多久的药才能好啊？这个要问自己的元气，元气虚少的人，治疗和恢复都极为缓慢，就像打仗，有时觉得可以攻一下了，可刚往上一冲，还是精少力微，不仅没攻成，还受了伤，又得回来休养生息，继续攒子弹攒力气才成。

"疾高而内者，取之阴之陵泉"。患病日久而使疾病向内传变时，要取之阴陵泉。阴陵泉，足太阴脾的合穴，所入为合，刺此，以防疾病进一步内传。

"疾高而外者，取之阳之陵泉也"。患病日久而使元气向外耗散时，取之阳陵泉。阳陵泉，足少阳胆的合穴，八会穴之筋会。刺此，以防元气的消散。

至此，《灵枢·九针十二原》终于讲完了。个人以为，这是目前关于这一篇最详尽的解读了。以最后一段为例，现在通常的翻译是："针刺治疗热病，就如同用手试探沸汤。针刺治疗阴塞之病，应像行人在路上逗留，不愿走开的样子。阴分出现阳邪热象，应取足三里穴，准确刺入而不能懈怠，气至邪退了便应出针，如果邪气不退，便应当再刺。疾病位于上部而属于内脏的，当取阴陵泉，疾病位于上部而属于外腑的，则应当取阳陵泉。"孰是孰非，一对比，则昭然若揭。所以，大家要体谅我的熬心熬血啊！

五

中原之按跷

回到《异法方宜论》篇。东西南北讲完了,咱们讲中央。

中央者,其地平以湿,天地所以生万物也众。其民食杂而不劳,故其病多痿厥寒热,其治宜导引按跷。故导引按跷者,亦从中央出也。

中央地区,地势平坦多湿,是自然界中物种和数量最为丰富的地方。人们的食物丰富,不必有太多劳作,因此多发痿厥寒热等病。在治疗上,应使用导引按跷的方法。所以导引按跷疗法,来自中原地区。

中原这个地方,物产丰富,资源丰厚,大家想一下,这个地方养什么人?比如南方养勤快人,西北养圣人,北方养玩家,或者玩文学或者玩二人转。中原呢,养懒人。不用干什么活儿,老天就给饭吃。所以"其民食杂而不劳"。他们吃得好,又吃得多,又不干活,所以他们就会得壅滞的病,"故其病多痿厥寒热"。痿,是四肢痿软;厥,是四肢冰凉。

1. 痿证的发病原因

痿证,亦称"痿躄",是指肢体筋脉弛缓、软弱无力,甚至萎废不用的病证,多见于下肢痿弱不用。其中,又分肝之筋痿,心之脉痿,肾之骨痿,受病不同,治疗亦不同。

痿证的发病原因:①脾胃亏虚。胃为水谷之海,脾胃为后天之本、气血生化之源,脾胃亏虚,化源不足,常致痿证。②寒湿致痿。《灵枢·九宫八风》说:"犯其雨湿之地,则为痿。故圣人避风如避矢石焉。"如果冒雨或涉水，或久居潮湿之地，感受湿邪，伤于肌肉，便会发生痿病。所以，深知养生之道的人，预防贼风邪气，如同躲避弓箭和礌石的射击一样。③肺热致痿。《素问·痿论》曰："五脏因肺热叶焦，发为痿躄。"④湿热致痿。《素问·生气通天论》："因于湿，首如裹，湿热不攘，大筋软短，小筋弛长，软短为拘，弛长为痿。"⑤情志致痿。《三因极一病证方论·五痿叙论》指出："随情妄用，喜怒不节，劳佚兼并，致内脏精血虚耗，荣卫失度……使皮毛、筋骨、肌肉痿弱无力以运动，故则痿躄。"⑥肾亏致痿，《灵枢·本神》："恐惧不解则伤精，精伤则骨酸痿厥。"⑦缺少活动，导致痿厥。

《素问·痿论》篇开篇就是黄帝发问：

五藏使人痿，何也？

其实这句就是说五脏内虚，都可以造成痿证。有人会说：中原人不是总吃好东西吗，怎么还会五脏虚？吃好的、喝好的，不见得不生气啊，而且饱暖思淫欲啊，光吃不运动，也不行啊。

岐伯对曰：肺主身之皮毛，心主身之血脉，肝主身之筋膜，脾主身之肌肉，肾主身之骨髓。故肺热叶焦，则皮毛虚弱急薄，著则生痿躄也。心气热，则下脉厥而上，上则下脉虚，虚则生脉痿，枢折挈，胫纵而不任地也。肝气热，则胆泄口苦筋膜干，筋膜干则筋急而挛，发为筋痿。脾气热，则胃干而渴，肌肉不仁，发为肉痿。肾气热，则腰脊不举，骨枯而髓减，发为骨痿。

岐伯回答说：肺主全身皮毛，心主全身血脉，肝主全身筋膜，脾主全身肌肉，肾主全身骨髓。所以肺脏有热，灼伤津液，则肺叶枯焦，皮毛也呈虚弱、干枯不润的状态，热邪不去，则变生痿躄；心脏有热，可使气血上逆，气血上逆就会引起在下的血脉空虚，血脉空虚就会变生脉痿，使关节如折而不能提举，足胫弛缓而不能着地行路；肝脏有热，可使胆汁外溢而口苦，筋膜失养而干枯，以至筋脉挛缩拘急，变生筋痿；脾有邪热，则灼耗胃筋而口渴，肌肉失养而麻木不仁，变生不知痛痒的肉痿；肾有邪热，热灼精枯，致使髓减骨枯，腰脊不能举动，变生骨痿。

除了以上表现，《灵枢·邪气藏府病形》还从脉象上分析，比如脾脉——脾脉急甚为瘛疭（刚开始的表现是肌肉瞤动和抽筋）；微急为膈中，食饮入而还出，后沃沫（进一步是膈中病，脾气不能运化而致饮食入胃后又吐出，大便下厚沫等症状）；缓甚为痿厥（脾脉缓甚的，会见到四肢痿软无力和四肢冰冷）；微缓为风痿，四肢不用，心慧然若无病（微缓的，是风痿，会见到四肢偏废，但因其病在经络而不在内脏，所以心里明白，神志清楚，就好像没有病一样）；大甚为击仆（脾脉大甚的，主猝然昏仆的病证，其病状就好像突然被击而倒地一样）。

在《内经》看来，痿证就是脾病。"脾病者，身重，善肌，肉痿，足不收行（走路有问题），善瘛（容易手足抽搐），脚下痛；虚则腹满肠鸣，飧泄食不化"。治疗，"取其经，太阴、阳明、少阴血者"。取太阴脾经、阳明胃经和少阴心肾。

甚至《内经》专门有《痿论》篇，指出"痿者独取阳明"，即治疗痿证从脾胃下手。

帝曰：如夫子言可矣，论言治痿者独取阳明，何也？

岐伯曰：阳明者，五藏六府之海，主润宗筋，宗筋主束骨而利机关也。冲脉者，经脉之海也，主渗灌溪谷，与阳明合于宗筋，阴阳揔宗筋之会，会于气街，而阳明为之长，皆属于带脉，而络于督脉。故阳明虚则宗筋纵，带脉不引，故足痿不用也。

阳明胃是五脏六腑营养的源泉，多气多血，能濡养宗筋，宗筋主管约束骨节，使关节运动灵活。冲脉为十二经气血汇聚之处，输送气血以渗透灌溉三百六十五节，冲脉与足阳明经会合于宗筋，阴经阳经也作用于宗筋，气血汇聚于足阳明经的气衔穴，因此，阳明经为诸经之长。诸经又都连属于带脉，系络于督脉。所以阳明经气血不足则宗筋失养而弛缓，带脉也不能收引诸脉，就使得两足痿弱不用了。

由此可见，两足痿软不用，跟胃经、冲脉、带脉、督脉都有连带关系。现在有很多小孩从出生就两腿无力，两脚无力、不能行走，西医多认为是基因缺陷，其实也属于先天冲脉、带脉、督脉病，家长相信了是基因缺陷，还到处乱治，中医遇到此症，也颇为棘手。

现今，还有重症肌无力，若是后天得病，从脾胃治疗，良效。因为《素问·太阴阳明论》曰："四肢皆禀气于胃，而不得至经，必因于脾，乃得禀也。今脾病不能为胃行其津液，四肢不得禀水谷气，气日以衰，脉道不利，筋骨肌肉，皆无气以生，故不用焉。"

2. 痹证

此外，还有个痹证。痹，即痹阻不通。痹证是指人体机表、经络因感受风、寒、湿、热等引起的以肢体关节及肌肉酸痛、麻木、重着、屈伸不利，甚或关节肿大灼热等为主症的一类病证。临床上有渐进性或反复发作的特点。主要病机是气血痹阻不通，筋脉关节失于濡养所致。

古代痹证的概念比较广泛，包括内脏痹和肢体痹，所谓肢体痹证，包括现代医学的风湿热（风湿性关节炎）、类风湿性关节炎、骨性关节炎、痛风等。

这个病与外感风寒湿热之邪和人体正气不足有关。风寒湿等邪气，在人体卫气虚弱时容易侵入人体而致病。比如汗出当风、坐卧湿地、涉水冒雨等，均可使风寒湿等邪气侵入机体经络，留于关节，导致经脉气血闭阻不通，不通则痛，正如《素问·痹论》所说："风寒湿三气杂至，合而为痹。"根据感受邪气的相对轻重，常分为两种。一种是行痹（风痹），特点为疼痛游走，痛无定处，时见恶风发热，舌淡苔薄白，脉浮。痛痹（寒痹），疼痛较剧，痛有定处，遇寒痛增，得热痛减，局部皮色不红，触之不热，苔薄白，脉弦紧。另一种是着痹（湿痹），特点是肢体关节酸痛重着不移，或有肿胀，肌肤麻木不仁，阴雨天加重或发作，苔白腻，脉濡缓。

现在人又加了个热痹，症状是关节疼痛，局部灼热红肿，痛不可触，关节活动不利，可累及多个关节，伴有发热恶风，口渴烦闷，苔黄燥，脉滑数。认为其人阳盛或阴虚火旺，复感风寒湿邪，流注关节，发生热肿疼痛。其实，这病的根儿还是寒，只不过寒邪从热化而已。

类似这个问题，有人问：妇科炎症的根儿是寒湿，但一旦发炎又是热邪，不得不上消炎药，这时该如何辨证呢？

答曰：有寒湿，人体就要自保，激发阳和热去攻病邪，这时就有可能化热，这时治疗就得帮助阳和热啊。如果这时上消炎药，就是消灭阳与热，而没有去寒湿之病根儿，所以以后人体的阳与热足了一些后，又要攻病，又要发炎，这，就是反复发作。随着人体越来越虚，攻病灶的劲儿没有了，病，就永远停在那儿了，寒湿一凝聚，就是肿瘤等。

关于痹证，《灵枢·周痹》中有如下对白。

黄帝曰：此痛安生？何因而有名？

岐伯对曰：风寒湿气，客于外分肉之间，迫切而为沫，沫得寒则聚，聚则排分肉而分裂也，分裂则痛，痛则神归之，神归之则热，热则痛解，痛解则厥，厥则他痹发，发则如是。

黄帝问：这种痛是怎么产生的？因为什么而得名？岐伯回答说：风寒湿的邪气，从外至内逐渐侵入人体的肌肉腠理之间，将肌肉腠理之间的津液挤压为汁沫，汁沫因寒冷而凝聚，凝聚为有形之物后就更加排挤肌肉腠理而使之分裂，因此而生疼痛，疼痛发生之后，人的注意力就会集中在那个疼痛的部位上，心神集中在这个地方，就会使阳气聚敛，阳气聚而热生，痛因热解，疼痛解除之后，邪气就会继续流窜，在其他的部位聚集，于是疼痛也就随之转移到这一部位了，因此疼痛就会这样此起彼落。这是病因。

帝曰：善。余已得其意矣。（岐伯曰：）此内不在藏，而外未发于皮，独居分肉之间，真气不能周，故命曰周痹。故刺痹者，必先切循其下之六经，视其虚实，及大络之血结而不通，及虚而脉陷空着而调之，熨而通之，其瘛坚，转引而行之。

黄帝说：好的，我已经明白这其中的道理了。岐伯接着说：这种病邪在内并没有深入脏腑之中，在外也没有通过皮表发散出来，而是独留于肌肉腠理之间，致使人身的真气不能流畅地在周身贯通，因此叫作周痹。在针刺治疗时，首先要沿着发病的经络，用手指按切诊察，以判断其病是虚是实，以及大络的血脉是不是有瘀结不通，以及经脉中有没有下陷空虚的情况，根据证候进行调治。或用熨蒸的方法通其经络，若有牵引疼痛，拘急坚劲的情况，就用按摩导引等方法行其气血。

黄帝曰：善，余已得其意矣，亦得其事也。九者经巽之理，十二经脉阴阳之病也。

九者经巽，九者，指九针，巽，顺达。指使用九针使经气通达。

黄帝说：好，我明白这个病的机制了，也知道了治疗的方法。原来使用九针除了能使经气顺达流畅之外，还能治疗十二经脉阴阳不调的各种疾病。

具体怎么治疗呢？

岐伯对曰：痛从上下者，先刺其下以过之，后刺其上以脱之。痛从下上者，先刺其上以过之，后刺其下以脱之。

岐伯回答说：疼痛是从上至下发展的，就先针刺疼痛部位之下的穴位，使邪气不再继续下传，再针刺其上部疼痛的部位以祛除病邪本身。疼痛是从下至上发展的，就先针刺疼痛部位之上的穴位，使邪气不再继续上传，再针刺其下部疼痛的部位以祛除病邪本身。

这个治疗原则太重要啦，扎针、吃药，从来都不是哪里有病就攻哪里，而是要懂得先保护哪里，使病症不再传，见肝之病，当先实脾，才是真正的"治未病"。

3. 厥证

痿证和痹证都属于虚证，四肢厥逆证，亦如是。下面我们说厥证。

《伤寒论》说："凡厥者，阴阳气不相顺接，便为厥。厥者，手足逆冷者是也。"即阴阳气机相逆了，阴盛阳衰，阳气就无法通达四肢，四肢就冰冷。

《素问·厥论》篇专论厥证。因为我们后面会有专讲，所以只是讲讲厥证的起因。

黄帝问曰：厥之寒热者，何也？

黄帝问：厥证的寒热表现，原因是什么？

岐伯对曰：阳气衰于下，则为寒厥；阴气衰于下，则为热厥。

这个回答大家一定要记住，寒与热，无非是阳气、阴气的问题。

帝曰：热厥之为热也，必起于足下者，何也？

黄帝问：热厥证的发热，一般从足底开始，这是什么道理？

岐伯曰：阳气起于足五指之表，阴脉者，集于足下而聚于足心，故阳气胜，则足下热也。

岐伯答道：阳经之气循行于足五趾的外侧端，汇集于足底而聚汇到足心，所以若阴经之气衰竭于下，而阳邪之气偏胜，就会导致足底发热。

现在有些人有足底大烧症，睡觉时手足都要放到被窝外面，这个就有可能是虚阳外越之症候，应以四逆辈急收之。

帝曰：寒厥之为寒也，必从五指而上于膝者，何也？

黄帝问道：寒厥证的厥冷，一般从足五趾渐至膝部，这是什么道理？

岐伯曰：阴气起于五指之里，集于膝下而聚于膝上，故阴气胜，则从五指至膝上寒，其寒也，不从外，皆从内也。

岐伯答道：阴经之气起于足五趾的内侧端，汇集于膝下后，上聚于膝部。所以若阳经之气衰竭于下，而阴邪之气偏胜，就会导致从足五趾至膝部的厥冷，这种厥冷，不是由于外寒的侵入，而是由于内里的阳虚。

现在四肢冰凉的人很多，四逆汤和当归四逆汤都可以治四肢冰凉，但二者的区别是什么呢？四逆汤是少阴证主方，病在少阴，以阳虚为主；当归四逆汤是厥阴主方，病在厥阴，就是阴阳俱虚了。一般说来，同样是手脚冰凉，能服用四逆汤的人身体还比较壮，所以用的药也比较少，就附子干姜甘草三味药。而当归四逆汤已然有血不足的问题了，如果老人家手脚冰凉，全身筋脉又紧，还偶尔会抽筋时，就是血不荣筋，就可以吃当归四逆汤。

当归四逆汤的脉象，是脉细欲绝，脉细，是血虚；脉微，是阳虚。如果脉微欲绝，就要用通脉四逆汤，用附子干姜甘草。而血虚，就要用当归和芍药补血。其中，当归归肝经，有补血之功。芍药敛阴平肝，肝不克脾，脾血就得以运化。而且白芍有镇静、抗惊厥之用，可以防肝风内动，治抽搐晃动之症。光补血还不成，还得破寒邪，所以用桂枝、细辛、通草散寒通阳。其中，桂枝、甘草通心阳，调和营卫；细辛、通草通窜力强，可以驱寒、止痛。故，《伤寒论》说：手足厥寒，脉细欲绝者，当归四逆汤主之。

对了，关于中药煮之前要不要浸泡的问题，前提是看药的品质。曾有一次在某大城市开方子，病人马上把药拿回来了，湿漉漉、黏答答、碎糟糟一团，我一看差点吐了，说赶紧扔掉！这种药浸泡多长时间也不能吃！而且会吃坏！也就是因为这次的经历，我才发现中药的问题，从此以后我都坚持病人至少第一次拿药一定在元泰堂抓，至少可以和以后抓的药做个比较。中药品质好是不用浸泡的。关于附子，每次进货我都要先试药，如果炮制太过，会嘱咐病人清水洗一下再用。因为附子煎熬时间长，所以不需浸泡。

关于寒厥的生成，《灵枢·百病始生》里还有解释。

岐伯曰：积之始生，得寒乃生，厥乃成积也。

岐伯说：积病的起始，是受到寒邪的侵害而发生的，寒邪积聚则积累成厥逆之病。

黄帝曰：其成积奈何？

黄帝问：寒邪导致厥病的过程是怎样的呢？

岐伯曰：厥气生足悗，悗生胫寒，胫寒则血脉凝涩，血脉凝涩则寒气上入于肠胃，入于肠胃则䐜胀，䐜胀则肠外之汁沫迫聚不得散，日以成积。

岐伯答道：寒邪造成厥逆之气，先使足部阳气不通，进而导致胫部寒冷，胫部寒冷则血脉凝滞，血脉凝滞，则寒冷之邪上逆进入肠胃，导致气机不通而腹胀，腹胀则肠道外组织间的水液汁沫聚积而不得消散，这样日益加重而形成厥逆之积病。

寒邪厥逆之症除了用药，还可以用针刺和艾灸法。

《灵枢·官能》篇说：

大寒在外，留而补之；入于中者，从合泻之。针所不为，灸之所宜。……厥而寒甚，骨廉陷下，寒过于膝，下陵三里。阴络所过，得之留止，寒入于中，推而行之，经陷下者，火则当之。结络坚紧，火之所治。

大寒邪在表，可以留针以补阳；寒邪入里的，宜取合穴祛寒邪外出。大凡病有不宜应用针刺的，可用艾灸法。……若因厥逆而寒邪严重的，过于膝部并且骨侧肌肉下陷的，可以艾灸足三里穴。又如阴络所分布的部位，有寒邪侵袭而留滞在里，或寒邪由络脉深入到内脏，就当采用"推而行之"、培补正气的方法祛寒散邪。如果寒邪凝结、经脉下陷的，当用艾灸治疗，以驱散寒邪；如果络脉因寒邪聚结而坚紧的，同样采用艾灸治疗。

即便是这样，也要明白祛除寒邪不能操之过急。在《灵枢·刺节真邪》篇里有一段把关于治病原理说得特别好，我们看一下。

善用针者，亦不能取四厥。

即便是善于用针的治病高手，同样也不容易治疗阴寒至盛的四肢厥逆证。为什么呢？

血脉凝结，坚搏不往来者，亦未可即柔。

如果血脉因寒而凝聚，坚结如冰冻，往来不流畅，不可能使它立即柔软、融化。即，面对坚冰，用力过猛，只会使生命受更大的伤害。

故行水者，必待天温冰释冻解，而水可行，地可穿也。人脉犹是也。

这就好比，善于行水的人，必须等到天气转暖，冰冻融化以后才能在水上运行，大地也必须在解冻以后才能掘凿。人体的血脉也是这样，要等待阳气充足，血脉开始运行时，才可以推动真气而祛邪。

其实，所有的久病患者，都要明白这个道理，治病一开始，不是忙着祛邪，而是先要培补正气，因为祛邪的不是药，而是正气。如果病人急于消症状，而后劲儿不足的话，病邪反而会入里。

治厥者，必先熨调和其经，掌与腋、肘与脚、项与脊以调之，火气已通，血脉乃行，然后视其病，脉淖泽者，刺而平之，坚紧者，破而散之，气下乃止，此所谓以解结者也。

所以治疗厥逆病，必须先用温熨的方法，使经脉调和，在两掌、两腋、两肘、两脚以及项、脊等关节交会之处，施以温灸，待温热之气通达各处，血脉开始运行时，观察病情，如果血脉泥泞、湿浊不清，这时就要祛湿清血而使之平复；血脉坚紧凝聚的，就要用软坚散结法破瘀，让厥逆之气衰落，阳气回复，病去则止，这就是解结驱寒的根本方法。

好，关于痿证、痹证、厥证，我们先告一段落。

4. 导引按跷

中原之人，容易得痿厥之证，该如何治疗呢？《内经》给出的方法是导引按跷。

中国，从古至今都有这么一拨人：天天从早上一睁眼就忙着捯饬自己，比如第一招就是先不起床，而是反复在床上伸懒腰，这个确实能把所有的关节打开，但伸展完了，还得收啊，所以还得把全身抱成一团，这就是挤压五脏，伸展了筋骨，又挤压五脏，当然好。然后再每天拍打身上300下，搓脸300下，卷舌头、吞唾液，每一口唾液分36口咽之，就这36口得花你多长时间？要真练功，这一上午不够你忙的，还娶什么媳妇？养什么家？一个这么爱自己的人，他能爱别人吗？所以啊，能长寿活下来的人，第一条是自私，那些早死的，可能是不自私的；第二条是不爱自己。尽管寿命跟遗传有关，但爱不爱自己这一点也挺关键的。我呢，就不太爱自己。

刚才我说的这些养生锻炼方法，也算导引。好，咱们先说导引。

导引术在古代叫内景导引，外景导引就是按摩推拿法。

从某种意义上说，按摩是一种被动行为，而导引是一种主动行为。也就是说，自我锻炼的导引术，是一种自己唤醒自己身体感觉的根本行为。人的这条命到底要掌握在谁的手中？当然是自己手中。这是中医养生的核心思想。你自我锻炼一分，生命就会回报你一分。从养生角度讲，扎针、按摩，都赶不上练导引。将导引的动作做到位，就能解决很多根本性的问题。

导引，自古有之。在医巫不分的年代，药酒最初用于通神，所以说"药不玄瞑，其疾不瘳"，就是吃了药后不晕乎，病都好不了，晕乎的一瞬间，心肾相交，病就好了。针刺、砭石则来源于驱鬼；导引源于巫舞和禹步。黄帝也跟云师学习过导引，大禹创造了禹步，商汤以身祷于桑林，神农尝百草。所以，导引一直是治病、养生的重要手段。

舞蹈，是导引术的前身，人们发现舞蹈有宣导气血的作用。《吕氏春秋·古乐》记载：尧舜时期，洪水泛滥成灾，阴雨连绵，空气湿冷，沼泽遍地。这种气候令人心情阴郁，而且，由于长期生活在潮湿阴冷的环境中，人们体内气血瘀滞、筋骨萎缩、腿脚发肿、行动困难。为了缓解人们的病痛，尧帝便编排了一种舞蹈，教人们通过舞蹈来活动全身的关节，疏通经脉。

尧帝所创造的舞蹈宣导了人体的气血，祛除了水湿之气，从而根治了很多人的病痛。其实这种方法就好比大禹治水，通过疏导江河来有效控制洪水的泛滥。古人对待人体，就如同对待天地江河一般，可谓顺应生命的自然规律，非常智慧。

之后，又有了禹步。关于禹步，《尸子》云："古时龙门未辟，吕梁未凿，……禹于是疏河决江，十年未阚其家，手不爪，胫不毛，生偏枯之疾，步不相过，人曰禹步。"是说大禹治水，得了风湿痹证，走路一瘸一拐，只能拖着脚走，出现了一种奇怪的步伐，叫作禹步。人们因为太崇拜他了，觉得圣人的步伐一定大有讲究，便跟随着他一起这样走。

史载大禹步法："禹步法——正立，右足在前，左足在后，次复前右足，以左足从右足并，是一步也。次复前右足，次前左足，以右足从左足并，是二步也。次复前右足，以左足从右足并，是三步也。如此，禹步之道毕矣。"认为这种步法，可辟"百邪虎狼"。

后来，就越来越讲究，"诸步纲起于三步九迹，是谓禹步。……其法先举左，一跬一步，一前一后，一阴一阳，初与终同步，置脚横直，互相承如丁字，所以象阴阳之会也"。跟阴阳联系起来了。再往后，就跟天文相关联了，步法依北斗七排列的位置而行步转折，宛如踏在罡星斗宿之上，又称"步罡踏斗"。最后，又与九宫相联系，借用八卦乾、坎、艮、震、巽、离、坤、兑与中宫九个方位，象征汉代九州地名，作为禹步的周旋之地，法师一边走禹步，一边念唱步罡的口诀。总之，越来越神秘，越来越脱离民众。

之后，老子学派和方士也积极利用导引作为养生手段。比如：汉初张良"愿弃人间事，欲从赤松子游耳，乃学辟谷、道（导）引、轻身"；李少君、东方朔等人以"导气养性"；后汉人矫慎"仰慕松、乔导引之术"。"导养"之风,东汉盛于西汉,《后汉书·方术列传》中讲到的许多方士都是精于导引的养生家。

1974年湖南长沙马王堆3号汉墓出土的帛画《导引图》,是了解汉代导引发展的极其珍贵的资料。《导引图》中有彩绘的44个各种人物做各类导引的形象。每个图像均为一独立的导引术式,图侧有简单的文字标出名目。这幅《导引图》充分反映了当时导引术式的多样性。从导引的功能方面看,既有用于治病的,也有用于健身的。从肢体运动的形式看,既有立式导引,也有步式和坐式导引;既有徒手的导引,也有使用器物的导引;既有配合呼吸运动的导引,也有纯属肢体运动的导引;此外,还有大量模仿动物姿态的导引。当今体操中的一些基本动作,在《导引图》中大抵也能见到,也可以说这是迄今所发现的最早最完整的古代体操图样。

导引,意为"导气令和,引体令柔",使"气"更平和,使"体"更柔软。所以,导引始终是中医内涵的一部分。

先说"气"的运用。《行气玉佩铭》是我国现存最早的气功理论文物资料,古代气功文物,现藏天津博物馆。据考为战国后期的作品。其形为十二面棱柱状体,中空,顶端未透,每面刻有篆书三字,加上重文九字,共四十五字:

行气,深则蓄,蓄则伸,伸则下,下则定,定则固,固则萌,萌则长,长则退,退则天。天几舂在上;地几舂在下。顺则生;逆则死。

郭沫若的解释为:"这是深呼吸的一个回合。吸气深入则多其量,使它往下伸,往下伸则定而固;然后呼出,如草木之萌芽,往上长,与深入时的径路相反而退进,退到绝顶。这样天机便朝上动,地机便朝下动。顺此行之则生,逆此行之则死。"

气功家的解释是:意念集中于中焦——中脘部。中焦是气血生发之所,通过细而深长的呼吸运动,可以激发中焦的功能,如是气血的生发必然旺盛,中焦产生了热感,说明真气已温煦充沛于中焦,这就为练气功奠定了气血的基础。而后,呼吸运动逐渐加深,热感也逐步下降,延伸到下焦。下焦是真气发生之所,不仅供给、调剂真气的运行,而且对真气有翕摄作用(深则蓄,蓄则伸,伸则下)。此段时间,意念集中于丹田、气海处。神定于此则精不摇而固,精固则化生真气使之日充,于是小腹部热感逐渐形成热气团,气团日益增大,内压亦日趋增长(下则定,定则固,固同萌,萌则长)。气团增长到一定程度就自然沿任脉下行,冲开阴跷库——会阴穴,而后退行督脉,撞开三关,上达于脑(长则退,退则天)。如是则精化气,气化神,神位于上元脑海,主宰一身之生生化化。而人体从外界摄取的营养物质,则"味归形,形归气,气归精",精存于下焦而为生身之本,这一规律顺之可以长生,逆之则中寿而死(天几舂在上,地几舂在下。顺则生;逆则死。)

总之,这篇重要文献说明,战国时,人们对人体气机的研究就已经很深入了。

而在左面这张导引图中,不仅有图,而且有文字。"或问:气不能舒如何?曰:正立权谨,两手擎止,徐行百步,闭息叩齿,以运气足,遂止其郁结之患而自释矣。"

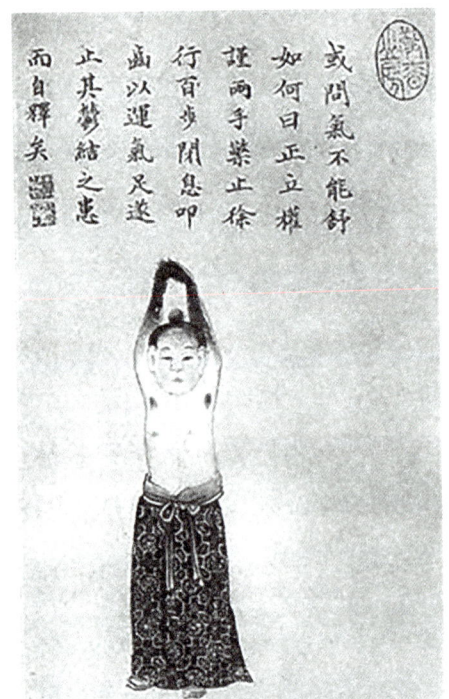

翻译过来就是，有人问：如果人体气机不得舒展怎么办啊？回答：正立站定，两手翻掌上撑，抻拉一下手臂上的三阴经和后背的阳经，再慢慢行走百步，然后屏息叩齿，以使气足，这样就可以疏通郁结的疾病而使全身舒泰了。

值得注意的是，古人的导引图往往把手势画得很模糊，只有用心练功的人才能得到其中的真意。

其实对医家而言，自有医书以来就已经把导引、行气等作为治疗方法。比如，《灵枢·病传》中黄帝问道："余受九针于夫子，而私览于诸方，或有导引、行气、乔摩、灸、熨、刺、焫、饮、药，之一者可独守耶？将尽行之乎？"其中，导引、行气排在医疗手段之首。还总结了导引疗法的适应证有"痿、厥、寒、热"和"息积"，临床配合"按蹻"进行；还提到以汤药、导引配合治疗筋病。甚至告诉我们哪些人可以从事导引、行气这个工作——"缓节柔筋而心和调者，可使导引行气。"（《灵枢·官能》）即，肢节和缓、筋骨柔顺、心平气和的人，可以让他承担按摩导引工作。

华佗的《中藏经》中也指出："导引可逐客邪于关节"；"宜导引而不导引，则使人邪侵关节，固结难通"。

张仲景之《金匮要略》中也曾提及导引、吐纳。"若人能养慎，不令邪风干忤经络，适中经络，未流传藏府，即医治之，四肢才觉重滞，即导引、吐纳、针灸、膏摩，勿令九窍闭塞。更能无犯王法、禽兽灾伤，房室勿令竭乏，服食节其冷、热、苦、酸、辛、甘，不遗形体有衰，病则无由入其腠理。"人如果能慎重养生，不让邪气侵袭经络，不让邪风中经中络，便邪气不得入脏腑，医生治疗四肢重滞之症，可以用导引、吐纳、针灸、膏摩等方法，如此就不会九窍闭塞。更进一步的养生方法就是：①无犯王法，即不要逆天而行；②躲避禽兽灾伤；③不过分房劳；④服食节制冷、热、苦、酸、辛、甘，不使形体有衰，病则无由入其腠理。腠者，是三焦通会元真之处，为血气所注；理者，是皮肤脏腑之纹理。

张仲景的养生不过这4条，外加会导引、吐纳等。

后世名医吴鞠通在论及奇经八脉调治方法的重要意义时说："医道通乎仙道者，此其大门也。"

导引，正式作为医疗手段之一，而由中央政府权威机构颁布，则与太医令巢元方有关。公元610年，巢元方发表了《诸病源候论》一书。全书只讲各病的症候及发病原因，不提药物治疗，而是汇集了213种适于"辨证施功"的功法，用于治疗278种疾病，方法简便，具有很高的实用价值。标志着导引气功在医学上的应用已进入成熟的阶段。

例如标明"肝病候"条目下的方法是"肝脏病者，愁忧不乐，悲思嗔怒，头眩眼痛，'呵'气出而愈"。"心病候"条目下导引法是："心脏病者，有冷热，若冷，'呼'入；若热，'吹'气出"。"脾病候"导引法是："脾脏病者，体面上游风习习，痛，身体痒，烦闷疼痛，用'嘻'气出"。"肺病候"导引法："肺脏病者，咽喉窒塞，腹满耳聋，用'呬'气出"。吹、呼、嘘、呵、嘻、呬就是六字诀，六字诀用以治五脏病并非始自巢氏，而是始于五代梁朝之陶弘景（452—531），但作为政府颁布之医疗方法则是巢氏的功劳。

巢氏著作的另一特点是简明扼要。巢氏所介绍的各种方法均非常简单，便于日常实施。例如"风眩"，其养生方只有一个动作："以两手抱右膝，着膺，除风眩。"就是用两手抱住右边膝盖，举到前胸，这个动作就可以治疗风眩症。治"大便不通"："龟行气，伏衣被中，覆口、鼻、头、面，正卧，息息九道，微鼻出气。"几个简单动作就把调形、调息要领剖明无遗。术式复杂，不见得效果就一定好；相反，术式简明，却可以开"方便"之门。

5. 四部功法

现在人们关于导引的认知基本上源于健身气功四部功法——易筋经、五禽戏、六字诀、八段锦，其中五禽戏、六字诀跟医家相关。

（1）易筋经

无论是哪套功法，都有一个很深的文化背景。比如据传是达摩祖师创建"易筋经"。

达摩原为南天竺国（印度）人，公元526年来到中国并抵达嵩山少林寺，为我国禅宗初祖，也称达摩祖师。

禅宗的修持以静坐为主，而达摩更是面壁达九年之久，这种久坐必然导致气血瘀滞、关节不利。于是达摩参考武术、导引术等，创建了易筋经，以活动经脉。但今人考证认为《易筋经》系明天启四年（1624）天台紫凝道人托名达摩所作。

我们从功法的名称中就会发现，这四套功法中只有易筋经被称之为"经"。这说明了它在传统体育健身中的核心地位。

流传至今最早的易筋经十二式版本，载于清代的《内功图说》。易筋经是一种以强身壮力为主的导引方法，"易"有变易的意思，"筋"指筋脉。古代有"一年易气，二年易血，三年易精，四年易脉，五年易髓，六年易骨，七年易筋，八年易发，九年易形"的记载，从这种描述中，也可以看到其中有中医概念。它的主要特点是动静结合，内静以收心调息，外动以强筋壮骨。

其实，古代是《易筋经》和《洗髓经》一起说的。开篇即说：

佛祖大意，谓登正果者，其初基有二：一曰清虚，一曰脱换。能清虚则无障，能脱换则无碍。无碍无障，始可入定出定矣。知乎此，则进道有其基矣。所云清虚者，洗髓是也；脱换者，易筋是也。

其洗髓之说，谓人之生感于情欲，一落有形之身，而脏腑肢骸悉为滓秽所染，必洗涤净尽，无一毫之瑕障，方可步超凡八圣之门，不由此则进道无基。所言洗髓者，欲清其内；易筋者，欲坚其外。如果能内清静、外坚固，登寿域在反掌之间耳，何患无成？

又说：易筋者，谓人身之筋骨由胎而受之，有筋弛者、筋挛者、筋靡者、筋弱者、筋缩者、筋壮者，筋舒者、筋劲者、筋和者，种种不一，悉由胎（都是胎里做下的）。如筋弛则病、筋挛则瘦，筋靡则痿，筋弱则懈，筋缩则亡，筋壮则强，筋舒则长，筋劲则刚，筋和则康。若其人内无清虚而有障，外无坚固而有碍，岂许入道哉？故入道莫先于易筋以坚其体，壮内以助其外。否则，道亦难期。

易筋经包括内功和外功两种锻炼方法，各有12式。易筋经内功就是我们现在网上传播的易筋经，但与古法易筋经略有不同。因为易筋经内功运动量较大，动作难度亦较高，一般全套锻炼只适用于体力较好的青壮年或慢性病患者，可显著地改善体质，祛病强身。

其具体做法是：采用站式，以一定的姿势，借呼吸诱导，逐步加强筋脉和脏腑的功能。大多数采取静止性用力。呼吸以舒适自然为宜，不可进气。古代相传的易筋经姿势及导引法有12式，即韦驮献杵（有3式）、摘星换斗、三盘落地、出爪亮翅、倒拽九牛尾、九鬼拔马刀、青龙探爪、卧虎扑食、打躬式、掉尾式等。

比如韦驮献杵式（第1式到第3式）。

第1式口诀是："定心息气，身体立定，两手如拱，心存静极。"

"立身期正直，环拱手当胸，气定神皆敛，心澄貌亦恭。"左足向左平跨一步，两足之距约当肩宽，足掌踏实，两膝微松。双手向前徐徐上提，在胸前呈抱球式，松肩，略垂肘，两掌心内凹，五指向内微屈，指端相对，距4～5寸。或取合掌式：松肩，平肘，掌心相合，两手环拱，手指对胸，中指平喉结，要求肩、肘、腕在同一水平面上。

第2式："足指挂地，两手平开，心平气静，目瞪口呆。"两足分开，其距约当肩宽，足掌踏实，两膝微松；直腰收臀，含胸蓄腹；上肢一字平开，掌心向地；头如顶物，两目前视。

第3式："掌托天门目上观，足尖着地立身端，力周胁浑如植，咬紧牙关不放宽，舌可生津将腭抵，鼻能调息觉心安，两拳缓缓收回处，用力还将挟重看。"

具体做法：两足分开，其距约当肩宽，足尖着地，足跟提起；腿直，蓄腹收臀；两掌上举高过头顶，掌心朝天，四指并拢伸直，拇指与其余四指分开约成直角，两中指之距约为1寸；沉肩，肘微曲；仰头，目观掌背，舌抵上腭，鼻息调匀。收势时，两掌变拳，旋动前臂，使拳背向前，然后上肢用劲，缓缓将两拳自上往下收至腰部，拳心向上；在收拳同时，足跟随势缓缓下落，两拳至腰时，两足跟恰落至地。

易筋经的动作注重伸筋拔骨，舒展连绵，刚柔相济；呼吸自然，动息相融，以形导气，意随形走。所谓以形导气，就是它并不过分强调如何用"气"的问题，而是只要我们把姿势做到位了，人体的"气"就自然顺畅了。

它通过"拔骨"的运动达到"伸筋"的目的，牵拉人体各部位的经脉、筋膜，以及大小关节处的肌腱、韧带等结缔组织，达到强身健体的目的。

脊柱是人体的支柱，又称为"脊梁"，起着支持体重、运动、保护脊髓及其神经根的作用。易筋经功法的主要运动形式是以腰为轴的脊柱旋转屈伸运动，如"九鬼拔马刀式"中的脊柱左右旋转屈伸动作，"掉尾式"中脊柱前屈并在反伸的状态下做侧屈、侧伸动作。所以，易筋经主要是通过脊柱的旋转屈伸带动四肢、内脏的运动，在松静自然、形神合一中完成动作，达到健身、防病、延年、益智的目的。

现实生活中有很多脊柱侧凸的人，正常人的脊柱从后面看应该是一条直线，并且躯干两侧对称。如果从正面看有双肩不等高或从后面看到后背左右不平，就应怀疑有脊柱侧凸。较重的脊柱侧凸会影响婴幼儿及青少年的生长发育，使身体变形，严重者可以影响心肺功能，甚至累及脊髓，造成瘫痪。轻度的脊柱侧凸可以观察，严重者，西医认为需要手术治疗。

其实，小孩子的脊柱还在生长中，如果能习练易筋经，可能很快就可以恢复。你想，强直性脊柱炎患者，都能靠习练易筋经得以修复，轻度的脊柱侧凸就更没有问题了。

再者，有车祸后遗症的人，也必须习练易筋经。在出车祸的瞬间，人的五脏六腑可能都出现扭曲、变形，骨架和骨盆也会出问题，即使没有内出血，身体也会有各种不舒服，到医院检查也发现不了问题，这时，如果找不到好的正骨师傅，就只能靠习练易筋经慢慢恢复，否则老了以后会有很大的麻烦。

此外，易筋经除了上述内功外，还有易筋经外功，更注重外壮，这个外功，社会上少有人传授。《易筋经外经图说》指出："凡行外壮功夫，须于静处面向东立，静虑凝神，通身不必用力，只须使其气贯两手，若一用力则不能贯两手矣。每行一式，默数四十九字，接行下式，毋相间断。行第一式自觉心思法则俱熟，方行第二式。速者半月，迟者一月，各式俱熟，其力自能贯上头顶。此炼力炼气，运行易筋脉之法也。"比如其第1式：两脚分开，距离同肩宽；两眼向前看，两肘稍曲，掌心向下；每默数一字，手指向上一翘，手掌向下一按；一翘一按为1次，共默数49次。其第2式：两手放在大腿前面，握拳，拇指伸直，两拇指端相对；每默数一字，拇指向上一翘，四指一紧，一翘一紧，共默数49次。

因为易筋经外功主要是运动指掌及上肢，可普遍地适用于各年龄层的健康人及慢性病患者，通过上肢运动而运气壮力、活血舒筋，影响全身，久练之，可以"从骨中生出神力，久久加功，其臂、腕、指、掌，迥异寻常，以意努之，硬如铁石，并其指可贯牛腹，侧其掌可断牛头"，甚至可以手托城闸，力能举鼎。不知为什么，易筋经外功并没有普及，大概是武侠小说把这些说得异乎寻常，反而故意加密其术，密不外传吧。

（2）华佗的五禽戏

发明五禽戏的，是大医家华佗。华佗曾经收过两个徒弟，他把五禽戏传给了他的大徒弟吴普。华佗说，人只要感觉到身体稍微有一点不舒服，赶紧练一下五禽戏就行了。可见其对这套功法的推崇。

原文说：广陵吴普、彭城樊阿皆从佗学。普依准佗治，多所全济。佗语普曰："人体欲得劳动，但不当使极尔。动摇则谷气得消，血脉流通，病不得生，譬犹户枢不朽是也。是以古之仙者为导引之事，熊颈鸱顾，引挽腰体，动诸关节，以求难老。吾有一术，名五禽之戏：一曰虎，二曰鹿，三曰熊，四曰猿，五曰鸟。亦以除疾，并利蹄足，以当导引。体中不快，起作一禽之戏，沾濡汗出，因上著粉，身体轻便，腹中欲食。"普施行之，年九十余，耳目聪明，齿牙完坚。

其实我们不要怕四套功法学不全，甚至是一套功法都学不全，我们只要明晓了其中的道理，那么练好一套功法，甚至仅仅是其中的一个动作，就可解决我们自身的问题。比如，假设是我们的三焦不通了，那练一下五禽戏中的"虎举"就可以了，不必把所有招式都练全，"一禽之戏"照样管用。

五禽戏对于锻炼出汗有一个原则，就是全身"沾濡汗出"，不可大汗。中医认为，肺主皮毛，皮毛已经宣开了，达到微微的蒸腾状态了，汗为心液，所以要见好就收，不可淋漓。华佗还有一个防病治病的方法，就是当毛孔宣开，寒邪等各种自然界的邪气很容易进去的时候，他就往身上铺一层药粉，可达到防病治病的效果。

五禽戏分别仿效虎之威猛，鹿之安舒，熊之沉稳，猿之灵巧，鸟之轻捷。虎戏在人体对应的是肝，肝性条达，升中有降，如猛虎下山之高昂头颅；鹿戏在人体对应肾，以鹿回头之优雅来比喻心肾相交；熊戏在人体对应中央脾胃；猿猴在人体对应心，上蹿下跳，无片刻安歇；鸟戏在人体对应肺，鸟之两翼如同人之两肺，开合有致。如此一来，五禽戏不仅蕴含五禽的神韵，而且可以形神兼备，意气相随，内外合一。

之所以叫"戏"，就是让我们以孩子般游戏的轻松态度去玩、去练，不可有一丝一毫的拘泥。五禽戏的动作体现了身体躯干的全方位运动，包括前俯、后仰、侧屈、拧转、折叠、提落、开合、缩放等各种不同的姿势，对颈椎、胸椎、腰椎等部位进行了有效的锻炼。

（3）六字诀

六字诀的创始人也是一名医生——南北朝时期梁代的陶弘景，他是著名的医药学家和气功养生家，著有《导引养生图》和《养性延命录》。他的养生方法对后世影响深远。

六字诀，即用六种不同的发声方法来调理五脏六腑。陶弘景说："吹、呼、嘘、呵、嘻、呬等六字吐气法，常以鼻引气，口吐气。纳气有一，吐气有六……用心为之，无所不养，愈病长生要术。"

其实，在易筋经里也有某些特定动作要求呼气时发音（但不需出声）。如"三盘落地式"中的身体下蹲、两掌下按时，要求配合动作口吐"嗨"音，目的是为了下蹲时气能下沉至丹田，而不因下蹲造成下肢紧张，引起气上逆至头部；同时口吐"嗨"音，气沉丹田，可以起到强肾、壮丹田的作用。因此，在该势动作中要求配合吐音、呼气，并注意口型，吐"嗨"音口微张，音从喉发出，上唇着力压于龈交穴，下唇松，不着力于承浆穴。这是导引"调息"的特别之处，练六字诀，就是用音声来按摩五脏，五脏对音声各有要求，所以，学六字诀，可以明脏腑。

总之，习易筋经，明经络；学六字诀，明脏腑。六字诀我在《阴阳应象大论》中讲过了，此不赘述。

（4）八段锦

在我国古老的导引术中，八段锦是流传最广，对导引术发展影响最大的一种，因为它最简单、易学。

八段锦的产生非常早，宋代的文献中已提到八段锦，但究竟为何人、何时所创，说法颇多。

顾名思义，八段锦的主要动作为八个。"锦"就是像锦绣一样华丽、精美、柔软的意思。现在社会上流行的是立式八段锦，其实还有坐式八段锦，其歌诀是：闭目真心坐，握固静思神；叩齿三十六，两手抱昆仑；左右鸣天鼓，二十四度闻；微摆撼天柱；赤龙搅水浑，漱津三十六，神水满口匀，一口分三咽，龙行虎自奔；闭气搓手热，背摩后精门；尽此一口气，想火烧脐轮；左右辘轳转，两脚放舒伸；叉手双虚托，低头攀足频；以候逆水上，再漱再吞津；如此三度毕，神水九次吞，咽下汨汨响，百脉自调匀；河车搬运讫，发火遍烧身。邪魔不敢近，梦寐不能昏，寒暑不能入，灾病不能迍。子前午后作，造化合乾坤；循环次第转，八卦是良因。

既然是歌诀，就得靠自己悟。但最后的效果就是周身发热，阳气充满。

清末《新出保身图说》首次以八段锦命名，并绘有图像，形成了较完整的动作套路，其歌诀为：两手托天理三焦；左右开弓似射雕；调理脾胃须单举；五劳七伤往后瞧；摇头摆尾去心火；背后七颠百病消；攒拳怒目增气力；两手攀足固肾腰。

从此，传统八段锦动作固定下来。今人将其次序改为：两手托天理三焦；左右开弓似射雕；调理脾胃臂单举；五劳七伤往后瞧；摇头摆尾去心火；两手攀足固肾腰；攒拳怒目增气力；背后七颠百病消。

其中，"五劳者：一曰志劳，二曰思劳，三曰心劳，四曰忧劳，五曰疲劳。五劳则生六极：一曰气极，二曰血极，三曰筋极，四曰骨极，五曰精极，六曰髓极"。

首先，八段锦讲究气机的升降开合。比如"两手托天理三焦"这一式，两只手在上，膈肌向下，增大膈肌的运动，重点在通畅三焦；"调理脾胃须单举"这个动作，一只手在升，另一只手就是在降；"左右开弓似射雕"这一式则是一只手在开，另一只手在合。升降开合即能按摩脏腑。

所谓导引，重在"以形领气"，就是按照形体运动自然呼吸。呼吸法到底该不该讲呢？按理说，该讲，但又怕人拘泥在呼吸上，一较劲儿，又岔了气。所以调息的问题就极为谨慎。

从阴阳上讲，吸是主动的，为阳；呼是被动的，为阴。吸气的时候腹部收起，呼气的时候腹部放松。这种调息的锻炼有一个要点——屏息，一定要有短暂的或者逐渐增长时间的屏息。屏息可以让气机在五脏六腑当中有一个滚荡，这对脏腑有很大好处，等于在按摩脏腑。

其实更细致的是，如果经脉不通，就要先生发气机以通经脉，这时需要吸气放松，呼气的时候用力，呼气的时候用力，就是把人迎调出来，来生发，把肾气调起来。经脉都差不多通畅后，就要吸气的时候用力，呼气的时候放松，以发挥收敛、收藏的功能，才是开始积气。但如果太关注呼吸，就有用力过猛之嫌疑，反而会越练越虚。生发后要收藏，收藏后要生发，如果弄不清原理，不如就踏踏实实做好动作，呼吸自然，反而可以"常得中医"，就是反而符合医理，不会弄巧成拙。

大家可以去看中央4套，有我对四套功法的详解以及各位老师的带功讲解的节目，此外，我的《从头到脚说健康2》也是一本解读功法的书，是一本严重被低估的书，里面是按从头到脚的顺序讲如何锻炼自救的，大家可以去看看。

6. 练功禁忌

习练导引的注意事项：

① 每天练几次？《易筋经》原文的要求：初练者，"日行三次"为宜。即：早、中、晚三次。现在大家每日两次就好，每次一遍即可，两遍最好。

② 什么时间锻炼好？凡行导引，常以夜半及平旦将起之时，此时气清腹虚，行之益人。就是早晚练习最好，这时天静、地静、人静，脏腑亦清净，锻炼最好。

③ 古代人练功时都要有人守候，不得惊吓，此时大惊吓会扰乱气机，

得大病。另外，风雨雷电时不能练功；日食、月食时不宜外出练功。《黄帝内经》称风雨雷电为"虚邪贼风"。凡风雨雷电之际，都是天地自然中邪气特别强大的时候。此时练功，容易导致邪风入侵人体。

④ 练功前先活动关节。人体关节是气血留驻之所，所以要先活动开，让邪气有去处。

人体关节从上到下包括：颈椎、肩关节、手肘关节、手腕关节、手指关节、腰椎、髋关节、膝关节、脚腕关节、脚趾关节等。

比如活动腰关节，可以双手掐腰，大拇指顶在背部的腰眼上。双手护住腰，手和腰保持不动，活动身体，转动腰部，这样就把腰关节松开了。身体比较虚弱的人练功时动作可以缓慢一些，比较强壮的人则可以稍微快一些。我们可以根据自己的气血水平加以调整，自我锻炼是安全可靠，没有副作用的。

⑤ 练功后，最好拍打下全身。

为什么要拍打全身呢？习练健身气功是一个能量聚集的过程，体内能量聚集，对身体有强烈的内按摩作用。练功后，通过拍打全身可让身心舒缓下来，让身体的能量再慢慢地恢复到正常的状态。

另外，练功主要是作用于人体的筋骨层面，同时对肌肤腠理层面也有一定的锻炼效果。收功时拍打肌肤腠理，可让气血输布得更加均匀。

那么，应该如何拍打呢？拍打需要有一定的次序，我们应按照从阴经到阳经的顺序拍打。

首先从肺经的起始点——云门、中府开始拍打。用空拳或空掌，从云门、中府拍起，再到胸部、腹部；然后，往下拍打腿部经脉，先拍大腿正中线里侧的阴经；再拍大腿外侧的阳经，沿着大腿外侧往上拍打；再拍手臂，先拍手里侧的阴经,再拍外侧的阳经。反复拍打2～3次,然后可以大吼一声,把脏腑的郁滞宣泄出去,振奋精神。

⑥ 练完功一定要及时把汗擦干。

中国的传统体育锻炼不像西方体育锻炼,运动完之后全身大汗淋漓。进行完传统体育锻炼后,身体只会微微出汗,它讲究的是"沾濡汗出"。如果练功时,只上半身出汗,而腿没有出汗的话,说明上下不交通;等练到腿部也微微出汗时,就说明上下交通了,锻炼有效果了。

在练完功全身都微微出汗的时候,应马上把汗擦干。因为在我们出汗的时候,毛孔处于一种宣开的状态,"虚邪贼风"就很容易侵入体内,伤害脏腑,导致疾病。所以,在练功后把汗擦干,不仅是对身体的保护,也是对肌肤腠理的保养。

⑦ 练功后一定要喝一大杯白开水。

这杯水,要慢慢喝。即使我们运动后感到浑身燥热,也不能喝冷饮,否则容易造成心律失常等诸多问题。

⑧ 饭后、酒后不宜练功。

人刚吃饱时,全身的气机都在消化食物,气机本身处在过度运化的时期,这时,想要宣开气血是很不容易的,上调气血也很难,因为中焦处堵了一堆饭呢。若硬生生地调动气血,很容易导致头晕、眼花。

另外,男女过性生活前后1小时不宜锻炼。女性怀孕期间和产后40天内也不宜练功。

最后,是生气时不宜练功。生气时,体内憋着一口气,这时强行练功,会影响气血的流通,甚至会出现危险。所以,在生气时切记不要练功,等到心平气和的时候,再去练。同时,练功后更不能生气,因为练功时经脉通畅,这时一口大气过来，经脉受损比不练功时还要过分，切记切记！

西方的体育锻炼，练的是力量，也就是肌肉，它的理论背景是解剖学和肌肉组织学，重点在于力量的表现。健身房里的训练大都以练力量和肌肉为主，这种训练把气血全都调到皮肉了，而内里反而空虚，再加上大汗淋漓，更加损耗心血（因为汗为心之液），过分训练，还会导致肌肉变硬和小肠疝气，甚至引起心脏病的发作，所以我们常在报纸、电视上看到有人在健身房锻炼时猝死的新闻。

而中国的导引术，"炼"的是什么呢？"炼"的不是"力"，而是"劲"。这个"劲"就很玄妙，有些难以拿捏。

劲，讲的是虚实之道。人体经络的气血，它有看得见的，也有看不见的东西在里面。归根结底还要谈到"精气神"的问题，这就又离不开经脉、气血、阴阳、升降、开合……

还是举例来说明"劲"的玄妙之处吧。比如，在传统的体育健身里，有一个非常有趣的动作，叫"剑指"。我们经常在武打电影里看到这样的动作：某个武功高人以手作剑指状，就这么啪的一下点过去，对方就被封住了穴道，动弹不得。

那么，剑指这两根手指的力量到底从哪儿来呢？是从手腕来，还是从腰来？其实都不是。要想让这两根手指特别有力量的话，一定是在攥着的另外三根手指头上做文章。

我们可以尝试一下，即大拇指把无名指和小手指压得越紧，剑指的这两根手指就会越有力。这就叫"四两拨千斤"。

剑指的食指和中指，属于看得见的系统，而攥着的这三根手指头属于看不见的系统。用大拇指压住无名指和小指，就相当于锁住了这三根手指的气血,从而把气血都灌注到了伸出的食指和中指里,这就是用看不见的系统给看得见的系统加劲儿。这就是中国传统导引术的核心要点。

锻炼分层次,先是练明劲,后是练暗劲,最后是练化劲。关键要懂得医理,知道如何开合阴经、阳经。比如,坐着的时候,我们上半身老动,可下半身就几乎不怎么动。其实我们可以做几个腿部养生动作。比如,把脚后跟外撑待一会儿,这就抻拉了膀胱经;坐在那儿,没事儿就摇摇腿,这其实就是在养护胃经;抑或将两手搓热,捂在腰眼处待一会儿,这可以强腰脊。

按摩和练导引的不同在于达到的功效不同。按摩不到的地方,做导引可以锻炼到。按摩作用于浮支,即体表的经络。而对于身体里支,只有靠自我锻炼。比如云门穴和中府穴,不能扎针,按摩又隔着肋骨碰不到,但靠练功就可以。八段锦中的"左右开弓似射雕"这个动作,能很好地作用于这两个穴位,而且做这个动作的时候需要屏息,屏息也等于按摩了这两个穴位。

面对人体这个小宇宙,我们要以顺应自然的态度来对待它。假设我们的身体就是一间需要修整完善的房屋,那么,在整修这间房屋之前,我们都要做什么呢?

首先,需要了解房屋的结构,即要先了解人体的脏腑结构、奇经八脉的分布,以及经脉和气血循行的方向等。然后我们才能更好地理解导引健身的道理,明白为什么伸懒腰这个动作就能舒畅胃经,明白了发"嘘"这个音就能锻炼肝气,也才能更好地健身。

其次,了解了房屋的结构之后,就要开始查明房屋的问题所在,从而有针对性地进行体育锻炼,运用传统健身方法和医学原理,来疏导气血,调养身心。从而最终达到修葺房屋、使之焕然一新的目的。

最后，刚刚开始练功时常会有些不舒服的感觉，比如练"两手托天理三焦"掌根上撑时，有的人会背部出现抽搐、抽筋等情况，其实这正是身体病灶所在的地方，这就像打扫房屋必先惹起尘埃一样，但如果能坚持每天打扫，就渐渐地窗明几亮了。所以坚持练下去，这种不舒服的感觉就会消失。这也能说明吃中药治病过程中的一些反应，有些病灶好像加重了，其实是病灶被赶出的反应，再继续坚持服药，身体就会明显见好。但很多人，此时有可能就放弃治疗了。

7. 按跷

中原之病，除了导引法，还有按跷法。按跷法，我在《金匮真言论》篇里讲过。

古代缺医少药，特别是在山林中修行的道士，所以他们特别强调"手到病除"，就是多用手法，而不是依赖针与药，于是，就有了推拿八法：推、拿、按、摩、跷、揉、捏、点、拍等。我们在学习了经脉后，也应该多用这些手法。尤其是对小孩和老人，这些手法非常安全。更重要的是，这些手法都跟导引术有关，比如古代有"天罡指穴"法，就是从易筋经等化出来的，易筋经练好了，按摩手法会更上一层楼。

推拿一词是由摩挲、按跷、按摩逐渐演变而来的。扁鹊在抢救虢太子"尸厥"暴疾时，曾成功地运用了推拿等治疗方法。《黄帝内经》里，也谈到按摩。如《血气形志》篇："形数惊恐，经络不通，病生于不仁。治之以按摩醪药。"有"经络不通；病生于不仁，治之以按摩"之说。《肘后备急方》也有爪掐人中治疗晕厥患者的急救法。到了宋金元时期，推拿运用的范围更加广泛，如宋代医生庞安时"为人治病十愈八九……有民家妇孕将产，七日而子不下，百术无所效……令其家人以汤温其腰腹，自为上下按摩，孕者觉胃肠微痛，呻吟间生一男子"，运用了按摩法催产。在宋代陈直的《养老奉亲书》中提出了老年人经常擦涌泉穴，可使晚年步履轻便，精神饱满。

所谓按跷，按是按法，指利用指尖或指掌，在患者身体适当部位，有节奏地一起一落按下，叫作按法。

跷法，是通过改变你的身体姿态，就是把你的身体重新布置、摆弄一下，就可以帮助你改变气血流动的方法。跷法的真正含义，就是如果你摆对了姿势，身体气血就是流畅的、没病的！但这个手法对医生的要求甚高，如果医生不练功，不明"内景隧道"、没有真正经络气血的实修，是做不到这一点的。所谓高手、低手，就是低手哪怕就收一点点钱，可是他会给你治坏；而高手虽然要价高，好像又没做什么，就是给你摆摆姿势，但这也许就救了你命！

跷法呢，就是让你在你的身体上重新找不同的支点，并通过这些支点建立身体气血的新的平衡，就像搭了一座桥一样。明白了这一点后，你便知道，你练功的时候有人帮你摆姿势也是跷法，姿势站得不对，气血就错乱。而有时站对了，人，却开始不舒服，很难受，出汗，或想吐，你的骨头、你的肌肉都开始疼痛，为什么？因为这个站姿在治你的病。其实，这也是古代房中术的基础，只是现在没人懂了，所以，房中术的真正内涵也失传了。大胆猜测一下，这是否也是《黄帝外经》的内容呢？

人体，是一个多么奇妙的事物啊，内有气血，外有身姿。真值得我们反复琢磨啊！跷法对哪些人最有效呢？对车祸后遗症、对各种摔伤，最有效。但跷法对病人的要求也很高，就是光有大夫给你矫正身姿还不行，你还得花大量的时间去保持这个不舒服的身姿，才能慢慢矫正过来，彻底治愈，其过程也是很痛苦的。学这些，真的比学别的有意思。最有意思的是，我们身体姿势舒服不舒服，我们知道；但我们站没站对、躺没躺对，我们不知道。就好比，你现在认为你舒服的姿势实际上是你病态的姿势，是你为了就合这个病，你就这么待着觉得舒服，所以你以为让你舒服的姿势其实可能是错误的姿势。按跷师傅给你摆对的姿势，你反而觉得特难受，立马全身大汗，但只有这样才能把你的气机捋顺了。你若不能坚持，就会在错误的路上越走越远。

8. 先修性还是先修命？

关于修炼导引按跷，有人会问：有没有年龄限制呢？古人常说的"性命双修"，那么，先修性还是先修命呢？

所谓"修性"，就是要修灵性智慧，从心性方面着手。

所谓"修命"，就是通过导引按跷，从身体和生命气血来入手。

现在，西方把心性的问题归为心理学，把生命、身体的问题归为医学，他们完全是把这两个方面分开来谈。而我们中国人却不是这样，中国人认为：性、命不可分，必须皆修。要"存心以养性，修身以立命"。

是先修性，还是先修命？这个次序问题也一直存有争论。

北宋的张紫阳主张"先命后性"，而金代的王重阳就主张"修性为先"。

我认为，对于任何人提出的观点，我们一定要先了解下这个人的人生状况、生活背景等，否则仅仅取其字意，就难免断章取义、脱离实际。

为什么这两个大师级的人物提出的观点会截然相反呢？我想这与他们在提出观点时的身体状况有关。张紫阳开始修炼的时候，已经80岁了，可以想象，对一个80岁的人来说，无疑，他生命的房屋已经千疮百孔了，到处都有问题。所以，在身体不好的情况下，肯定是要先从命宫入手，就是先从身体入手。而王重阳提出"修性为先"这个观点的时候正值壮年，体魄强健，所以必然更注重修习心性的问题。

所以说，先修哪个不能一概而论，要看自己的实际情况，还要看习练者的身体素质和慧根，即他的接受能力和领悟能力。

对现代人而言，我主张从修命入手。原因在于两点：①现代人脑力活动多，心神耗散太严重；②现代人锻炼少之又少，营养过剩，也就是累心不累身。基于此，从锻炼身体入手比较好。我们把身体锻炼好了，五脏六腑的功能加强了，人的精气神都足了，精神上的很多疾患也就不治自愈。

从命宫入手有两大好处：

第一个好处是可以改善人的呼吸系统。

呼吸系统改变这事对人的生命影响是巨大的，比如肺癌为什么总是排在癌症第一，不光是因为"肺为娇脏"这件事，也可能是因为人类"直立"起来这件事，可能会让我们的肺部脆弱不堪。我们的婴儿在母腹里是胎息，也就是腹式呼吸；出生时，人的肺叶开始张开，转入后天的肺部呼吸，这就是胸式呼吸。据说除了人以外，所有的动物均采取腹式呼吸，所以动物们都能活到天年，而我们人类呢，通常是活到半百。

腹式呼吸的优点是可以充分发挥肺细胞的功能，增大肺活量。由于人类改变了呼吸方式，致使大部分肺细胞长期闲置不用，从而失去了活性，使肺活量变小。

肺是人体中最娇嫩的一个脏器，所以我们会看到，流行病大多先侵袭肺。健身气功非常强调练呼吸，它的核心要点之一就是"以形领气"，通过把动作做到位来指引人体的呼吸，所以我们练功时不必刻意地去想该呼还是该吸，这样既能避免岔气的问题，又能有效地通过锻炼身体，达到锻炼气血、调整身心、改善呼吸系统功能的目的。

第二个好处是可以有效调整人体的姿势。

人的很多病症其实都跟我们的直立行走有关。直立行走一方面解放了我们的双手，开阔了我们的视野；另一方面也导致脊柱承受了太大的压力，产生一系列的病痛隐患，如脑供血不足、颈椎病、直肠压迫等。

健身气功的很多动作都是在修正我们的站姿，强健我们的脊柱。所以，长期习练健身气功，就会站如松，坐如钟，身正则气正，患病的概率会大大降低。

那么为什么现代人得焦虑症、抑郁症的比例如此之高，而古人却很少得这些病呢？

就是因为中国古代很讲究"性命双修"或是"儒道双修"。其主旨就是：在我年轻力壮的时候，采取积极入世的态度，主张儒家思想，考取功名，建功立业，只要国家用我，我就好好去干活，为人民服务；而一旦国家不用我了，不管是因何原因失意落魄了，那就退而修其身，不管是隐居山林，还是藏于闹市，都会开练琴棋书画，用道家的思想体系来支撑自己。琴棋书画都是极好的修身养性的技艺，所以那时的人即使在事业上遇到挫折了，也很少发疯发狂、精神抑郁的。现在，甭说琴棋书画了，我们天天用电脑，字都快不会写了，能用来涵养性情的东西很少。这就是一个很大的问题，我们没有可以疏泄的精神渠道，各种苦闷与焦躁日积月累，久而久之得不到解决，就必然导致各种精神疾患。

其实，不只是学经典可以解决我们的人生困境，游山玩水也可以熏陶性情，开智慧，悟人生。

就说一个拜寺庙的闲篇吧。进寺庙，光点香拜佛是不够的，总得知道自己拜的是谁，跟谁该说什么话吧！

中国的寺庙格局大致都一样。进寺庙第一个看见的是笑哈哈的弥勒佛，这第一课，其实也是最重要的一课——人，终有一死，如何无遗憾地、快乐地活着，就成了问题。用医学的道理讲，人越快乐，经脉就越通畅，人的免疫力就越强。快乐从何而来呢？其实就是那副简单的对联："大肚能容，容天下难容之事；开口便笑，笑世间可笑之人。"容不下，人就苦；笑不出，就是不明人性。

再往寺庙里走，就是四大天王的像。四大天王是什么含义呢？南方增长天王，手持青锋宝剑，以"锋"谐音"风"；东方持国天王，手持碧玉琵琶，以琵琶之义谐"调"；西方广目天王，手持混元珠伞，以伞之义谐"雨"；北方多闻天王，手持紫金花狐貂，司"顺"（还有一种说法是这种动物叫鼠，以"鼠"谐音"顺"）。所以，这四大天王连起来就是"风调雨顺"。

这就是我们的第二课，就是在有了弥勒佛那般的好心态后，还得明天道。不明天道，这一生也不好过。四大天王的顺序就是天的顺序：春天生发、夏天生长、秋天收敛、冬天收藏。这就叫因天之序。而我们人体的"天"也是一样：生发、生长、收敛、收藏。人年纪大了，该行什么道呢？就是收敛、收藏之道。少年人则该行生发、生长之道。生长这个阶段，一定会耗散，就像夏天，一定会出汗，一定要耗散。如果夏天不耗散的话，进入秋天你也就无法收获。

四大天王后面的殿供的通常就该是韦驮佛了。大殿的神像一般都是坐北朝南的，在寺庙里，只有两尊像是坐南朝北的，一个是韦驮，另一个是观世音。北为众生，这两尊佛皆是面向众生的。

韦驮是一个年轻漂亮的小伙子的形象，他手里拿着一个杵。杵的位置很有意思，各个寺庙会有不同，有的是搁在胳膊上的，有的是杵着的。这是为什么呢？其实，这表示了该寺庙的一个规矩：如果韦驮杵是扛在肩上的，表示这个寺庙是大的寺庙，可以招待云游到此的和尚免费吃住三天；如果韦驮杵是平端在手中的，表示这个寺庙是中等规模寺庙，可以招待云游到此的和尚免费吃住一天；如果韦驮杵是杵在地上的，表示这个寺庙是小寺庙，不能招待云游到此的和尚免费吃住。这大概是让我们明"人事"吧，明白哪些饭该吃、哪些饭不能吃，这些规矩能让我们人生走得更安稳吧！

易筋经的头三式都是"韦驮献杵"，这是为什么呢？这要从韦驮的身份说起。韦驮在庙里的身份是护法者。人的身体也是需要有护法的，我们的生命也需要坚守"护法之道"。韦驮的形象年轻力壮，并坐南朝北，面向众生。而人体的众生就是五脏六腑，易筋经头三式很好地暗喻了这个道理。

再往后就是大雄宝殿了，如来佛端坐其中。佛说，三眼看世界，即过去、当下和未来。这实际是在讲人生的轮回，因缘善果，轮回报应。

大雄宝殿的后面供的就是我们非常尊敬和热爱的观世音菩萨了，观世音菩萨像也是坐南朝北，她心怀慈悲，面向众生。

下次我们再参观和拜庙的时候，就可依据我说的去看看。中国传统的东西都有深厚的文化背景做依托，我们练功也好，学习也好，甚至连游玩都一样，首先要明白其中的文化，这种文化的核心是什么，我们才会参悟生命，参悟万物。

《异法方宜论》篇最后一段：

故圣人杂合以治，各得其所宜。故治所以异而病皆愈者，得病之情，

知治之大体也。

翻译过来就是：高明的医生能够综合各种疗法，针对病情而采取最适宜的方法。尽管疗法各有不同，但疾病却都能痊愈，这是由于知道了病人得病的根由，就可以对证下方了，方，是方法，是治病的大方向。

所谓"杂合以治"，是可以用艾灸、毒药，或针灸，或按跷，或几种方法同时用，重要是"各得其所宜"便好，不必拘泥。

虽然治法不同，但病人都能痊愈的根本在哪里呢？在于医生"得病之情"，是指医生看透了疾病背后的东西，然后才能"知治之大体也"。

"得病之情"这个事太重要了，病人到底因何而病？这个是每个病人都要思索的问题，而不单纯是医生思索的问题。

2020年疫情期间，没办法，只得网诊，病人呢，只说病，不说根由。有的人突然中风，嘴歪了，因何而病？你一定要清楚他肯定遇着事了，如果是虚邪贼风，全家人都没有嘴歪，就他歪了，那一定是他心里起急、焦虑而导致，再加上原本就精虚血少。这还是看得见的，很多妇女得病，背后的原因是你看不见的，但必须找出病因，这病才能治愈。

比如有个全职太太，成天各种不舒服，明明给她开了15天的药，她偏坚持每5天挂一次号，这说明她有钱有闲，可谁也不能成天忙活她一个人吧？！申斥她呢，她就能好好吃15天药，稍微对她和气点，她马上就又黏上来，她自己的孩子也带得病病歪歪的，可还非要再生一个。这种人显然不全是身体病了，而是心理有问题，她强烈的依赖心理表明她有很大的原生家庭问题，而且从她的病情描述中，也可以揣测她目前的婚姻状况和日常生活也是有问题的，这种人光吃药是没有用的，而且，她会把吃药生病等当作借口，来逃避生活的真相。

所以，我只好问了她几个很私密的问题。①你的原生家庭有问题吗？②你觉得你性生活正常吗？③你有真正交心的闺密吗？④你是因为真心喜欢小孩而要孩子吗？

她回复说："曲老师好，您这话问到我心里去了。我知道您想说什么。我先回答您的问题：我父母很早就离婚了，从小跟外公生活。我是跟我老公先有孩子才结婚了的，而且是异地结婚，一开始没朋友，婆婆家里人说什么话我也听不懂，所以那几年我可焦虑了，然后就得了抑郁症。目前，我跟我老公性生活很少，而身边都是酒肉朋友。其实我是听了您的课才知道我是一个从小缺爱所以把老公和孩子抓在手里放不开的人。您问我这几个问题让我懂得情绪对应的疾病，相由心生，自己就是自己的根源。原先我较劲，觉得谁都欠我的，我不满意，我有情绪。又总担心带不好孩子，怕婆家人埋怨。2020年虽然是疫情之年，可是我特别感谢这一年我遇到了您的线上课和《生命沉思录》，让我真的理解了人生，明白了人生很短，开心就好，我们要让自己有价值。我放下了从小对父亲的怨恨，谅解了父亲，现在跟他感情特别好。对老公和婆婆我也不埋怨了，我知道我最应该感恩的人是他们。慢慢在这边我也有了朋友，大多是孩子的同学家长。慢慢我好了很多。"

这，就是病人之情，也是她得病的根源。从小父母离异，跟外公长大，又远嫁，她从小到大，都活得战战兢兢，没有安全感，生活中没有话语权。当下，是她终于站稳脚跟，试图掌握话语权的时候，也是身体和精神都需要重大支撑的时候，至少此时她需要一个良师益友。所以，治病不能只看病，看到心灵的伤痛，才能帮助对方改变自我。同样，不知病因的根，也是有些病人永远治不好的原因。

这一篇就此结束，这一篇讲了源于东方的砭石法、源于西方的中药法、源于北方的灸法、源于南方的针法和源于中原的导引按跷法，这些都是圣贤慈悲留给我们的自救方法，可以单独使用，也可以一起使用。

比如在关于扁鹊救虢太子的记述中，曾有这么一段："扁鹊先造轩光之灶，八成之汤，使弟子子阳厉针砥石以取三阳五会，有间太子苏，子豹为五分之熨，以八减之剂和煮之，以熨两胁下、子容捣药、子明吹耳、阳仪反神、子越扶形、子游跷摩，太子遂得复。"大家看一下，为了救昏死过去的虢太子，扁鹊用了多少手段：先煮上药，但救急症，药不如针快，所以煮药的同时扁鹊让弟子子阳先用针和砭石刺激虢太子的百会穴，这样太子就苏醒过来了，然后让弟子子豹用药汤热敷太子两胁下，以生发其少阳之气，同时，还要弟子子容捣药、子明吹耳（这也是古代一个做法）、阳仪反神（这是气功法）、子越扶形（相当于按跷）、子游跷摩，于是太子才得以康复。如此看来，相较于扁鹊，我们目前的治病手段还是太少了。

在此，感恩上古圣贤慈悲，也感恩大家的一路相随！